17 rules from Tetsuya Suzuki

全口义齿优劣探索
——成就完美的全口义齿

铃木哲也
全口义齿制作的
17条原则

著 ［日］铃木哲也

译 王 皓 邓 斌
徐小川 黎曙光 周 宇

北方联合出版传媒（集团）股份有限公司
辽宁科学技术出版社

图文编辑

张　浩　刘玉卿　肖　艳　刘　菲　康　鹤　王静雅　纪凤薇　杨　洋　戴　军　张军林

图书在版编目（CIP）数据

全口义齿优劣探索：成就完美的全口义齿 / (日) 铃木哲也著；王皓等译. -- 沈阳：辽宁科学技术出版社, 2025. 6. -- ISBN 978-7-5591-4172-9

Ⅰ. R783.6

中国国家版本馆CIP数据核字第202530LX56号

出版发行：辽宁科学技术出版社
（地址：沈阳市和平区十一纬路25号　邮编：110003）
印 刷 者：深圳市福圣印刷有限公司
经 销 者：各地新华书店
幅面尺寸：210mm × 285mm
印　　张：10.5
字　　数：200 千字
出版时间：2025 年 6 月第 1 版
印刷时间：2025 年 6 月第 1 次印刷
出 品 人：陈　刚
责任编辑：苏　阳
封面设计：袁　舒
版式设计：袁　舒
责任校对：李　硕

书　　号：ISBN 978-7-5591-4172-9
定　　价：198.00 元

投稿热线：024-23280336
邮购热线：024-23280336
E-mail: irisin0120@163.com / cyclonechen@126.com
http://www.lnkj.com.cn

关注辽科口腔好书　　咨询客服

译 者 简 介

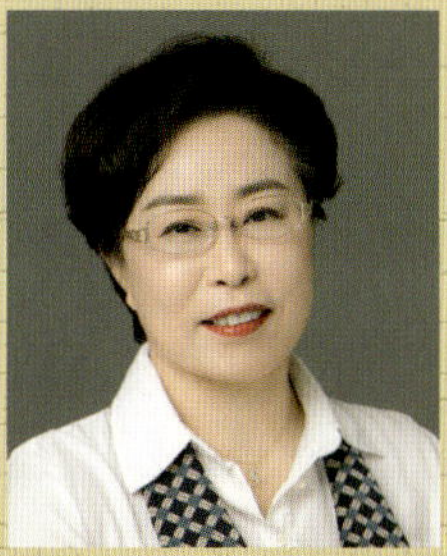

王 皓

日本东京医科齿科大学（现东京科学大学）齿学博士

可乐丽国际贸易（上海）有限公司总监

译著《最新的复合树脂MI修复》《粘接性复合树脂修复体临床指南》《根管治疗失败的真实原因》

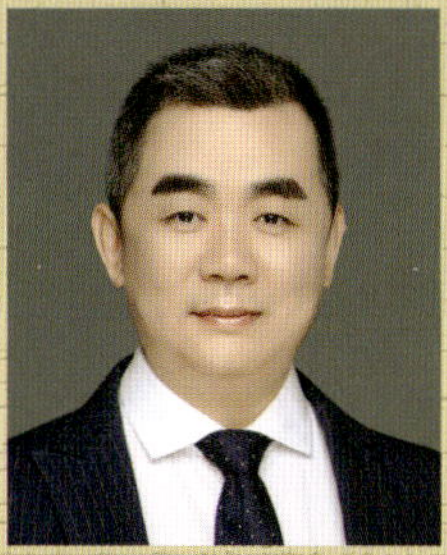

邓 斌

副教授，硕士研究生导师

中国人民解放军总医院第一医学中心，副主任医师

中华口腔医学会口腔修复工艺学专业委员会常务委员

北京口腔医学会口腔修复工艺学专业委员会副主任委员

北京口腔医学会口腔美学专业委员会常务委员

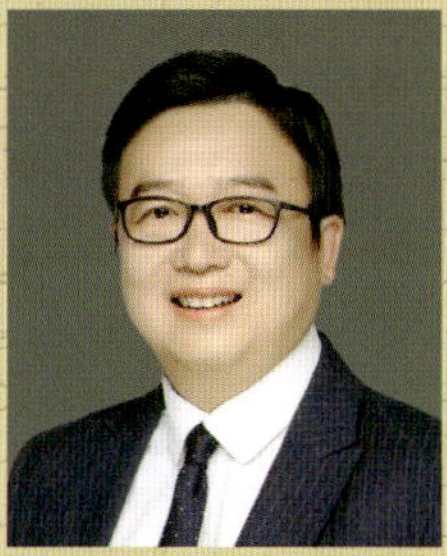

徐小川

博士，副教授

北京积水潭医院口腔科主任

北京口腔医学会老年口腔医学专业委员会副主任委员

曾发表学术论文10余篇，其中以第一作者身份发表论文9篇，发表SCI收录论文1篇

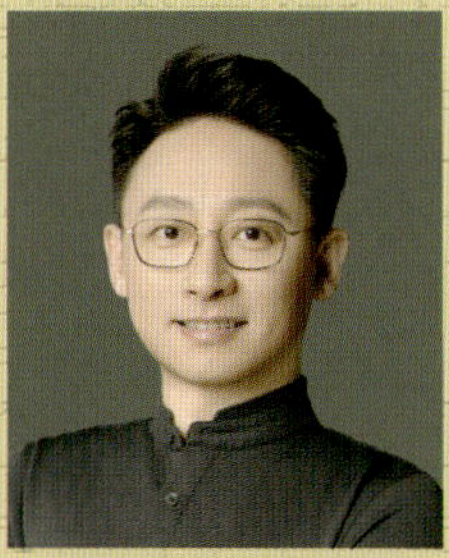

黎曙光

杭州口腔医院城西区域集团副院长

浙江中医药大学口腔医学院客座教授

华人美学牙科学会副会长

奥地利维也纳大学修复学硕士（在读）

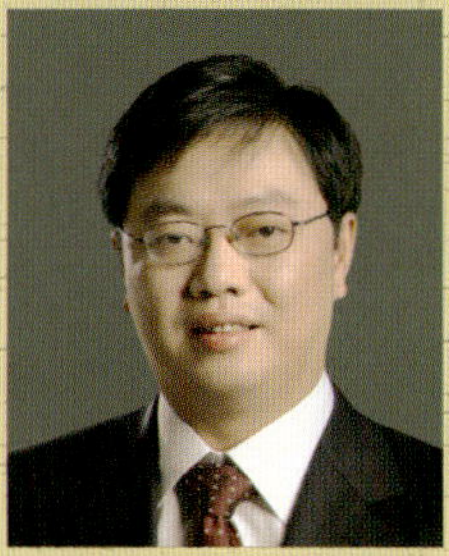

周 宇

日本东京女子医科大学研究员

译著《最新的复合树脂MI修复》《粘接性复合树脂修复体临床指南》

中文版前言

当翻看这本即将付梓的、承载着30年临床研究的中文译稿《全口义齿优劣探索——成就完美的全口义齿》时，不禁回想起2年前在日本东京医科齿科大学（现东京科学大学）校园内经恩师田上顺次教授介绍认识了口腔修复系的铃木哲也教授，他殷切地嘱托我们将他的心血之作《全口义齿优劣探索——成就完美的全口义齿》介绍给中国的同仁。带着铃木哲也教授的书稿和他的期待走出校门，随风飘落的樱花花瓣依旧保持着完美的弧度。那一刻，我们忽然领悟到铃木哲也教授"每副义齿都是患者人生故事的拓印"中所言的与缺憾共生之美，手心里再次感受到了书中传递的温度。

作为日本口腔修复学界的泰斗，铃木哲也教授深耕全口义齿领域40余载，其创立的咬合力动态分布模型颠覆了传统静态取模理念，被日本东京医科齿科大学列为必修课程，现已成为国际修复体设计的金标准。

本书最显著的特色在于通过上百幅高清临床图例，将复杂理论转化为可视化操作流程，形成了理论与实践的高度统一，即使是新手医生也能快速掌握全口义齿制作的精髓。

本书中文版的诞生得益于邓斌老师、徐小川老师、黎曙光老师的通力协作。特别感谢北京雷萌科技有限公司总经理张雷的鼎力支持，同时感谢辽宁科学技术出版社编辑苏阳的真诚帮助。

窗外的樱花再次绽放如雪，愿本书能对口腔同仁有所裨益，愿口腔医学的发展和交流能如这樱花般跨越经纬、绚丽绽放，我们为能尽一份微薄之力而倍感喜悦。

王皓　周宇

2025年春于上海

前言

如今，全口义齿所处的业界环境，与我过去作为林都志夫教授的研究生时代相比，已经发生了巨大的变化。例如，种植这一新治疗方法的出现对无牙颌患者来说是个好消息。但与此同时，由于日本前所未有的超老龄化社会的突然来临和临床上拔牙标准的变化，都使得无牙颌全口义齿修复治疗的难度显著增加，而且毕业前临床实习由于形式化，也出现了一些问题。因此，再也不可能像过去那样从简单的基础病例开始逐步培养、训练牙医，即使是刚毕业或者没有经验的年轻医生，现在也不得不直接面对牙槽嵴吸收严重的疑难病例。此外，在老年护理机构和家庭护理等限制性环境中治疗的频率也越来越高。

另外，近年来，没有积累坚实的基础、没有熟练掌握正规的技术，而追逐各种各样特殊术式和理论的医生似乎越来越多了。由于只关注术式，却不知道为什么这样做是适宜的、不知道发生问题的本质是什么的医生越来越多，这就导致了临床上的混乱。无论采用哪种术式，最终能够在口腔中发挥功能的义齿只有一种。由于不了解最终义齿应有的样子，即使术式相同，虽然有时会偶然奏效，但有时却会成为没用的义齿。

因此，我编写本书是为了那些即将学习无牙颌修复学的年轻人，阐述的主题是最终义齿应该是什么样子的。在恩师长尾正宪教授、早川严教授的严格指导下，我开始理解了好的义齿该具备哪些因素的重要性。我作为不才的弟子，在前辈们积累的知识和技术的基础上，以自己的方式尽可能做出通俗易懂的解释。在考虑临床实际情况的基础上，以简单、重视优先顺序为第一要务，提出了几条原则。在追求个性化定制医疗的时代，也许有人会批评我们违背潮流，将事情简化到如此程度。尽管如此，我们还是希望你能将本书作为临床实践的入门读物，并以此为起点拓展自己的知识和技能。如果能收到大家的意见和批评，我们将择机对本书进行修订和补充。

此外，本书没有过多涉及与取模同样重要的咬合问题，我们将在下一本书中继续讨论。

在本书的编写过程中，得到了很多人的支持与协助。首先，我要感谢早川严教授欣然同意我引用他著作中的内容。本书的构思源于学生时代与直接指导我全口义齿修复的富山县田中伸治医生的讨论。书中使用的大部分临床照片都是我在日本岩手医科大学任职期间拍摄的。我要感谢日本岩手医科大学齿科学院的所有成员，包括修复科主任小林琢也博士，感谢他们在各种情况下给予的帮助。还要特别感谢从日本东京医科齿科大学和我一起转到盛冈，一直帮助我、支持我的古屋纯一副教授、织田展辅讲师、野村太郎助教，以及帮助我作图的玉田泰嗣研究生。我还要感谢日常工作中一直以来给我鼓励和支持的杉并区的细见洋泰医生和涩谷区的大泉诚医生，以及Quintessence出版社的畑惠女士耐心地编辑我的稿件。

最后，我在日本岩手医科大学任职期间即将完成本书时发生了东日本大地震。半年终于过去了，但我感觉这段时间既漫长又短暂。在此，我向所有受灾者表示最深切的慰问，并祝愿灾区早日恢复。

铃木哲也

2011年9月

目 录

第2章　制作上颌义齿的策略

目录

Check!! 注意事项

***Check!!* 注意事项**

目录

第 1 章

对无牙颌现状的认识

1 全口义齿的时代已经结束了吗

1-1 老年人的口腔状况存在巨大差异

在日本推进的“21世纪国民健康促进运动（健康日本21）”中，唯一提前达到目标的是预防牙齿脱落，成功实现了8020计划。根据2022年口腔疾病现状调查，8020达成率从2005年的24.1%大幅提高到2016年的51.2%，但是2022年的结果为51.6%，比上次调查略有增加[1]。此外，65岁以上老年人的无牙颌率也从2005年的18.2%减半至2016年的8.5%，并且在2022年继续下降至7.6%。

然而，尽管无牙颌患者的比例在下降，但无牙颌患者的总数并没有减少（**图1-1**）。这主要是因为日本老龄化急剧加速的原因。随着年龄的增长，无牙颌患者的比例也在上升，正如人们所关注的“老年人口高龄化”问题一样，75岁及以上高龄老年人口的显著增加仍在持续。无牙颌人口的总数是由人口总数×无牙颌患者的比率决定的。尽管8020达成率有所提高，无牙颌患者率有所下降，但是由于老年人口总数增长的速度更快，因此全口义齿患者总数的减少速度便被放缓。

在美国，无牙颌患者比例也呈现出下降趋势，但由于人口增长，其总数的增长并未明显体现[2]。牙齿缺失与经济状况和教育水平密切相关，无牙颌患者多见于贫困人群。Wu等报告了美国不同种族的无牙颌患者比率，其中美国原住民最高，接着依次是非裔美国人，白人，亚裔，西班牙裔[3]。此外，无牙颌患者存在分布不均的情况，在日本尤其多见于需要护理的高龄者养老机构[4]。这些报告表明，老年人的口腔健康状况存在巨大差异，有些人的口腔健康状况非常良好，同时也有许多人的牙齿几乎完全脱落。

1-2 无牙颌患者的治疗选择逐渐增加

首先，无牙颌的治疗方法不再局限于全口义齿。从早期的固定桥开始，种植义齿等多种治疗方式也逐渐被引入。2002年，在加拿大蒙特利尔的麦吉尔大学举办的共识会议上，提出了“种植覆盖义齿是下颌无牙颌患者的治疗标准”这一建议[5]。进一步地，在2009年英国约克大学举办的共识会议上，使用2颗种植体的下颌无牙颌治疗方案被广泛认为是首选方案[6]，这一理念迅速在全球范围内传播开来。依此来看，似乎传统的全口义齿会逐渐消失，但实际上并非如此（**图1-2**）。

依据世界顶级种植体企业2020年的年度报告显示，在各国种植体普及者的数量排名中，日本位居第14位，远远落后于欧美和韩国[7]。考虑到种植是一种费用高昂的治疗方式，并且要经历不可避免的手术创伤，从经济和身体两个方面来看，日本高龄无牙颌患者不太可能对种植体有过多的需求。此外，随着年龄的增长，当人们因痴呆症或脑血管疾病等原因成为需要护理的高龄者时，谁来承担种植体治疗后的口腔卫生管理责任，也成为一个令人担忧的问题[8]。

从上述情况来看，无牙颌患者人数会缓慢减少，但全口义齿仍然是主要的治疗方式。那么，现代无牙颌患者的群体是否仍与过去一样呢？

Check!! 注意事项

1 结合老年人口的快速增长和老年人口内环境的变化综合考量

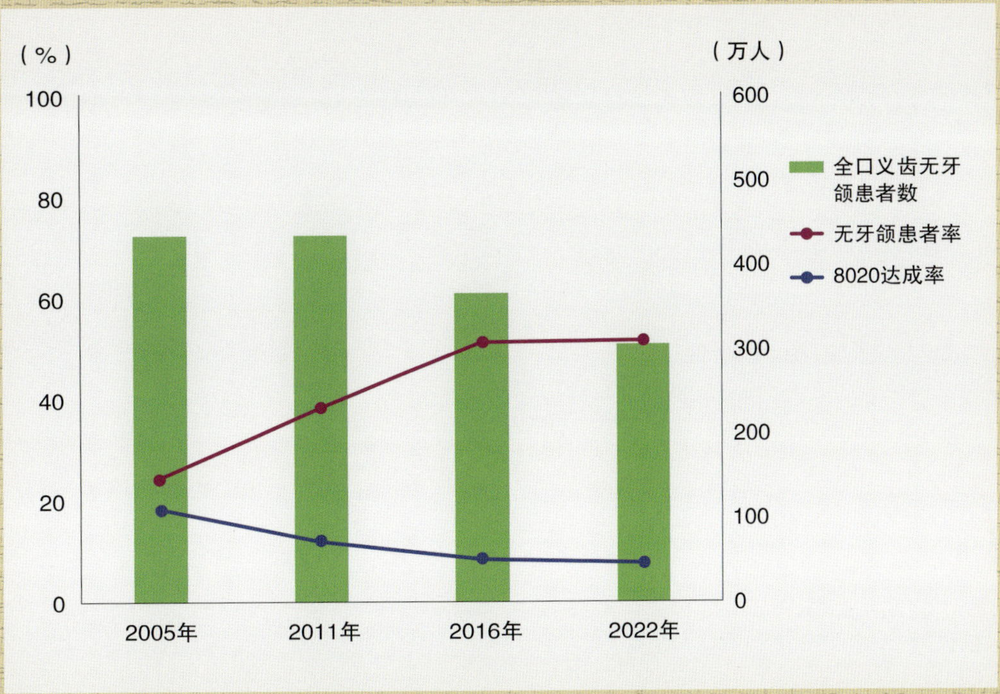

图1-1 日本全口义齿患者人数和无牙颌患者率以及8020达成率的变化趋势（全口义齿患者数由各年龄段的人口分别乘以各年龄段的无牙颌患者率计算得出）。无牙颌患者率减少，相对于8020达成率的倍增，无牙颌患者总数稍稍缓慢减少。其原因是老年人口的急剧增加。

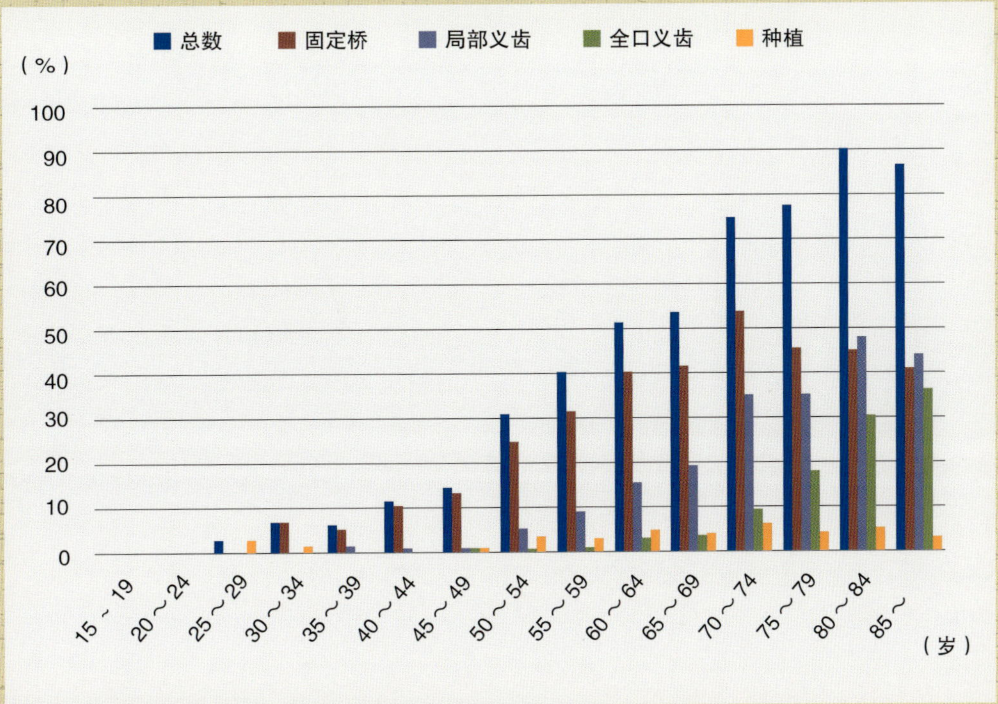

图1-2 修复体是否安装和安装各种修复体患者的比率（2022年度牙科疾病现状调查表1）。老年人主要的修复方式并非种植，而依然是局部活动义齿。

2 变化巨大的现代无牙颌病例特点

2-1 制作全口义齿的不利因素正在增加

现代无牙颌病例的特点与Gsyi和Pound等确定的全口义齿修复学治疗原则“经典文章”中的无牙颌病例的平均情况相比，发生了很大变化[9-10]。

如今的无牙颌患者年龄较大，多数患有全身性疾病，并且服用多种药物。由于早期没有拔牙，口内常残留长期存在的残根、残冠，同时牙槽嵴吸收明显、基托下黏膜薄、唾液分泌量减少等，这些因素都增加了全口义齿的制作难度。

而且，口腔黏膜病（如摩擦性过度角化）和颞下颌关节问题也常有发生[11-12]。然而，在20世纪70年代，作者学生时代收集的有关全口义齿的英文文献中出现的40多岁或30多岁受试者的情况并不少见。

此外，如**图1-3**所示牙槽嵴饱满的情况较为常见，对于有一定经验的齿学部6年生来说，即使在临床实习中也有很多能充分应对的病例。

在这种牙槽嵴膨隆的病例中，牙槽嵴顶清晰，无须特别考虑即可充分保证固位性和稳定性。然而，在牙槽嵴进行性吸收的现代病例中，横断面多呈滑梯型（**图1-4**）。尽管如此，提到全口义齿的治疗原则，现在很多医生最初仍然会想到牙槽嵴顶间线法则排牙。

2-2 牙槽嵴顶间线法则是否仍然适用

众所周知，牙槽嵴顶间线法则是根据杠杆支点的原理创建的。牙槽嵴顶间线通过下颌第一磨牙的颊尖内斜面排列，使咬合力的合力通过牙槽嵴顶，从而实现单侧咬合平衡。

但是，如**图1-4**所示，在牙槽嵴进行性吸收的病例中，不能完全确定牙槽嵴顶作为杠杆支点的受力位置。

详细情况将在下一章介绍，但在很多病例中，当牙槽嵴吸收严重时，牙槽嵴顶本身就很难确定。此外，有报道称勉强应用牙槽嵴顶间线法则的话，会产生牙弓变窄、舌在口内的空间受限或阻碍，而且会妨碍美观等诸多问题。

因此，近年来牙槽嵴顶间线法则被认为是在牙槽嵴条件较好的有限病例中使用的法则。

如**图1-5～图1-7**所示病例（**临床病例1-1**）是一个由于牙槽嵴重度吸收，下颌骨在进食过程中发生2次骨折[13]的无牙颌病例。

通过下颌骨开放性复位术、PLL网状托盘和髂骨松质骨移植术进行下颌骨增量手术，最终制作了全口义齿。但是，由于骨折造成的单侧牵引，下颌中线出现了偏移。

令人惊讶的是，骨吸收已发展到如此程度，以至于患者不是因外力而是因进食导致的骨折，这种病例如今已经越来越常见了。

因此，可以肯定的是，如果像牙槽嵴断面示意图显示的，认为滑梯型比凸型更常见的病例作为主要治疗对象的时代已经到来了（**图1-8，图1-9**）。

那么，导致进食时下颌骨骨折的牙槽嵴吸收是怎么发生的呢？下一节将简要讨论牙槽嵴吸收的原因。

Check!! 注意事项

2 与以前诸多不同的牙槽嵴

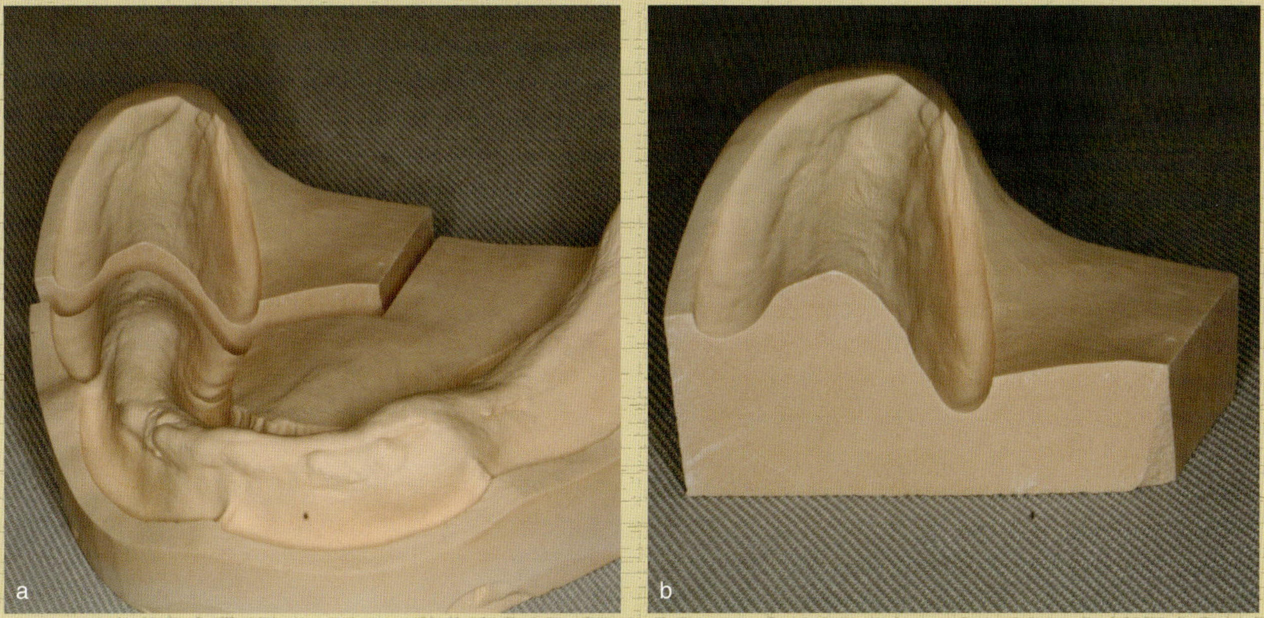

图1-3a，b 过去牙槽嵴膨隆饱满的病例多。牙槽嵴顶清晰。

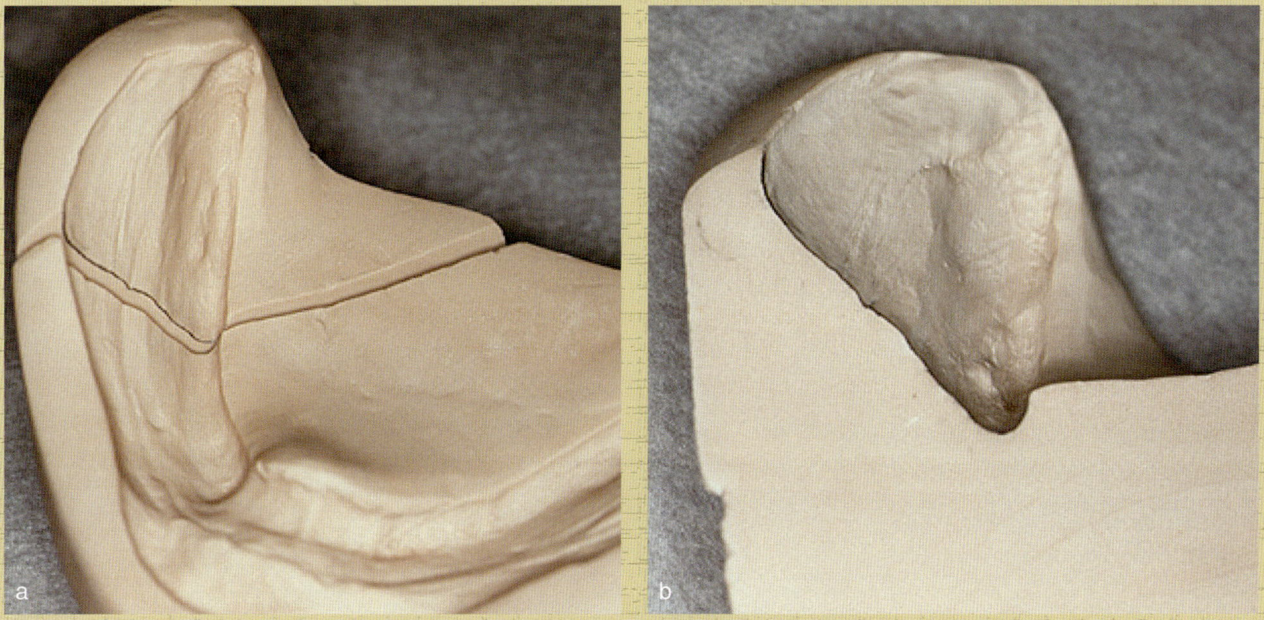

图1-4a，b 现代牙槽嵴吸收严重的病例多。找不到可以作为承托区的牙槽嵴顶。

临床病例1-1 牙槽嵴重度吸收患者进食时下颌骨骨折

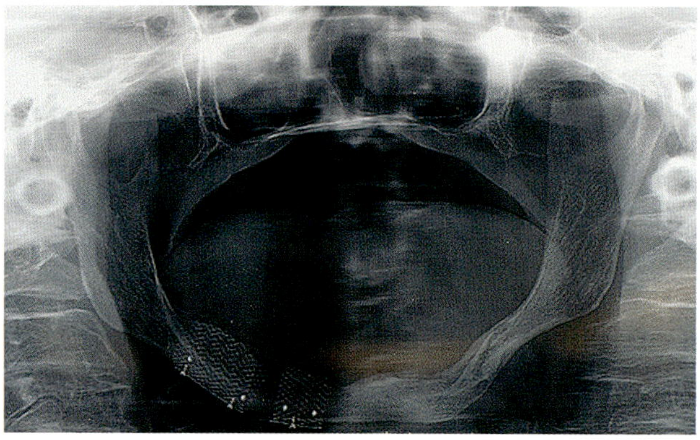

图1-5a 下颌骨在进食过程中发生2次骨折的无牙颌病例。

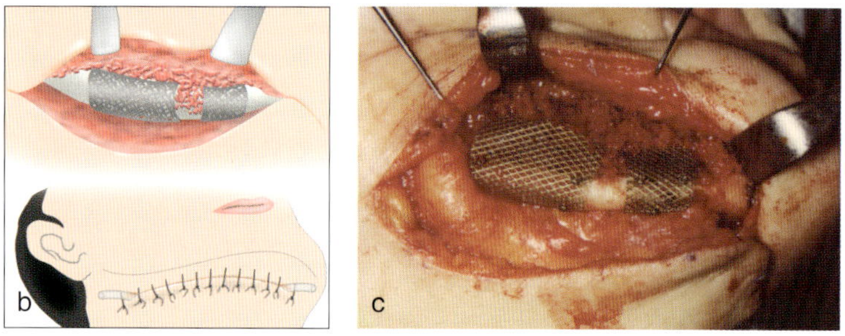

图1-5b，c 通过下颌骨开放性复位术、PLL网状托盘和髂骨松质骨移植术进行下颌骨增量手术（图片由东京医科齿科大学吉增秀实教授提供）。

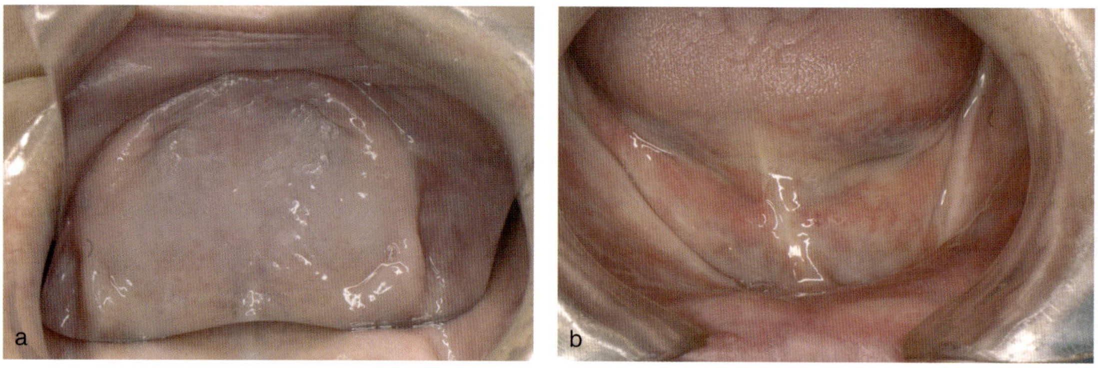

图1-6a，b 开始制作义齿时的口内照片。上颌和下颌的牙槽嵴明显吸收。

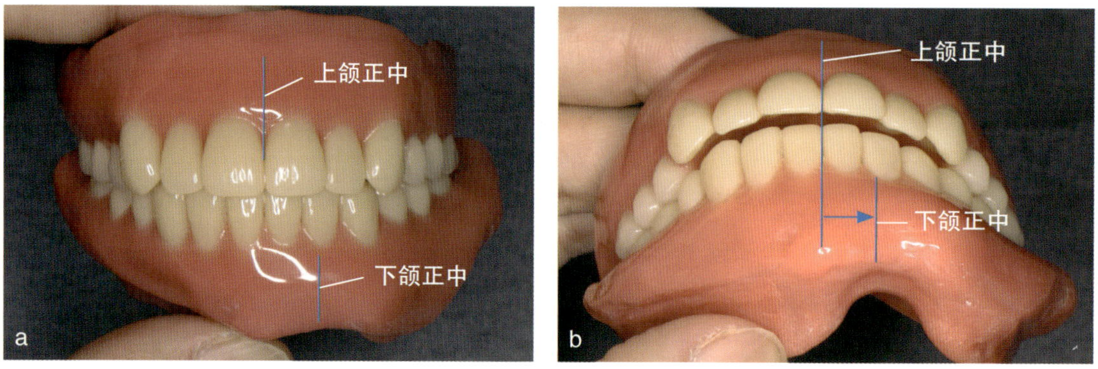

图1-7a，b 制作完成的义齿。由于骨折的影响，下颌正中偏移。

Check!! 注意事项

3 牙槽嵴断面的形态改变

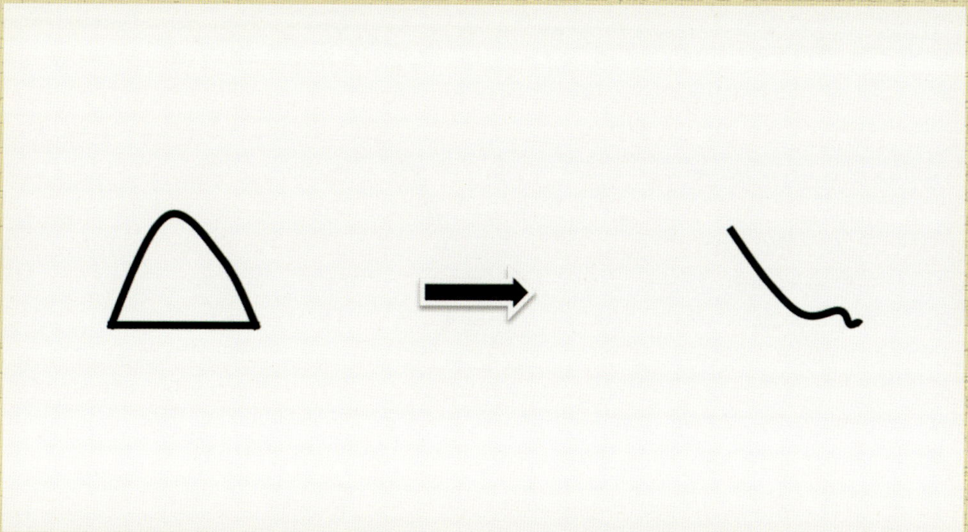

图1-8　牙槽嵴断面形态改变的示意图[13]。从常见的凸型转换到类似滑梯型病例频发的时代。凸型中有清晰的牙槽嵴顶而在滑梯型中不能确定牙槽嵴顶位置。

现代无牙颌病例特征

1. 老年人（全身性疾病，服用多种药物）
2. 早期拔牙减少⇒牙槽嵴吸收明显
3. 基托下黏膜菲薄，唾液减少
4. 摩擦性过度角化等口腔黏膜病，颞下颌关节紊乱

与“经典文章”中的平均病例情况不同，口腔条件明显恶化的病例多见

图1-9　现代无牙颌病例特征。

3 关于牙槽嵴吸收的疑问：名师制作的义齿不会引起牙槽嵴吸收吗

3-1 使用义齿稳定剂患者的实际状况

我们经常听说“不合适的义齿会导致牙槽嵴吸收”。由于在实际支撑区装着过窄的义齿，沿着义齿外形可见明显的牙槽嵴吸收。

咔嗒咔嗒晃动的、不稳定的义齿似乎可导致牙槽嵴更快地被吸收。如图1-10～图1-16所示病例（**临床病例1-2**）是一个长期使用软衬型义齿稳定剂的病例。整个义齿被稳定剂包裹，极为怪异。义齿稳定剂大致分为两类：义齿粘接剂和家用义齿衬里材料（图1-13）。使用义齿粘接剂（如膏型或粉末型稳定剂）作为辅助不会造成牙槽嵴吸收的问题[14]。

然而，被归类为家用义齿衬里材料的软衬型义齿稳定剂被认为问题比较多，因为患者自己每次衬垫时，咬合及其厚度都会发生变化。尽管本病例中的患者年龄相对较年轻，但推测，长期使用软衬型义齿稳定剂可能会导致牙槽嵴吸收严重。

这样的病例不在讨论范围内，但如果是名师制作的义齿，难道就不会造成牙槽嵴吸收吗？如果不发生吸收，那么有可能在下颌的金属基托中直接用金属作为义齿的组织面（图1-17）。

3-2 引起下颌牙槽嵴吸收的诸多因素

因此，回顾有关牙槽嵴吸收的文献可以发现一个事实。报告显示，Atwood在19年的观察中发现，下颌牙槽嵴的吸收大于上颌牙槽嵴的吸收，上颌牙槽嵴吸收在数年后会减少，下颌牙槽嵴以每年约0.4mm的速度持续吸收（图1-18）[15-16]。

同样，Tallgren[17]报告，经过25年的观察，下颌牙槽嵴吸收持续进行；Jackson[18]报告，一部分佩戴义齿时间长达30年的受试者，下颌牙槽嵴仍以每年0.5mm的速度持续吸收。

看来，下颌牙槽嵴的吸收终生都在持续。这些都受到义齿基托传递的力的影响。但据报道，性别和全身状态等因素的影响远远要大于义齿基托的影响[19]（图1-19）。

更令人担忧的是，研究发现，牙槽嵴不佳的病例牙槽嵴吸收得更多。这就不难理解，姑且不论以前膨隆饱满的凸型牙槽嵴和比较年轻的无牙颌患者，那些已经出现明显吸收并患有一些全身性疾病的现代老年无牙颌患者，即使有名师为他们制作义齿，也无法避免下颌牙槽嵴的吸收。

临床病例1-2　长期持续使用软衬型义齿稳定剂的病例

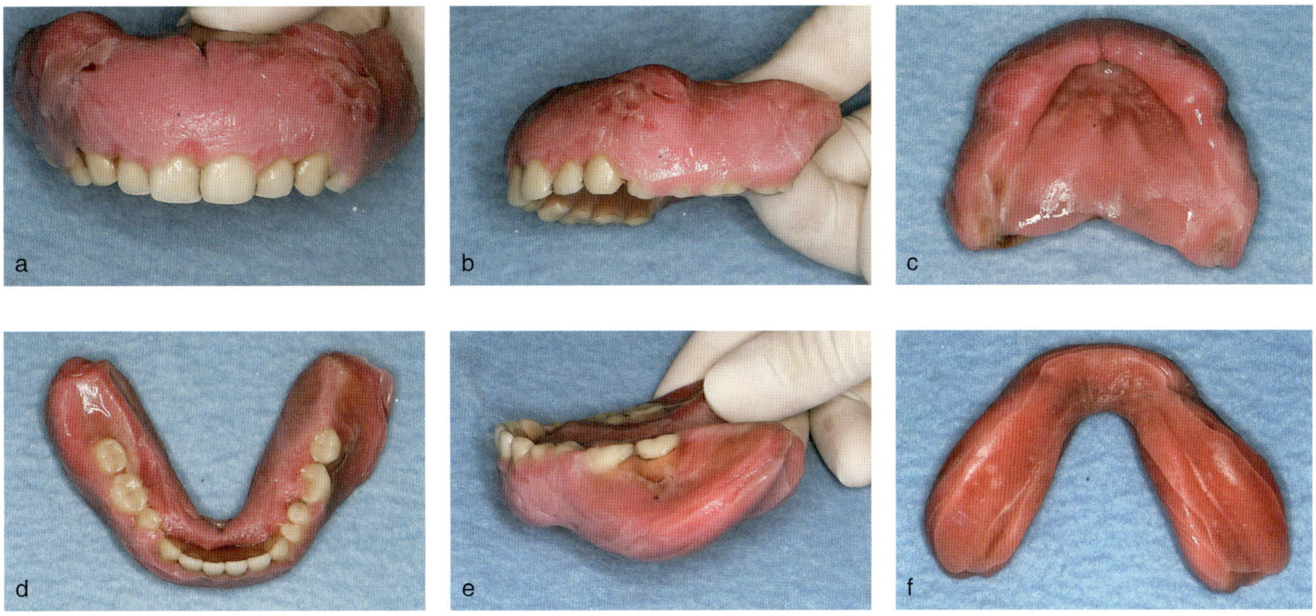

图1-10a～f　被包裹在软衬型义齿稳定剂中的义齿。甚至不清楚义齿的基托边缘在哪里。

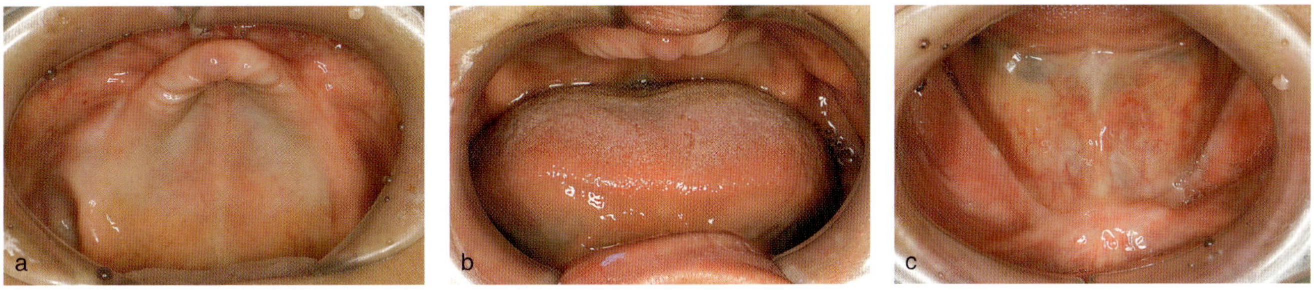

图1-11a～c　口内照片，上下颌牙槽嵴都严重吸收。

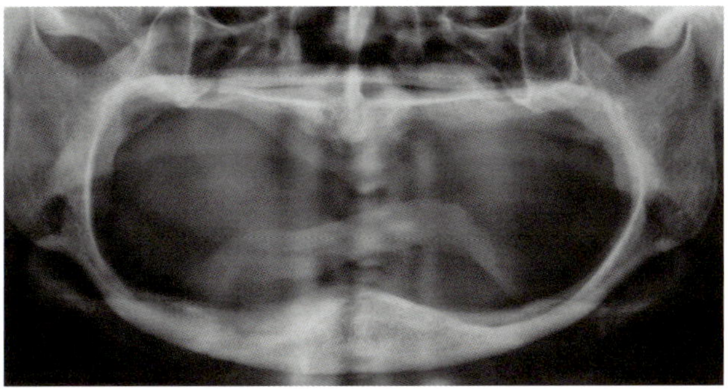

图1-12　患者的全口曲面断层片。

义齿稳定剂

1. 义齿粘接剂
   （1）粉末型
   （2）膏型
   （3）胶带型

2. 家用义齿衬里材料
   软衬型

图1-13　义齿稳定剂的分类。

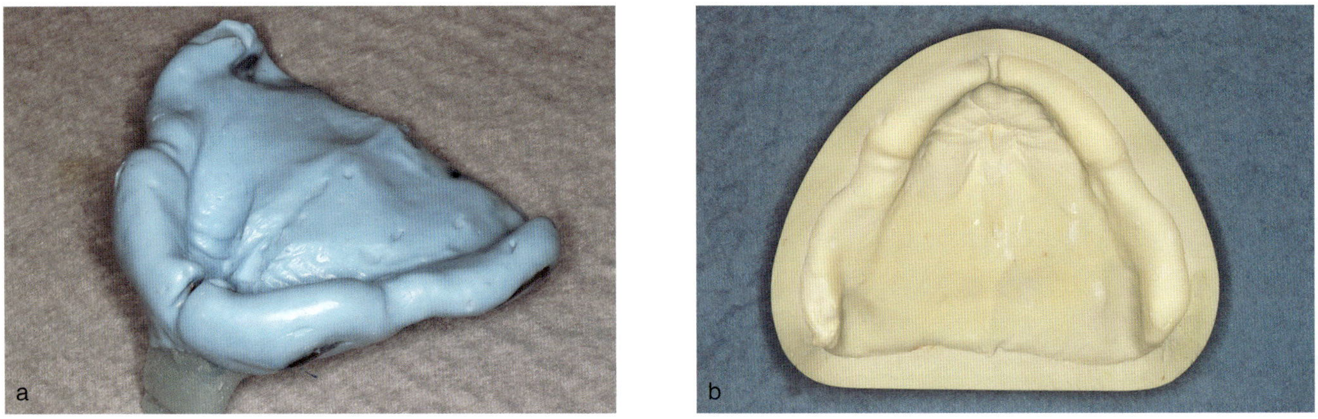

图1-14a，b　a：上颌印模。b：工作模型。注意补足吸收的加厚的边缘形态。

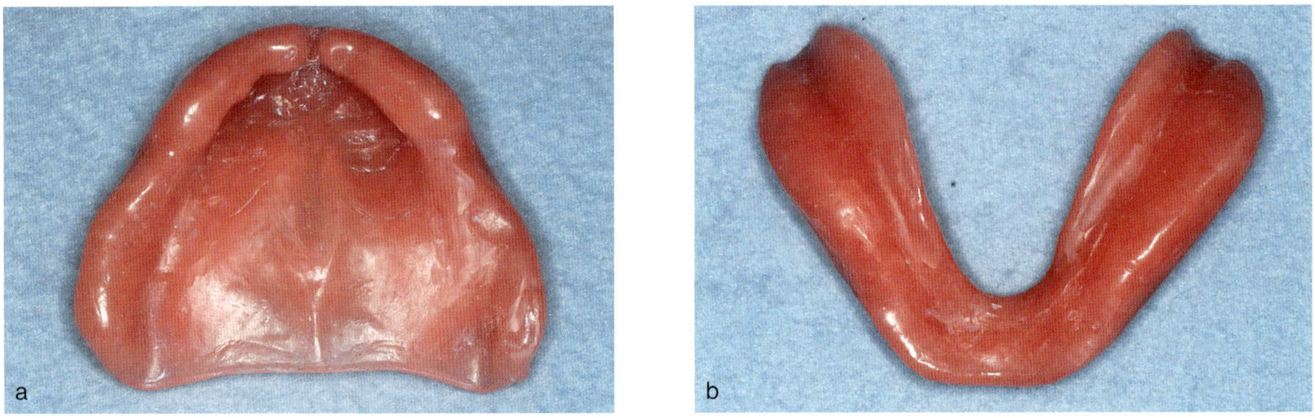

图1-15a，b　制作完成的义齿，由于特殊的牙槽嵴吸收，下颌义齿的形态不完美。

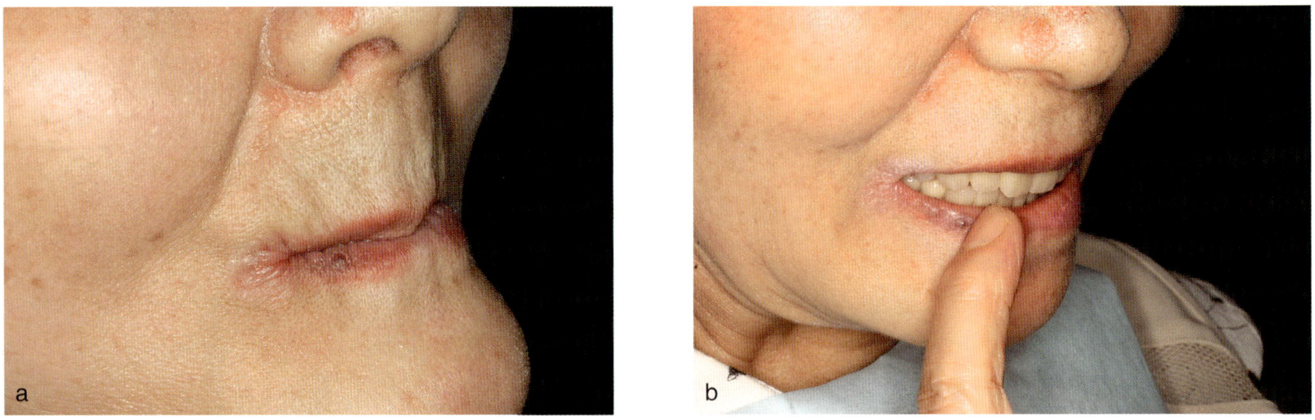

图1-16a，b　安装义齿后容貌改善。

Check!! 注意事项

4 名师制作，下颌义齿组织面全部使用金属是否合理呢

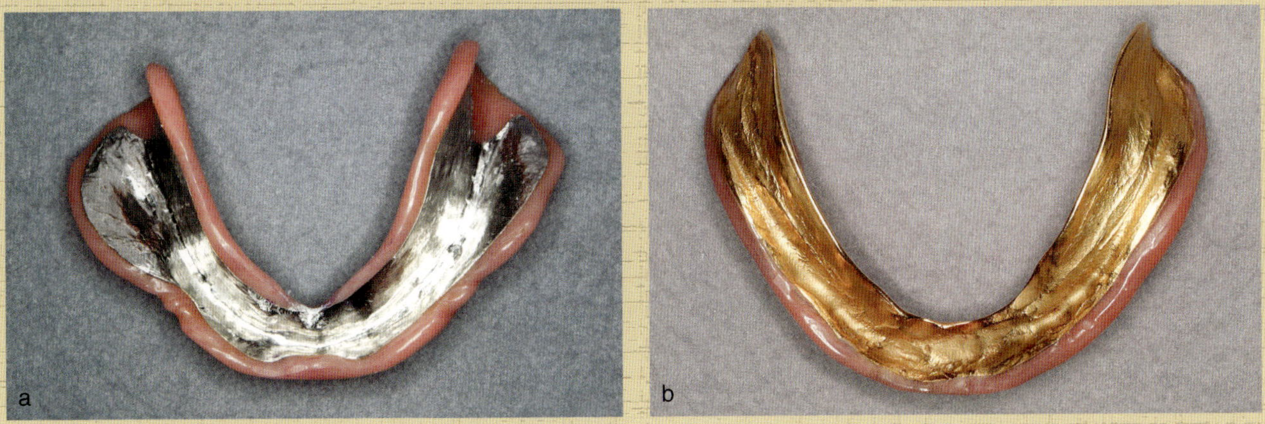

图1-17a，b　下颌金属基托义齿。a：名师制作的形态适宜的义齿。b：普通牙医制作的义齿。如果是名师制作，下颌黏膜面全部使用金属是否合理呢？

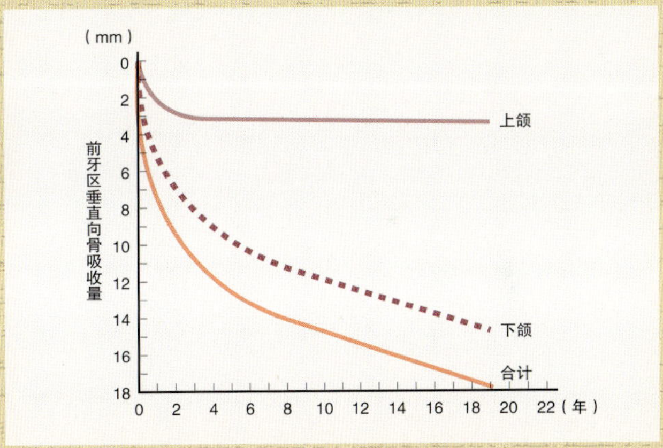

图1-18　19年间，患者的牙槽嵴吸收情况（引自于Atwood图[15]）。

关于骨吸收的知识

1. 骨吸收持续进行
2. 下颌吸收比上颌大
3. 越是牙槽嵴条件不良的病例吸收越容易恶化
4. 全身疾病促进骨吸收

骨吸收=口内因素+全身因素

图1-19　骨吸收知识。

4 什么是全口义齿失败三角

4-1 由过去的全口义齿概念衍生出的“刃状义齿”

以前，可以从简单的病例开始，循序渐进地进行训练。但是现如今，即使是刚毕业或者是没有经验的年轻医生也不得不直接面对牙槽嵴吸收严重的疑难病例。

这就给学习全口义齿修复治疗带来了很大的困难，前面提到的义齿稳定剂，据说拥有70亿日元（约合3.41亿元人民币）的市场，而且必须依靠软衬型的不能咀嚼的义齿充斥在街头巷尾。

不能咀嚼的义齿如支撑区域极其狭窄的义齿（图1-20）、垂直距离过低的义齿（图1-21）、**临床病例1-3**所示的下颌前伸义齿（图1-22）。

出现这些问题的义齿，特别是伴随着牙槽嵴吸收，似乎越来越多。在牙槽嵴明显吸收的病例中，颊黏膜和唇黏膜似乎是从外侧累及牙槽嵴顶，而口底黏膜和舌侧黏膜则是从内侧累及牙槽嵴顶。

因此，如果按照传统观念，避开黏膜的移行部，只对固定部分进行取印模，那么义齿基托支撑面积将明显变小。这种支撑区域极窄的下颌义齿被称为“刃状义齿”。

这种“刃状义齿”其机械和生理功能都不稳定，无法充分支撑咬合力。此外，垂直距离过高会产生强大的咬合力，因此要降低垂直高度，以减小咬合力和保持无痛。

这样垂直高度降低，下颌无论如何都会前伸。此外，“刃状义齿”在磨牙区很难咬紧，也容易造成下颌前伸。

换句话说，因为无法承受咬合力，除非做成“不能咀嚼的义齿”，否则便无法将义齿放在口内。

4-2 “刃状义齿”、垂直距离过低和下颌前伸形成的三角关系

因此，“刃状义齿”、垂直距离过低和下颌前伸这3个因素相互关联，作者称其为“全口义齿失败三角”（图1-23）。

要制作出能够咀嚼的全口义齿，必须在某一点上打破这个三角关系。由于制取印模是在获取咬合关系之前的一个治疗步骤，因此取得一个合适的印模是避免失败三角的捷径。

综上所述，下颌义齿的后缘应该覆盖1/2～2/3的磨牙后垫。

因此，如果确保下颌的印模区域至少能够覆盖到磨牙后垫，就不会制作出垂直距离过低的义齿。这是因为如果垂直距离过低，磨牙后垫区域就会与对颌的翼上颌切迹区域相撞（图1-24）。

如果通过这种方法恢复了正确的垂直高度，下颌就可以恢复到正常的位置。本来，在刃状的状态不能保持咬合基托的稳定，获取咬合关系时容易出错。因此，作为制作义齿的第一步，必须精准取模是非常重要的。

Check!! 注意事项

5 不能咀嚼的义齿，病例①

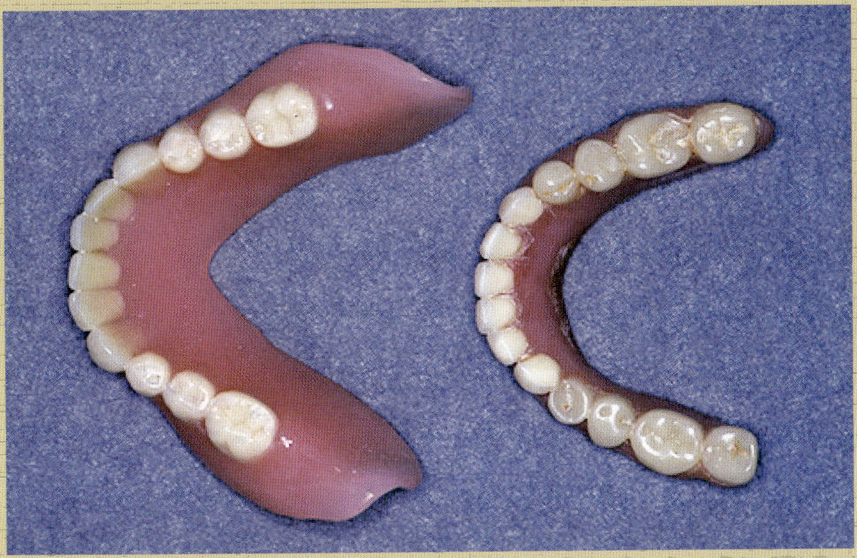

图1-20 新义齿和旧义齿（刃状义齿）。没有可以承担咬合力的支撑区域。

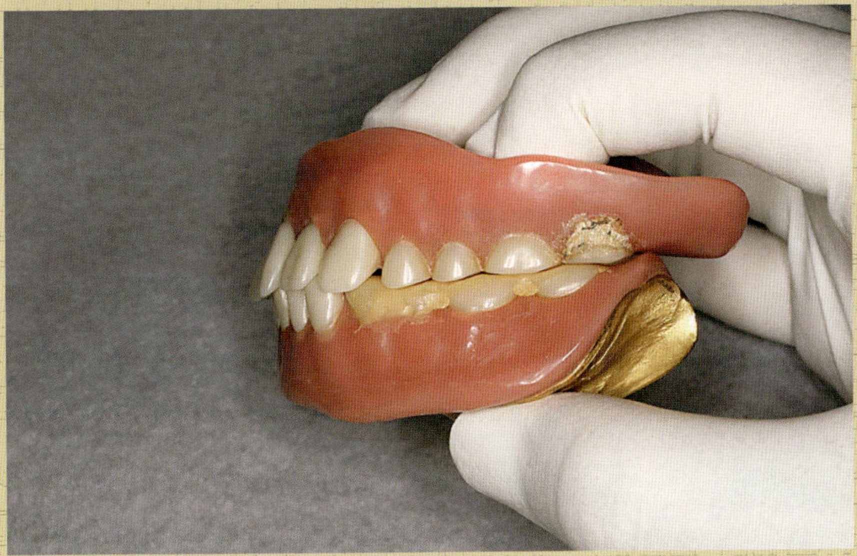

图1-21 垂直距离过低的义齿。

临床病例1-3　垂直距离过低、下颌前伸的病例

图1-22a～d　颌间关系记录有误的病例。

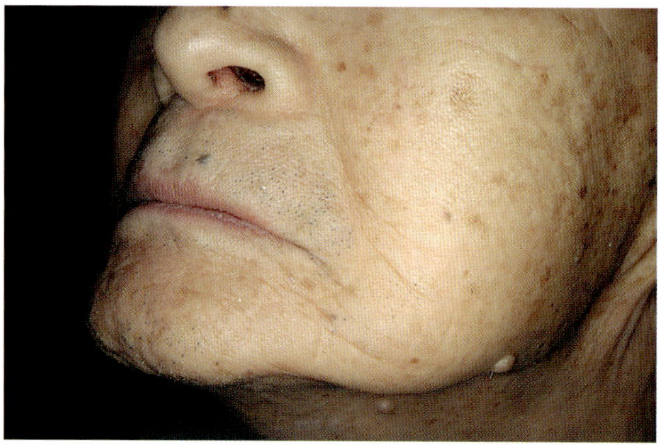

a：下颌骨向前偏移。

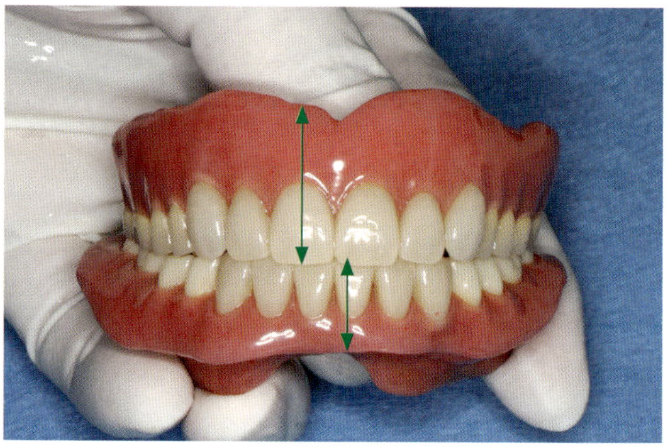

b：使用中的义齿。相对于上颌，下颌切端到基托边缘的距离过短。怀疑是咬合平面设定有误，或者是垂直距离没有得到适当恢复。

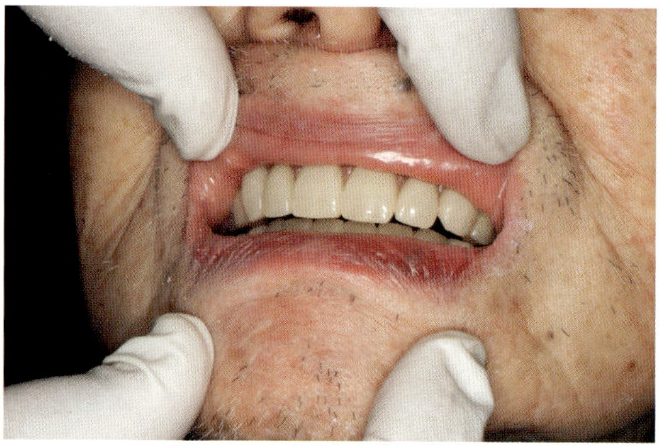

c：使用中的义齿咬合接触关系。

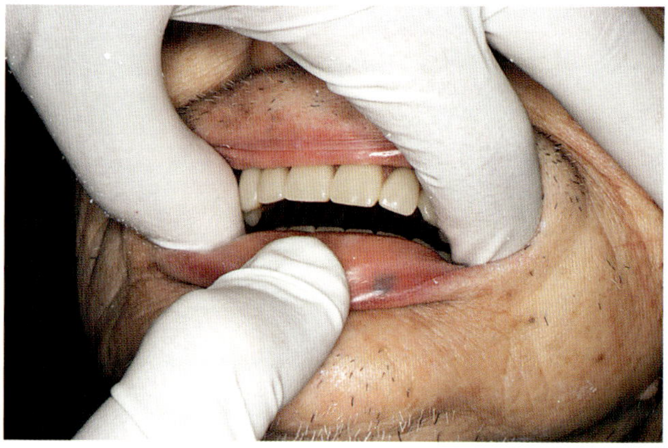

d：诱导可以使下颌后缩。

Check!! 注意事项

6 不能咀嚼的义齿，病例②

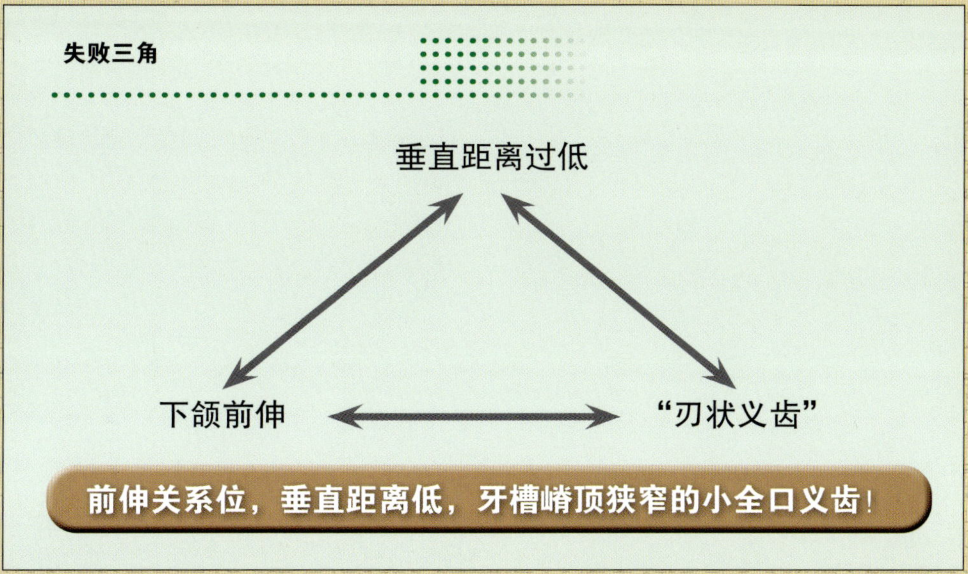

图1–23　全口义齿的失败三角。首先必须在某一点上打破这个三角关系。

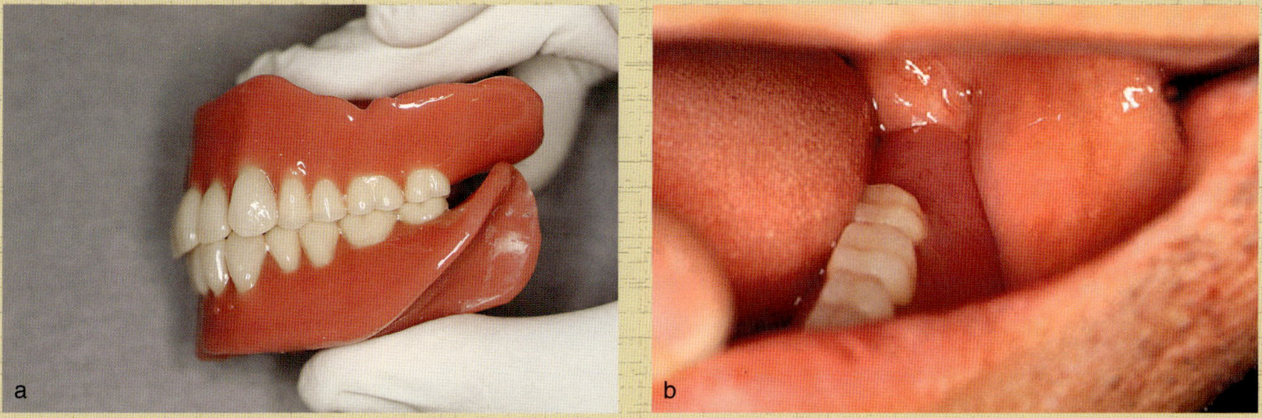

图1–24a，b　准确取模到磨牙后垫，为避免上下颌义齿的后方相撞，不应该制作垂直距离过低的义齿。

5 关于牙槽嵴吸收的基本思考方式

5-1 什么是义齿空间

我们应该如何处理严重吸收的牙槽嵴？答案就是获得适当的义齿空间（Denture Space）。首先，应该正确理解义齿空间的基本概念。在美国的《义齿修复术语词汇表（第7版）》（Glossary of Prosthodontic Terms Seventh Edition）中[20]，义齿空间的定义如下。

义齿空间是指：①上颌和/或下颌义齿占据或可能占据口腔的部分。②上下颌牙槽嵴之间与周围的间隙可用于义齿的安装。③义齿占据的区域，即牙齿、牙槽骨和周围软硬组织所在的区域。

因此，义齿空间是由天然牙缺失而在口内形成的上下颌牙槽嵴之间的空间，也是应由义齿填充的上下颌牙槽嵴之间的空间（**图1-25**）。

牙齿缺失同时会导致支撑牙齿的牙槽骨和周围软硬组织的吸收。这就意味着需要用义齿补足的不仅是牙齿，还有牙槽骨和周围的软组织。因此，牙槽嵴吸收得越多，越要通过增加义齿的体积以补足被吸收的骨量（**原则1**）。

换言之，在牙槽嵴吸收严重的地方，义齿基托应该更长、更厚，而在牙槽嵴吸收较少的地方，义齿基托应该更短、更薄。

但实际上，在取印模时，牙槽嵴良好的病例义齿基托反而容易大。另外，针对牙槽嵴进行性吸收严重的病例应该延长义齿基托，若取印模越困难，基托边缘就越容易短。因此，必须有意识地控制基托边缘的长度和厚度。为了做到这一点，有必要对研究模型提前进行充分的观察，对牙槽嵴吸收状态进行推断，准确把握。

这一过程在以下**原则1**中被称为“牙槽嵴吸收评估”。

Check!! 注意事项

7 正确理解义齿空间

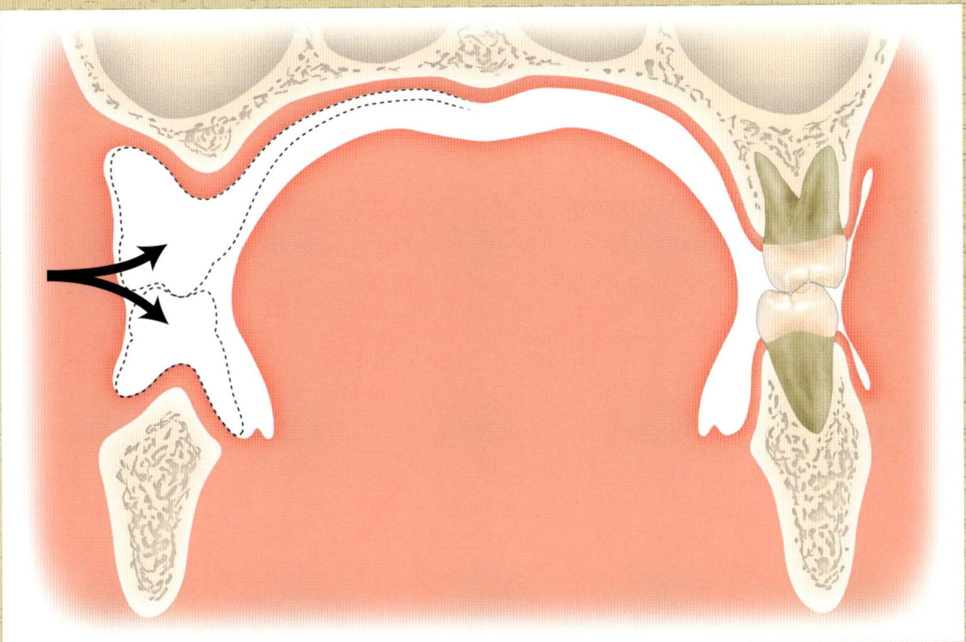

图1-25 义齿空间。天然牙的缺失，加上支撑天然牙的牙槽骨和周围软硬组织的缺失，在上下颌牙槽嵴之间产生了一个空间。这个空间需要用义齿（人工牙和义齿基托）来填满（引自于Watt图[21]）。

原则1

牙槽嵴吸收严重病例的基本应对措施

牙槽嵴吸收多

↓

“牙槽嵴吸收评估”

↓

牙槽嵴吸收严重的地方义齿基托长而厚，
牙槽嵴吸收较少的地方义齿基托短而薄

牙槽嵴吸收严重病例的基本应对措施。评估牙槽嵴吸收非常重要。

参考文献

[1] 令和4年度歯科疾患実態調査. https://www.mhlw.go.jp/toukei/list/dl/62-17b_r04.pdf（2024年9月30日アクセス）.

[2] Lee DJ, Saponaro PC. Management of Edentulous Patients. Dent Clin North Am. 2019；63（2）：249-261.

[3] Wu B, Liang J, Plassman BL, et al. Edentulism trends among middle-aged and older adults in the United States: comparison of five racial/ethnic groups. Community Dent Oral Epidemiol 2012；40（2）：145-153.

[4] Minakuchi S, Takaoka S, Ito J, et al. Factors affecting denture use in some institutionalized elderly people. Spec Care Dentist 2006；26： 101-105.

[5] Feine JS et al. The McGill consensus statement on overdentures. Mandibular two-implant overdentures as first choice standard of care for edentulous patients. Int J Prosthodont 2002；15：413-414.

[6] British Society for the Study of Prosthetic dentistry（eds）. The York consensus statement on implant-supported overdentures. Eur J Prosthodont Restor Dent 2009；17： 164-165.

[7] Straumann Group 2020 Annual Report. https://www.straumann.com/content/dam/media-center/group/en/documents/annual-report/2020/2020_Straumann_Annual_Report.pdf（2024年9月30日アクセス）.

[8] 池邉一典，和田誠人，豆野智昭ら. 超高齢社会でインプラント治療後に考えておかなければならないこと：社会と患者がたどる将来を見据えて. 日口腔インプラント誌 2019；32： 197-203.

[9] Ivanhoe JR, Cibirka RM, Parr GR. Treating the modern complete denture patient: A review of the literature. J Prosthet Dent 2002；88：631-635.

[10] 鈴木哲也. 誌上ディベイト フルバランスドオクルージョンかリンガライズ・オクルージョンか. 咀嚼時の咬合接触からみた全部床義歯の咬合. 補綴誌 2004；48：664-672.

[11] Sakurai K, et al. A survey of temporomandibular joint dysfunction in completely edentulous patients. J Prosthet Dent 1988；59：81-85.

[12] 田中久敏ほか. 総義歯装着者における顎関節症の臨床的特徴−顎関節内障の発生頻度−. 補綴誌1995；39：396-405.

[13] 鈴木哲也. 全部床義歯のスキルアップ−全部床義歯の咬合採得−. 補綴臨床 2006；39：648-656.

[14] Zarb GA, Bolender CL. Prosthodontic Treatment for Edentulous Patients: Complete Dentures and Implant-Supported Prostheses. 12th ed. St. Louis: LV Mosby co, 2004.

[15] Atwood DA. The reduction of residual ridge. A major oral disease entity. J Prosthet Dent. 1971；26：266-79.

[16] 細井紀雄，平井敏博，大川周治，市川哲雄 編. 無歯顎補綴治療学第２版. 東京：医歯薬出版，2009.

[17] Tallgren A. The continuing reduction of the residual alveolar ridges in complete denture wearers: a mixed-longitudinal study covering 25 years. J Prosthet Dent 1972；27：120-132.

[18] Jackson RA, Ralph WJ. Continuing changes in the contour of the maxillary residual alveolar ridge J Oral Rehabil 1980；７：245-248.

[19] Carlsson GE. Responses of jawbone to pressure. Gerodontology 2004；21：65-70.

[20] The Academy of Prosthodontics. The glossary of Prosthodontic terms 7th ed. J Prosthet Dent 1999；81：41-110.

[21] Watt DM, MacGregor AR. Designing complete dentures. 2nd ed. Bristol: Wright；1986.

第2章

制作上颌义齿的策略

1 上颌印模：即使不脱模，后期仍会有问题以至无法使用的印模

1-1 取模时，考虑患者牙槽嵴吸收程度至关重要

因为上颌没有口底和舌等可以大幅活动的软组织，更容易直接观察，所以上颌比下颌更容易取模。上颌义齿唇侧和颊侧的基托边缘由于口轮匝肌和颊肌的作用，更容易实现边缘密封，因此不需要过度延伸基托边缘，即超出肌肉附着部位。

因此，在常规的病例中，没有考虑到牙槽嵴吸收的问题，按照传统的做法，为了获得可动区域和不可动区域的边界，实施了过度的肌肉压力塑形，形成了较薄的边缘，只要后缘固定牢靠，上颌义齿就不会脱落。

但是，对于牙槽嵴吸收较严重的病例，如果在取印模时没有考虑到牙槽嵴吸收的情况，那么在随后排牙时就会产生很大的问题。

本章首先从人工牙排列问题入手，详细阐述在考虑吸收因素的情况下，获取精准印模的重要性。

众所周知，随着上颌牙槽嵴吸收的逐渐加重，牙槽嵴顶会向内侧移动。原本上颌前牙区和后牙区的天然牙分别向唇侧和颊侧倾斜，导致唇侧和颊侧的牙槽骨壁都很薄。因此，由于唇侧和颊侧的骨吸收进展较快，牙槽嵴吸收越严重，上颌牙槽嵴顶就越向内侧移动，从外观上看，上颌牙弓就越小[1]（图2–1）。

另外，下颌后牙区的天然牙是向舌侧倾斜的，由于舌侧的骨壁极薄，所以舌侧骨壁的吸收会更快一些。因此，下颌后牙区的牙槽嵴顶会向颊侧移动，牙槽弓轮廓看起来似乎略微变宽。所以，随着上下颌牙槽嵴吸收的不断加重，上下颌牙弓之间的位置关系会逐渐出现较大的偏差。

1-2 如何在吸收的牙槽嵴上排牙

对于这样的病例应该如何排牙呢？排牙大致分为两种方法（图2–2）：一种是以牙槽嵴顶间线法则为代表的基于力学考量的排牙方法，另一种是在天然牙原来的位置上排列的基于解剖学和生理学考量的排牙方法[2]。

（1）牙槽嵴顶间线法则是否适用于吸收的牙槽嵴

如果在牙槽嵴进行性吸收的病例使用牙槽嵴顶间线法则，人工牙不得不向内侧移动，结果导致舌在口内的空间变小（图2–3）。舌头在口内的空间变小就会使咀嚼变得困难，也会降低义齿的稳定性[3]（图2–4）。

此外，当义齿使得舌头在口内的空间变小时，患者会觉得义齿较大且有异物感。因此，当牙槽骨吸收加重，牙槽嵴顶间线的倾斜角度小于80°时，就有必要采用交叉咬合排列[4]。

然而，这种交叉咬合的排列不利于咀嚼。正常咬合的人，从闭口期到咬合期再到张口期的咀嚼运动轨迹呈现出从外向内的泪滴状。然而，在交叉咬合的情况下，由于上下咬合反转，导致咬颊现象发生，咀嚼运动模式被动改变，扰乱咀嚼节奏，使其极不稳定（图2–5）。

这时，原本反殆的人可能不会有什么问题，因为他们已经习惯了这种咀嚼模式，但是正常咬合的人可能会因为牙槽嵴吸收的加重，在某一天突然必须改变咀嚼运动模式，这就有一定困难了。

此外，本来适合交叉咬合排列的牙槽嵴进行

1 排牙理念随着牙槽嵴吸收而改变①

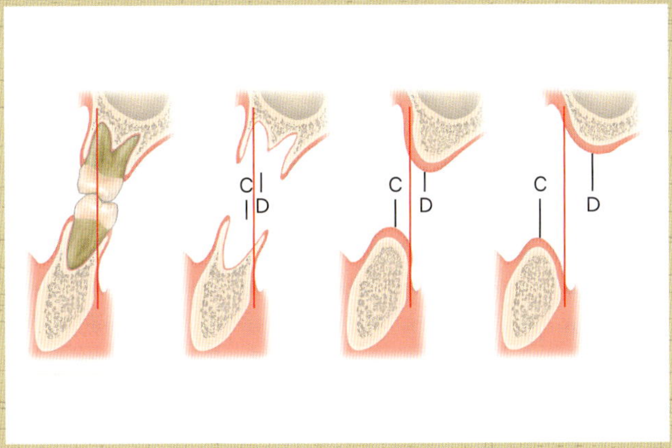

图2-1　拔牙后牙槽嵴吸收。牙槽嵴吸收越严重，上颌牙槽嵴顶就越向内侧移动，从外观上看，上颌牙弓就越小（引自于Boucher图[1]）。

排牙的方法

1. 基于力学考量的排牙方法
   （1）牙槽嵴顶间线法则
   （2）牙槽嵴顶上排列
   　　关键区法、共通区法
2. 基于解剖学和生理学考量的排牙方法
   （1）在肌中立区排牙
   　　中性区技术
   　　边缘飞边技术
   （2）在天然牙原来的位置上排列
   　　Watt，Pound

图2-2　排牙的方法。

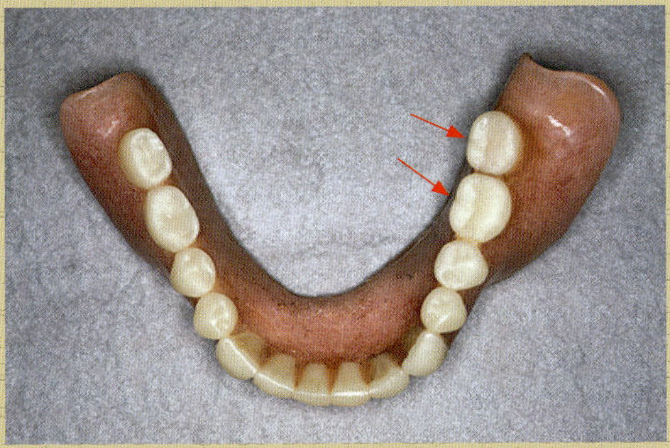

图2-3　勉强应用牙槽嵴顶间线法则会导致舌头在口内的空间变小。

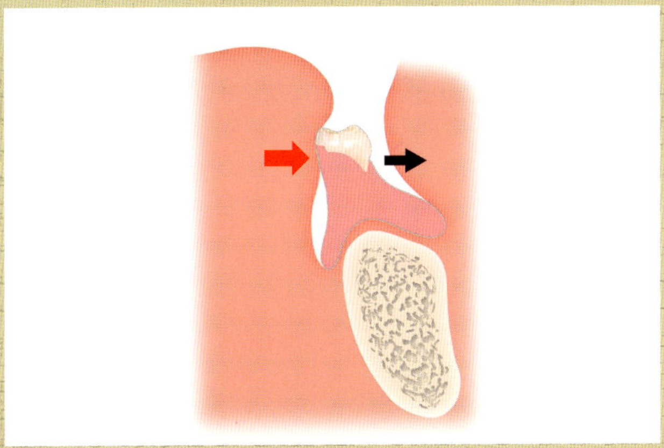

图2-4　舌头在口内的空间变小就会使咀嚼变得困难，也会使义齿在舌头的推动下变得不稳定（引自于早川图[3]）。

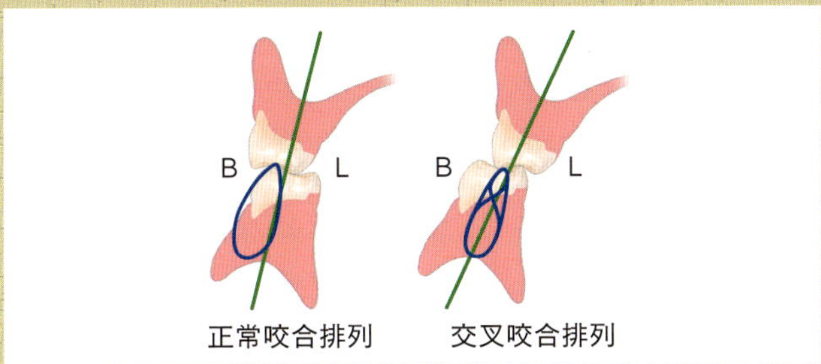

图2-5　咬合正常的人的咀嚼运动轨迹呈现泪滴状，而交叉咬合的人咀嚼运动轨迹则呈现交叉状。

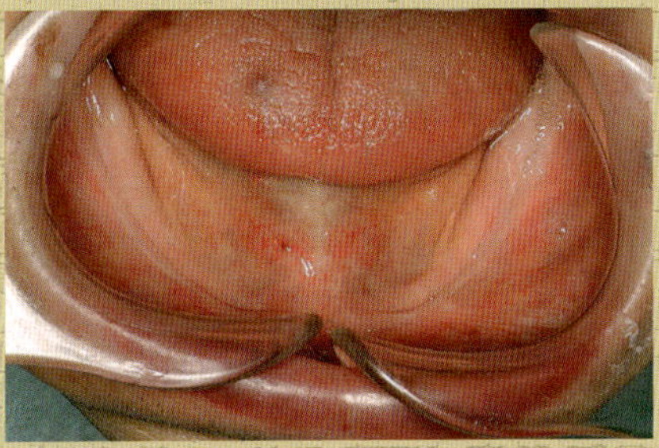

图2-6　牙槽嵴进行性吸收的病例显示牙槽嵴顶原来的位置不清晰。

性吸收的病例显示牙槽嵴顶原来的位置不清晰（图2-6），并且80° 角的测量定位也值得怀疑。牙槽嵴顶间线法则被指出还存在许多其他问题[3]。

（2）咀嚼时单侧咬合平衡是必要的吗

在某些情况下，很多人似乎对牙槽嵴顶间线法则存在误解，认为其是指双侧平衡殆。然而，该法则实际是为了在咀嚼时实现单侧咬合平衡[4]（图2-7）。

该法则源于这样一种想法，即将牙槽嵴顶的位置比作杠杆的支点，如果咬合力作用在牙槽嵴顶间线外侧，义齿就会翘动（图2-8）。然而，Watt[5]使用了一个著名的示意图（图2-9），将义齿比作泳池中的小船，并明确指出，在小船的另一侧轻轻地撑一下，小船就不会倾覆。

换言之，如示意图所示，如果在平衡侧能够确保颊侧边缘充分封闭，即使不遵循牙槽嵴顶间线法则也可以防止义齿翘动。

在牙槽嵴顶间线法则出现的Gysi时代，与现代取模的概念不同。要尽可能排除义齿周围软组织的影响，尽可能避免黏膜的活动部分。此外，受限于当时的解剖学和生理学知识，义齿的稳定性是基于牙槽嵴和咬合力两个因素的绘图（力学）方法来考虑的。

非常令人惊讶的是，在日本20世纪70年代左右出版的书籍中，照片所显示的义齿边缘之薄令人震惊。如此薄且短的义齿基托边缘（图2-10）是无法实现Watt所描述的通过平衡侧覆盖颊肌和周围软组织获得强力封闭。

（3）在原来的位置上排牙需要注意什么

如果印模区域狭小，仅将人工牙排列在原来天然牙的位置（图2-11），会怎么样?

在这种情况下，只有人工牙会向外突出，连接人工牙牙颈部和基托边缘间抛光面的倾斜方向发生反转，转向内侧下方。

一般来说，上颌磨牙区抛光面形态必须朝向上、内侧[3]。这种方向有利于义齿的稳定，因为颊肌的肌肉压力会将义齿压向牙槽嵴。这将被称为**原则2**：“上颌磨牙区抛光面的原则”。

但是，如果这一规则被打破，抛光面的方向反转，颊肌的压力就会使义齿移位，从而影响义齿的固位和稳定（图2-12）。因此，如果印模边缘获取不充分，人工牙仍必须排向内侧。

然而，如果能够准确评估牙槽嵴吸收情况，充分考虑到缺失的牙槽骨量，且准确获取口腔前庭的宽度，那么无论牙槽骨有无吸收，基托的外形都不会发生变化，因此可以一直在固位的位置上排列人工牙。

综上所述，近年来口腔修复学研究的进展改变了周围软组织和抛光面形态的概念，从而进一步改变了印模的概念，印模概念的更新进而改变了排牙方式。

但可以肯定的是，如果仍然按照旧方法取模，则必须遵循牙槽嵴顶间线法则。

原则2

上颌磨牙区抛光面的原则

上颌磨牙区抛光面形态必须朝向上、内侧。

Check!! 注意事项

2 排牙理念随着牙槽嵴吸收而改变②

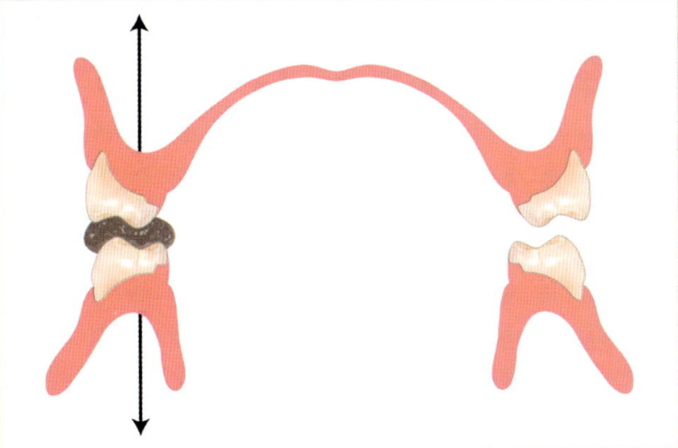

图2-7　牙槽嵴顶间线法则是咀嚼时实现单侧咬合平衡的法则。

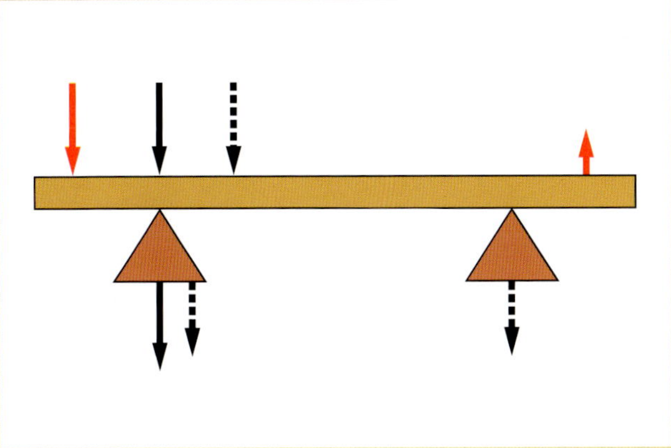

图2-8　将牙槽嵴顶的位置比作杠杆的支点，如果咬合力作用在牙槽嵴顶间线的外侧，义齿就会翘动。

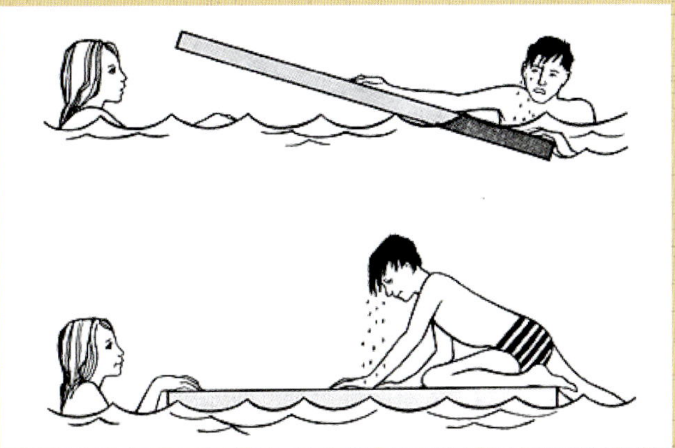

图2-9　在小船的另一侧，手轻放于表面，小船便不会倾覆（引自于Watt图[5]）。

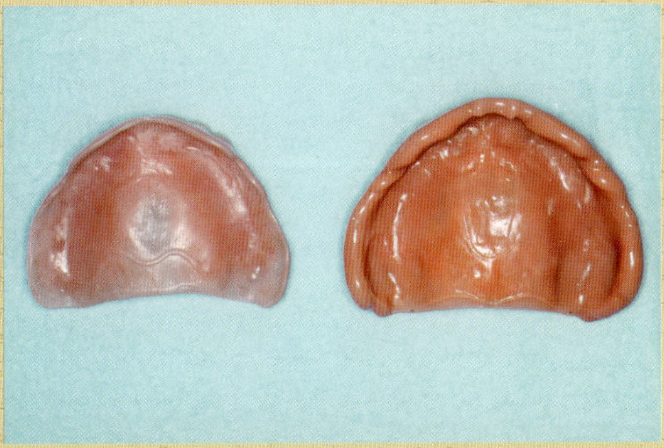

图2-10　新旧义齿的比较。边缘薄的义齿无法实现Watt所描述的通过平衡侧覆盖颊肌和周围软组织获得强力封闭。

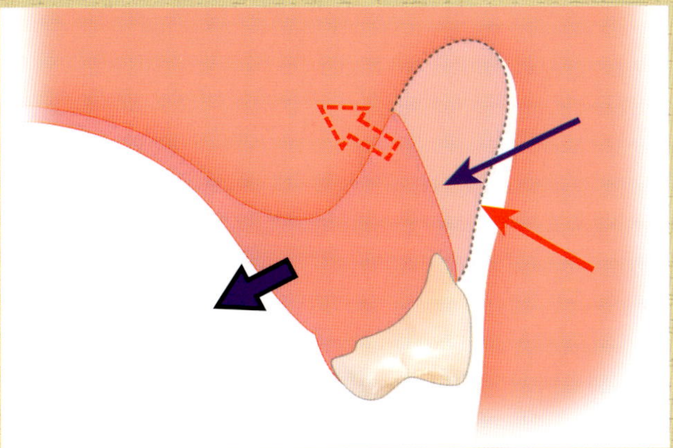

图2-11　上颌磨牙区抛光面的原则。上颌磨牙区抛光面形态朝向上、内侧，颊肌的肌肉压力运动将义齿持续压向牙槽嵴（改编自早川图[3]）。

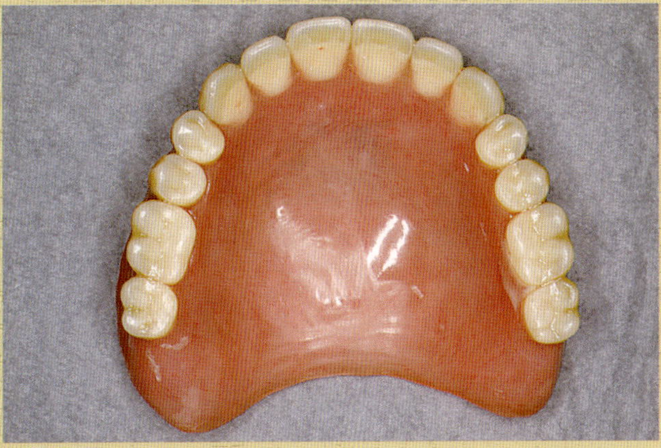

图2-12　如果抛光面的方向反转，颊肌的压力就会使义齿移位，从而影响义齿的固位和稳定。

2 考虑到排牙的印模

2-1 确保唇侧、颊侧前庭宽度的印模

但是，在远离牙槽嵴顶的颊侧排列人工牙真的安全吗？Watt[5]通过一种现在伦理上不允许的研究方法证明了这一点。

他于拔牙前在天然牙的舌侧龈缘上刺青，拔牙后观察刺青的位置。结果证实，在无牙颌牙槽嵴的牙槽嵴顶附近可见索状黏膜隆起（舌侧龈缘残余）（图2-13）。

这表明天然牙并不在牙槽嵴顶的正上方，而是更靠近颊侧。同时也发现，随着牙槽嵴的吸收，下颌舌侧残余龈缘向颊侧移动了2～4mm。因此，我们认为将人工牙排列在索状隆起占据的位置上，可以恢复天然牙的原始位置（图2-14）。

研究还证实，即使牙槽嵴吸收严重，从解剖学角度看，在龈唇·颊移行部的黏膜下仍有一些基底骨，可以充分利用这些基底骨来支撑义齿。

从上文可以看出，随着牙槽嵴的吸收，在制取印模时，考虑到不同的吸收程度，确保唇侧和颊前庭的宽度是非常有必要的。

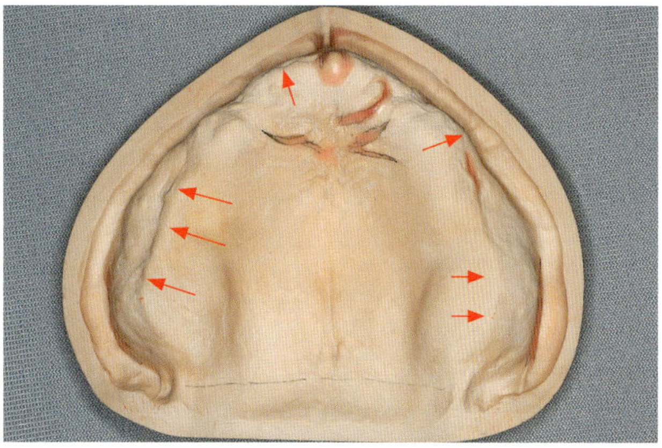

图2-13　舌侧龈缘残余。牙槽嵴顶附近可见索状黏膜隆起。表示天然牙的舌侧龈缘。

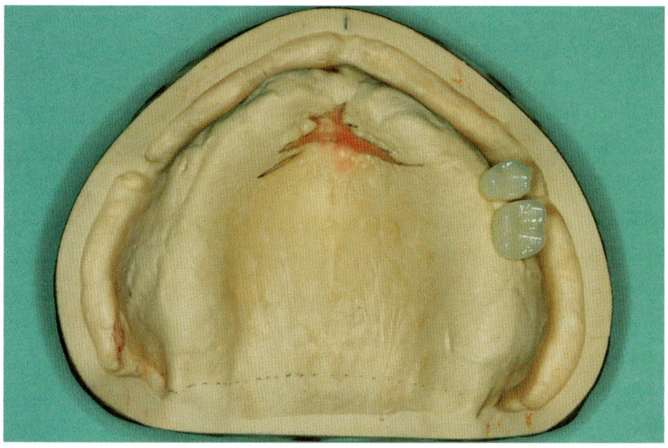

图2-14　排牙标准。随着牙槽嵴的吸收，人工牙逐渐向颊侧移动数毫米，因此在排牙时，部分人工牙的舌侧龈缘会略微覆盖在牙槽嵴上。

3 上颌取模时一定要认真思考

3-1 颊侧前庭的评估方法：不被牙槽嵴顶束缚

在上颌结节的外侧颊肌附着处的后面，没有肌肉附着，但却有一个很宽的间隙，使得边缘可以充分地延伸。这被称为颊间隙（图2-15）。

如果用义齿基托填满这个间隙，上颌义齿的边缘密封性就会加强。同时，Watt[5]也报告，从有牙颌患者的舌侧龈缘测量牙槽突的颊舌径（BLB）几乎是恒定的，没有什么变化（图2-16）。

因此，应用各个部位BLB的平均值，便可以在一定程度上推测口腔前庭的宽度（图2-17）。让我们实际尝试将这个值（平均12mm）应用到如图2-18所示的研究模型的颊侧空间部分。

右侧牙齿尚未拔除，牙槽嵴吸收较少。相比之下，左侧的牙齿似乎很早就被拔除了。可以理解，吸收少的右侧边缘薄，牙槽嵴吸收严重的左侧边缘厚。应用BLB后的义齿外形几乎对称。

但是，并不是所有的舌侧龈缘残留都是清晰的。因此，如果我们对左右牙槽嵴进行大致比较，并按照**原则1**：“评估牙槽嵴吸收”操作的话，即使不用特别在意BLB，也可以获得良好的效果。

只是，这并不意味着在颊间隙可以无限制地加厚基托边缘。上颌结节外侧壁对侧的下颌骨肌肉突起和附着在其上的颞肌附着处构成了颊间隙，在下颌骨侧方运动时，颊间隙会缩小。因此，在取印模时有必要做下颌左右侧方运动，以限制印模边缘的厚度[6]（图2-19）。

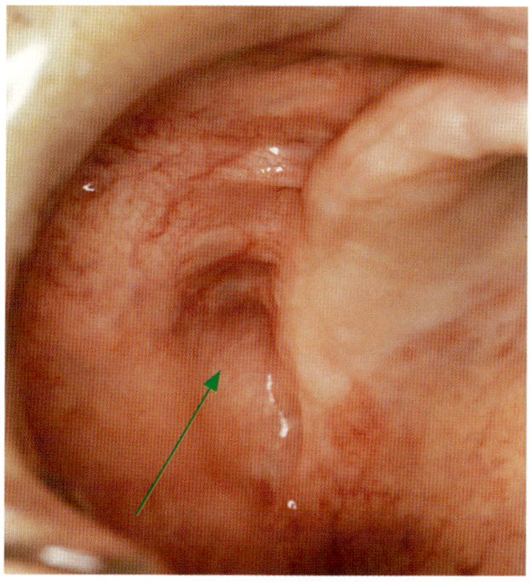

图2-15 颊间隙。上颌结节和颊黏膜之间的空间。

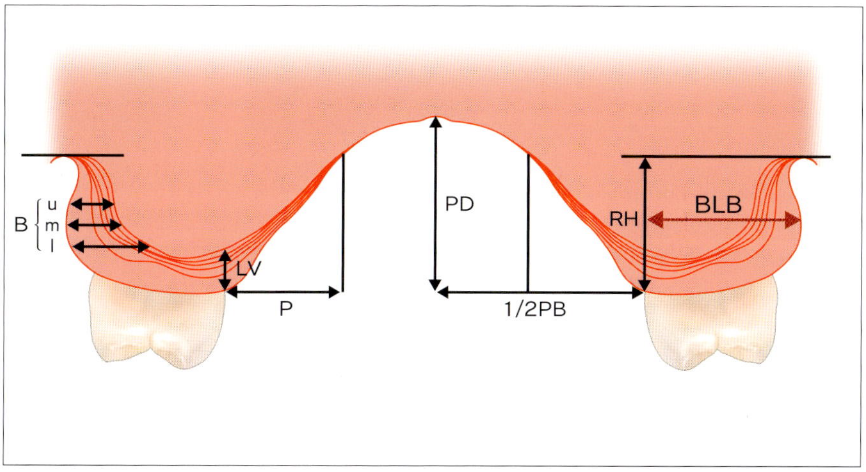

图2-16 从舌侧龈缘测量牙槽突的颊舌径（BLB）（引自于Watt图[5]）。

Check!! 注意事项

3 从BLB推测义齿外形

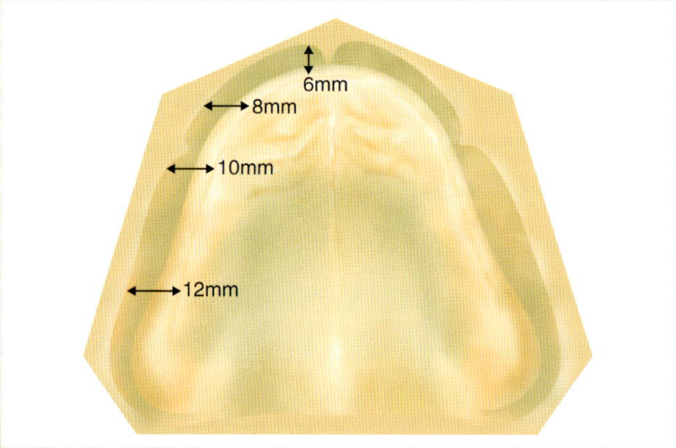

图2-17　把BLB的平均值（引自于Watt图[5]）记在脑中。

试着 应用

图2-18a～c　左右后牙区牙槽嵴吸收有差异的病例。

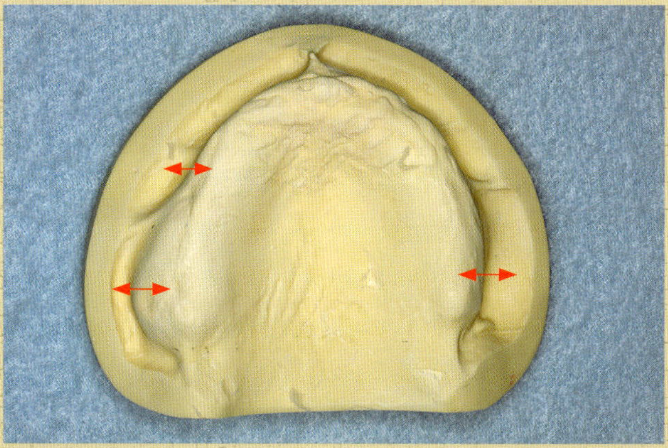

a：研究用模型。从BLB推断义齿的外形。

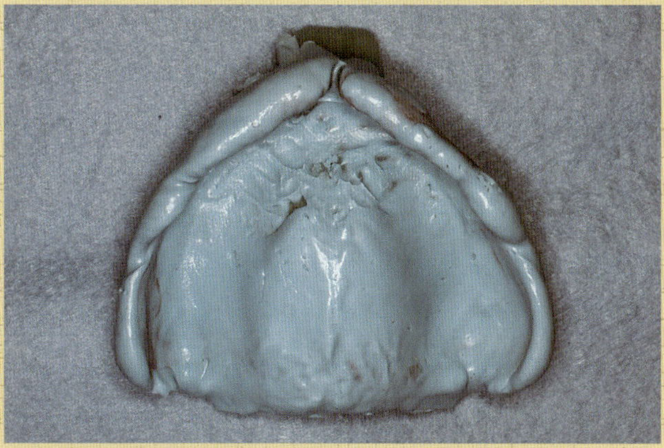

b：年轻医生在什么都没有考虑的情况下取的印模。

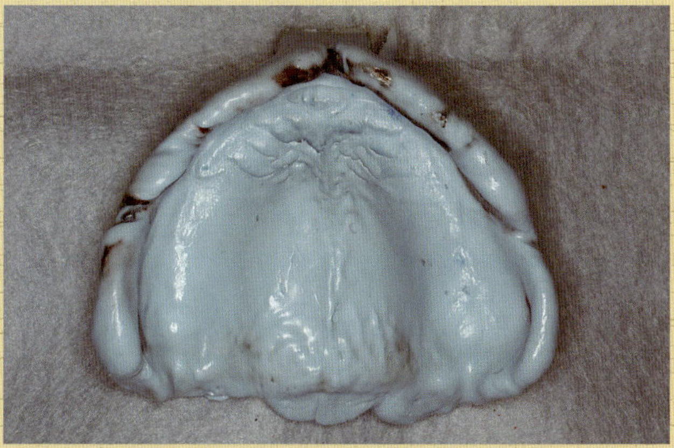

c：考虑了BLB和左右牙槽嵴吸收后再取的印模，左右基本对称。

临床技术　考虑到肌肉突起对颊间隙影响的印模法

图2-19a～d　软化外侧的印模塑形材料，并指示下颌左右移动。

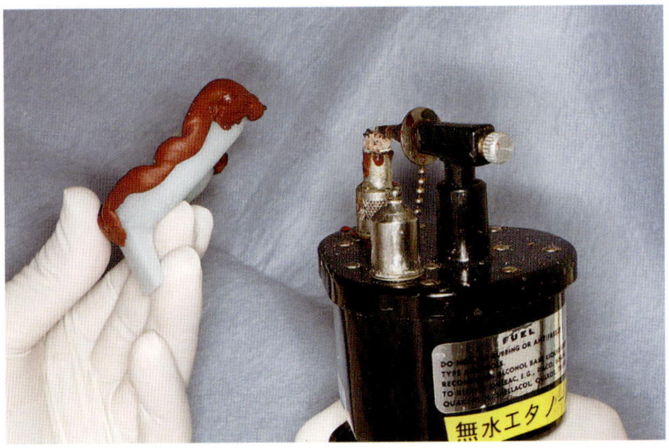

a：通常，在个性化托盘外部添加印模塑形材料进行肌肉压力塑形。然后用喷灯软化颊间隙外侧的印模塑形材料。这是唯一需要软化的外侧区域。

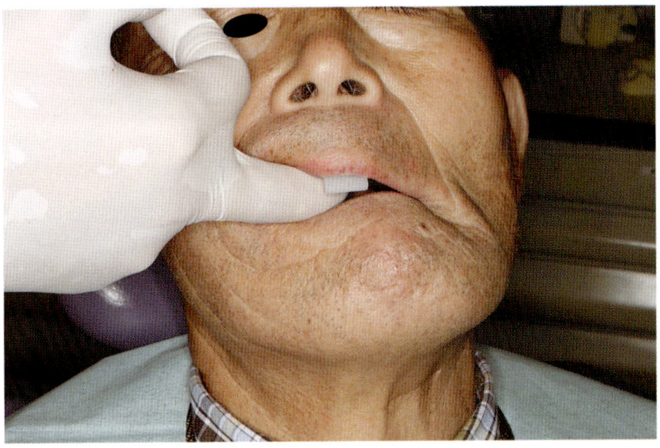

b：将个性化托盘在微温水中修整后，放回口腔，用右手食指紧紧压住托盘。然后指导患者左右移动下颌。

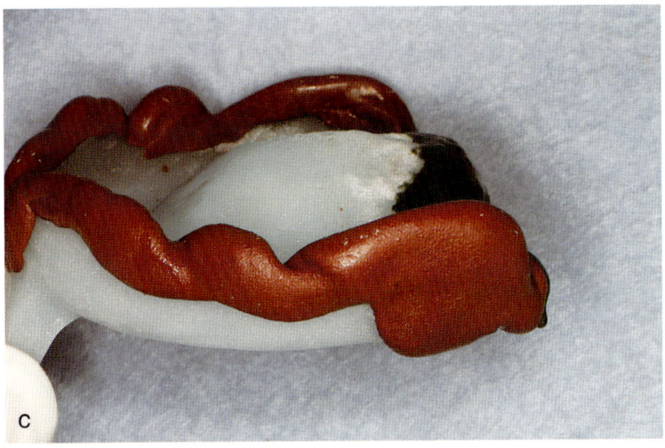

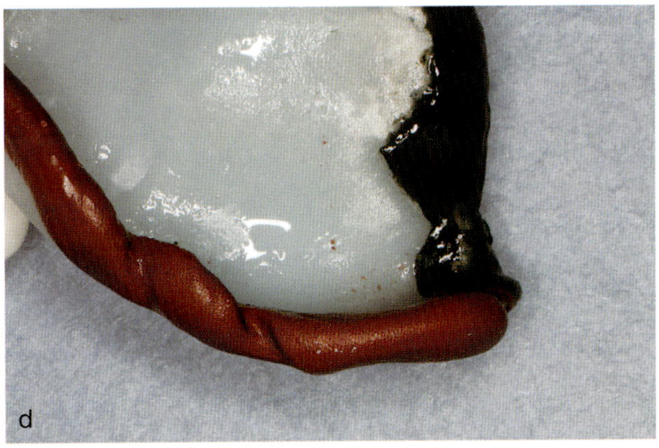

c，d：肌肉突起的压痕。侧方运动导致下颌的肌肉突起，从而缩小了颊间隙。可以看出，不能无限制地加厚基托边缘。

3-2 有策略地制作个性化托盘

（1）成品托盘有其局限性

有文献提到，牙槽嵴吸收越少，托盘就应该越短、越薄。但实际上，牙槽嵴吸收越少，托盘就应该越长、越厚；相反，牙槽嵴吸收越严重，托盘就可能越短、越薄。

可以想象，将牙槽嵴视为一座山，那么在考虑成品托盘的密合程度和印模材料的流动性时，就不难理解了（图2-20）。

在本节中，我们把上颌和下颌作为一个整体来讨论成品托盘和个性化托盘。一般的成品托盘是把良好的牙槽嵴想象成山的形状。在牙槽嵴较好的病例中，容易找到合适的成品托盘，从牙槽嵴顶看呈现出陡坡状，容易施加印模压力，印模材料会立即顺畅地流到下边。因此，印模边缘往往较长。

另外，牙槽嵴吸收越严重，成品托盘的适合就越难。牙槽嵴这座山倾斜度较小，容易受周围软组织的影响，这使得印模压力难以施加，降低了印模材料的流动速度，事与愿违，印模边缘容易短。

最近发表的一项RCT研究[7]比较了在成品托盘上仅使用藻酸盐印模材料制作的义齿与使用个性化托盘来获取最终印模制作的义齿。结果令人震惊，两者在患者满意度方面没有差别。

但是，像作者一样的修复专科医生，一定会感到自己的临床体会与该论文的结果之间存在差异。在牙槽嵴条件较好的情况下还好，但在条件较差的情况下，个性化托盘的使用仍然是必不可少的。

（2）预测完成后的义齿外形线非常重要

那么，回到最初的问题，如何才能如愿获得理想的印模呢？为此，一个具有战略性的、良好的个性化托盘是必不可少的。有关制作首先是仔细观察并批判性地评估完成的诊断模型。使用成品托盘的初印模有其局限性，不可能太完美（图2-21）。评估哪些部位印模不充分，哪些部位印模太长等（图2-22）。

此时，一定要比较左右的形态。如果左侧的颊前庭比右侧深，就应该在评估的基础上制定对策，比如将左侧的印模取短一点或者将右侧的印模取长一点。然后，用铅笔在模型上画出自己认为全口义齿应该有的样子。

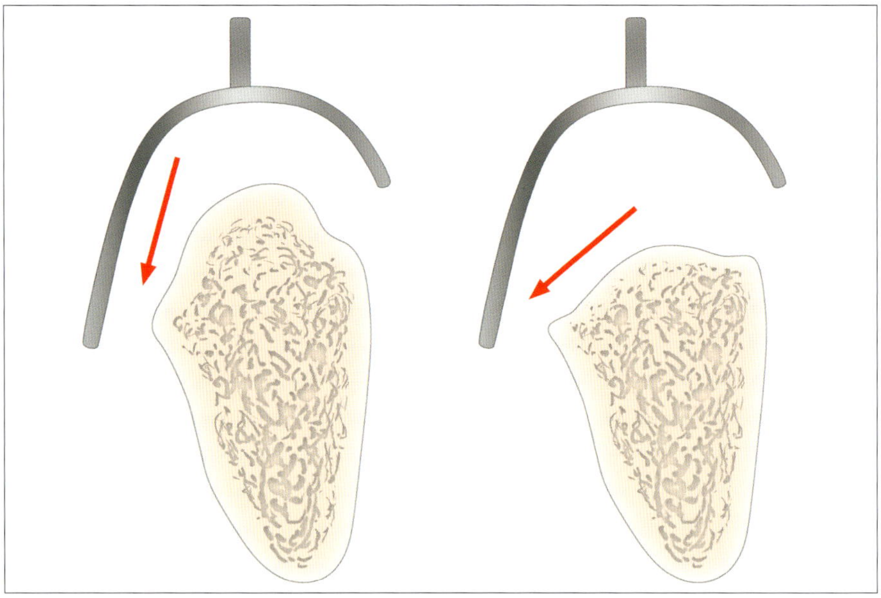

图2-20 牙槽嵴吸收程度不同，成品托盘和印模压力的关系（下颌）。在牙槽嵴吸收多的病例中，成品托盘很难适合，而且牙槽嵴的坡度较缓，很难施加印模压力。因此，边缘往往会缩短。

一般的术式是在个性化托盘的边缘用印模塑形材料或边缘型硅胶印模材料包裹，然后在口内进行肌肉压力塑形。然后从画好的预想线再向内2～3mm，绘制个性化托盘体部的轮廓线。

事实上，如果已经取了一个理想的或稍大的印模，就可以在模型上绘制出预期的完成线和个性化托盘体部的轮廓线。但是，在印模不足的区域，即使在模型的最深处也无法达到预期的完成线。因此，在这些区域，个性化托盘的主体部分必须制作到最深处。

然而，许多牙医将所有工作交给技师，或者他们误以为诊断模型的最深处就是完成全口义齿的边缘，于是不假思索地从那里开始，均匀地往下几毫米处制作个性化托盘的主体部分。

原本无法取模的区域在取得最终印模时，自然而然地就容易变得更短。因此，如果不尽可能地延长托盘边缘，同样的错误就会再次发生。即便如此，在短的边缘的基础上再设定更短的个性化托盘体部，使得最终印模的获取变得更加困难。

虽然个性化托盘是必不可少的，但印模塑形材料并非绝对必要。如果时间有限，可以从一开始就将个性化托盘的主体制作到全口义齿的预期位置，然后在口腔中试戴个性化托盘，只在认为不足的部分添加印模塑形材料，这种方法在很多情况下应用。

有了合适的个性化托盘，可以说取模几乎取得了接近80%的胜利。

重要的是在诊断模型上制定好对策，以预测最终义齿的形态。没有经过任何思考就检查口腔，因为软组织动度大，很难判断印模边缘是长还是短。

在检查口内情况时，我们可能会一边预测“可能太长”或“不，可能太短”等，一边观察口内情况，这样判断印模边缘的长度比想象中要简单得多。

如图2-23所示（**临床病例2-1**）的病例[8]让我们再次尝试“评估牙槽嵴吸收”。

使用中的义齿左右不对称，左侧后牙区的排列和抛光面形态有点难以接受。首先，应在研究模型上采取初印模并制定对策（图2-23c，d）。

从左侧尖牙到第一磨牙区域有明显的牙槽嵴进行性吸收。因此，我们有意识地在这个区域制取较厚的印模（图2-23e）。

所采集的精确印模呈现出近乎左右对称的外形，这使得在排牙和赋予抛光面形态时无须再费心纠结。最终完成的义齿与旧义齿截然不同，展现出美观的外形（图2-23f）。

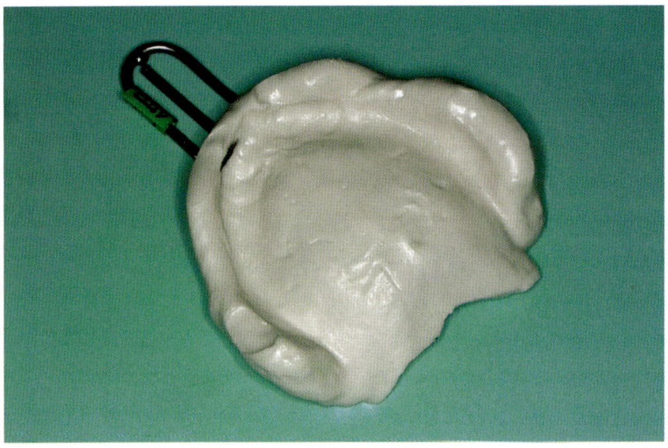

图2-21　使用成品托盘获得的初印模存在局限性，也不充分。存在气泡的混入、托盘体部暴露、很难控制边缘的厚度等问题。

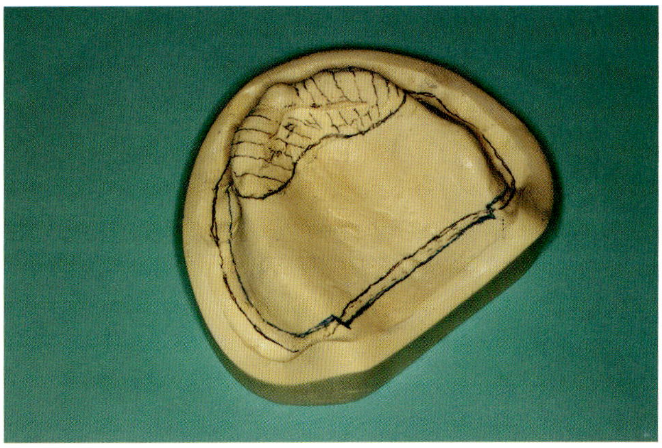

图2-22　完成预测线和个性化托盘外形线。上颌个性化托盘的后缘设定在完成预测线后方2mm处。

临床病例2-1　尝试评估牙槽嵴吸收的印模！其对策是什么

有什么问题?

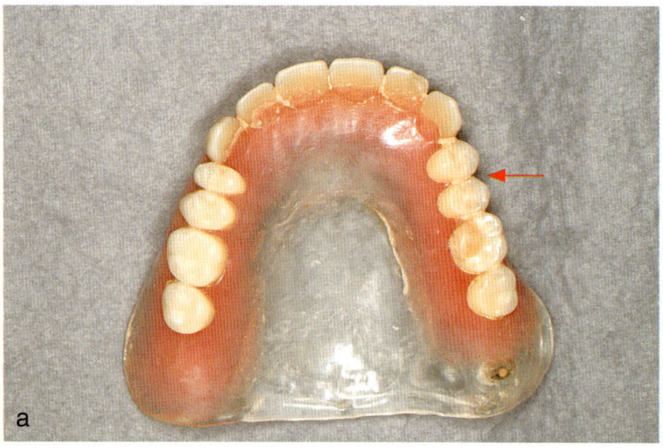

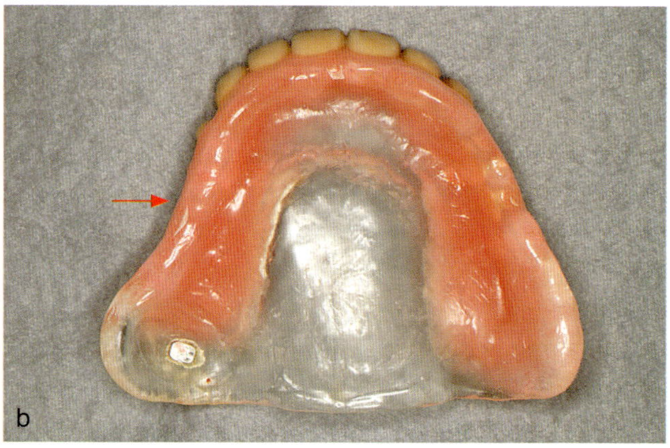

图2-23a，b　使用中的义齿，由于左右不对称，左侧后牙区的排列和抛光面形态有点难以接受。

要采取什么样的对策?

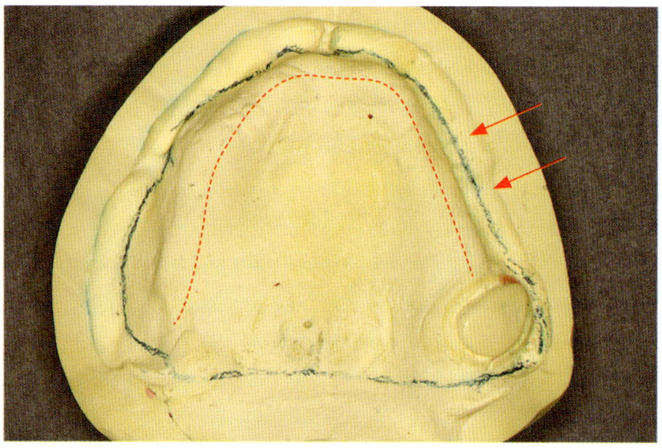

图2-23c　使用研究模型制定对策。不拘泥于牙槽嵴顶（虚线）。从左侧的尖牙到第一磨牙区域的牙槽嵴进行性吸收。

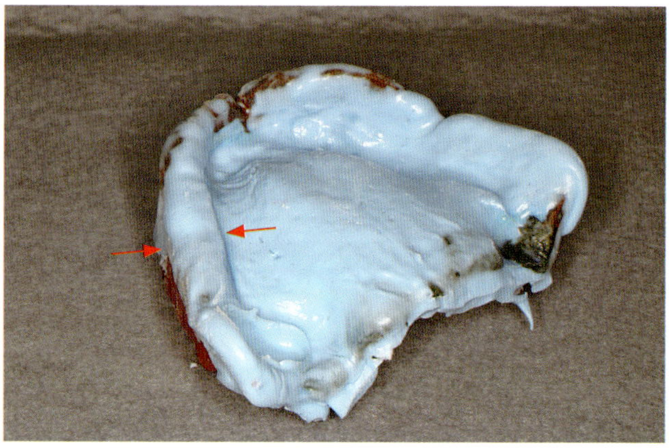

图2-23d　左侧的边缘补充牙槽嵴吸收。

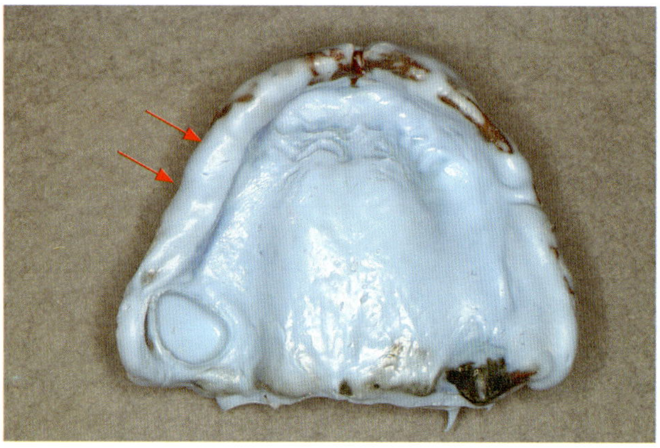

图2-23e　有意识地加厚左侧后牙区的印模。

解决问题!

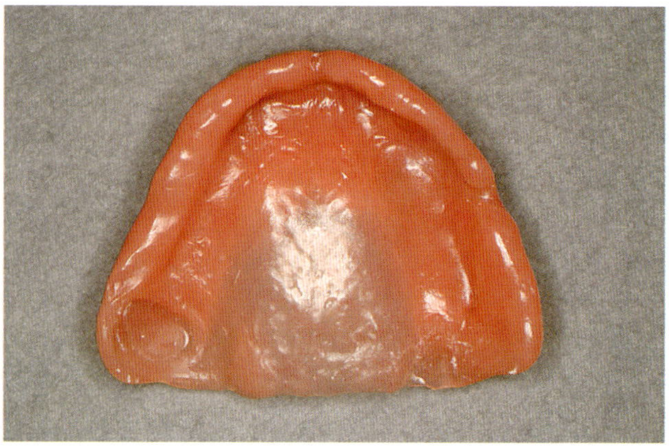

图2-23f　完成的义齿外形左右对称。

3-3 影响美观的唇侧前庭部的评估方法

唇侧印模的厚度在很大程度上与前牙的排列位置有关。切牙乳头与上颌中切牙唇面之间的关系被大家所熟知。

即在有牙颌患者中，上颌中切牙的唇面位于切牙乳头中央前方8～10mm处[5]。然而，拔牙后由于牙槽骨吸收，切牙乳头会向前移动2～3mm，排牙时减去这个差，使上颌中切牙的唇面位于切牙乳头中央向前6～7mm处（图2-24），这样就可以恢复到天然牙的位置。

无论在什么情况下，如果不能充分确保唇侧的印模厚度，就会发生只有前牙突出的情况。前牙部的BLB为6mm。另外，与切牙乳头的关系，有一个指标要关注，即连接两侧尖牙顶点的连线应该通过切牙乳头的中心。

让我们以图2-25所示的病例（**临床病例2-2**）为例，来探讨这一点。这名患者很在意自己的口周皱纹。观察前牙区的牙槽嵴顶线呈尖形，如果拘泥于此，可能会导致人工牙排列成像鸟嘴一样的尖形，进而影响面部的整体外观。

回顾前面提到的切牙乳头和尖牙之间的关系，我们可以知道，正确地排列尖牙就需要确保尖牙唇侧相应部位的厚度。也就是说，如果在取印模时注意到唇侧的厚度，前牙区唇侧的外形就能与普通病例一样描绘成圆弧形，前牙区人工牙也能正常排列。

通过这种方式，既能获得充分的唇部支撑，又能改善口周的美观。

图2-24a，b　切牙乳头和人工牙位置排列的关系。

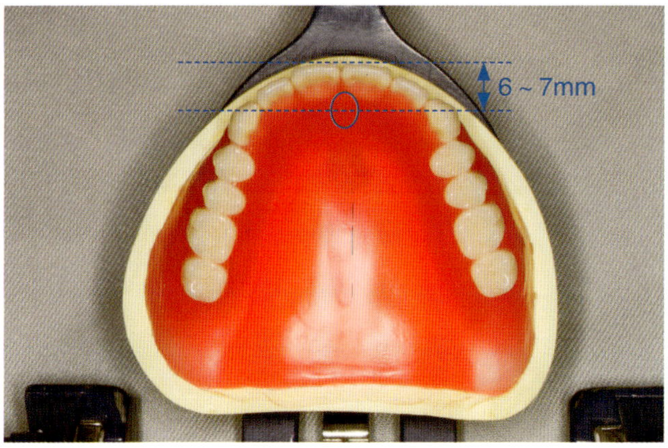

a：排牙时使上颌中切牙的唇面位于切牙乳头中央向前6～7mm处，这样就可以恢复到天然牙的位置。

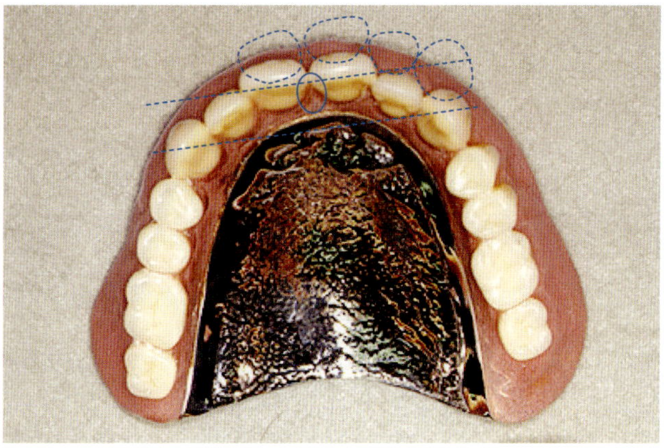

b：在切牙乳头上排列了中切牙的旧义齿。这样一来唇部支撑不足，呈现出老年人的外貌。

临床病例2-2 恢复美观是一项挑战！如何处理牙槽嵴顶呈尖形的病例

图2-25a～d 主诉“想改善外观”的病例。

问题出在哪里？

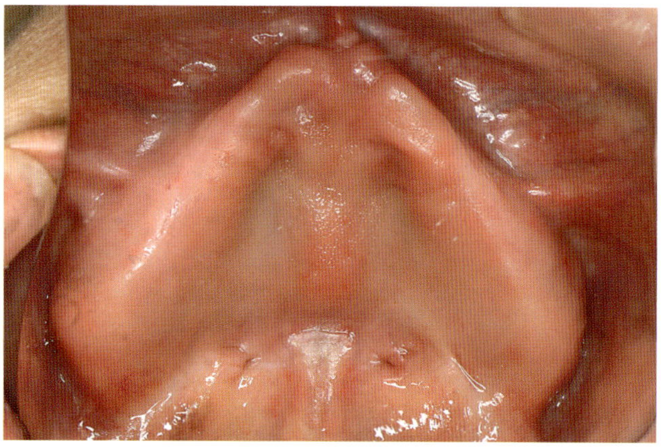

a：将牙槽嵴顶连接起来呈极端的尖形。以牙槽嵴顶为标准的印模，不得不将尖牙排列在后方，从而呈现出像鸟嘴一样的尖形面容。

采取什么样的战略？

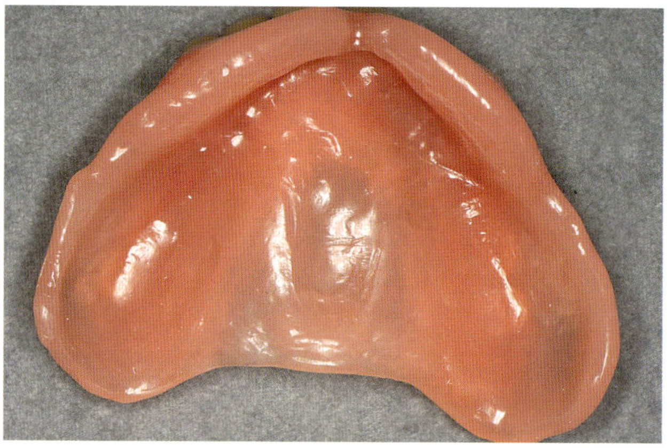

b：唇侧。特别要有意识地确保尖牙相应部位的印模厚度。

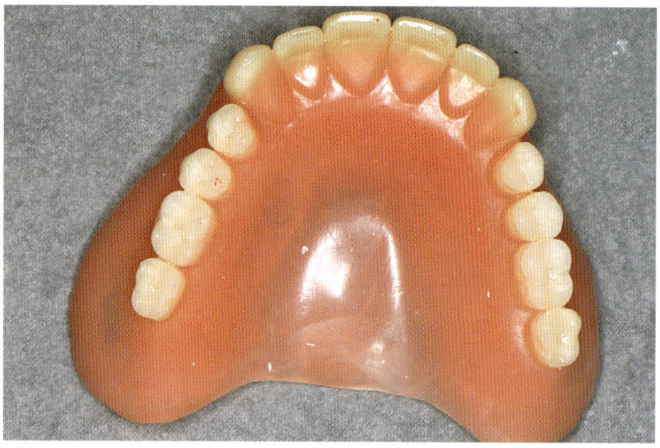

c：前牙区基托边缘印模加厚，这样就可以将尖牙排列在前面。V形的牙槽嵴变成了U形的牙列弓。

问题解决！

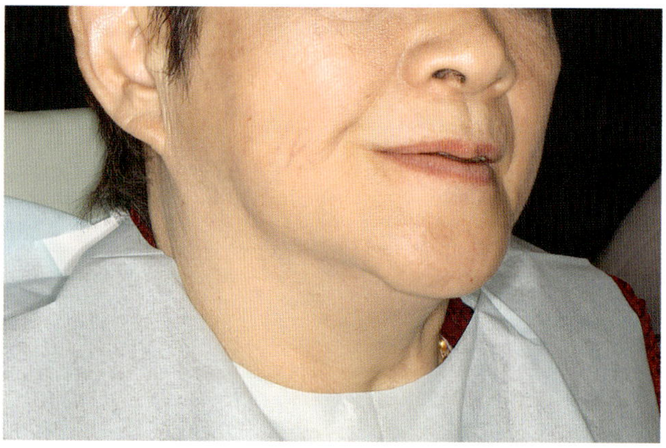

d：充分确保唇部支撑，患者的主诉得到改善。

3-4 秘籍：通过修剪模型对厚度进行微调整

在完成最终印模之后，我们建议你进行边框制作，但有时即使完成了工作模型，结果也可能与预期不符。这种情况时有发生。在这种情况下，可以通过对模型稍做修改，使其呈现出更美观的形态（图2-26）。

本来，印模边缘的设置应该略微超出最大膨隆部，以便准确地保留和再现印模的厚度及长度，同时要考虑过渡的抛光面形态。但是，如果你觉得印模应该更厚一些，可以稍微修剪模型的边缘来增加宽度。

这样的话，抛光面形态和排列位置就有了足够的空间。而且，由于打磨边缘的外侧也是抛光面的一部分，预先进行适当的过渡性调整，就可以确保在新义齿安装后，相应部位几乎不会承受过大的压力或冲击。另外，对于过厚或过长的部位，没有必要完全按照印模制作义齿。毕竟，并不是总能获得100%精准的印模。只要印模能够在后续进行一定程度的调整，患者的满意度几乎不会受到影响。

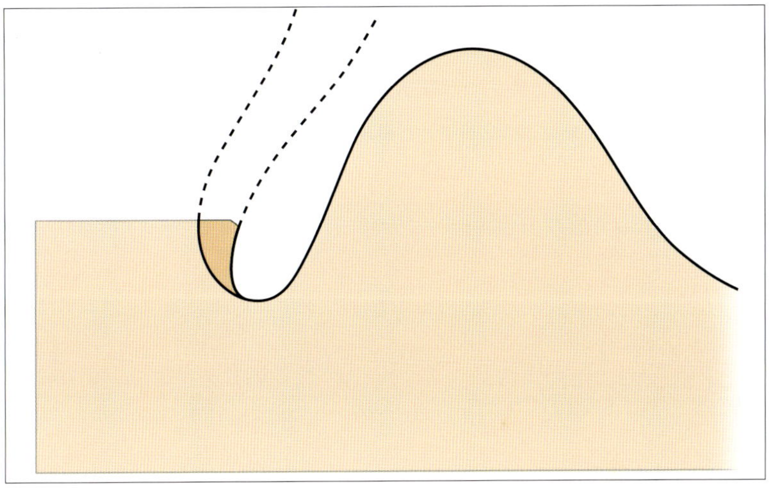

图2-26a　观察完成的工作模型，如果觉得印模应该更厚一些，可以修剪模型的边缘，增加宽度。

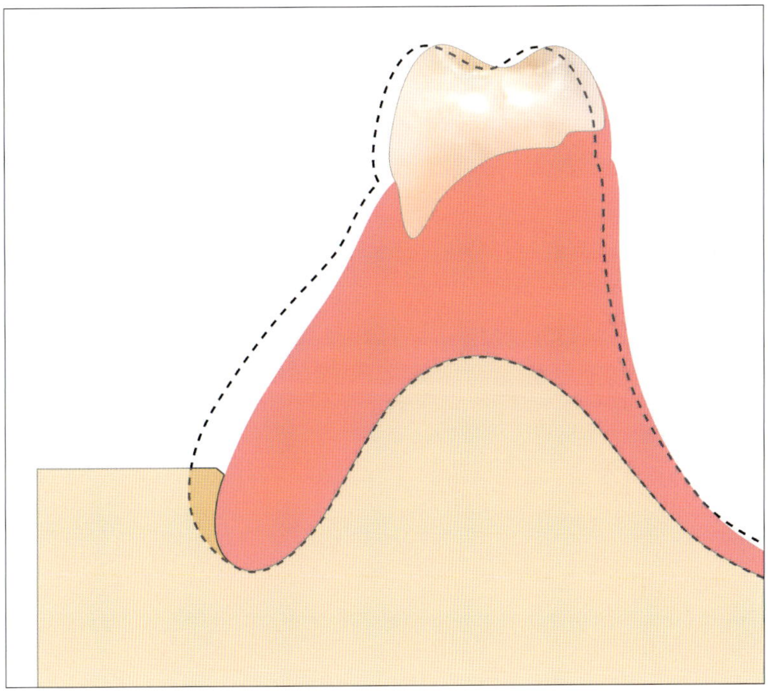

图2-26b　对模型稍做修整，就可提高抛光面形态和排牙位置的自由度。

3-5 上颌吸收部位在哪里

（1）不要被检查密合度的硅胶类印模材料所迷惑

牙槽嵴既有进行性吸收的部位，也有没有吸收的部位。了解义齿佩戴后随着时间的推移牙槽嵴吸收量时，通常使用硅胶黏膜密合度检查材料来检查义齿与牙槽嵴之间的密合度。

如图2-27a所示，义齿的整体密合度下降了很多。你可能会认为："是时候必须做重衬处理了。"

图2-27b显示的是在与前述完全相同的病例中，手动加压下的硅胶密合度检查材料的样子。两者的区别在哪里？区别在于硅胶的用量和放入口内的时间。如果硅胶用量大，插入时间稍有延迟，硅胶就会无处可逃地留在义齿基托的内侧。

在牙槽嵴良好的病例中，这种情况就更容易发生。例如，想象一下取上颌印模。对于牙槽嵴良好的病例，为了防止个性化托盘上浮，在上腭部设置一个"排溢道"（图2-28），这也是可以理解的。

如上所述，硅胶密合度检查材料的用量、位置，以及插入时间都会影响结果，因此必须充分注意。第一条临床建议是"在必要的地方使用必需的最少量"（原则3-a，b）。

那么，哪些地方是必要的呢？前面提到，牙槽嵴既有进行性吸收的部位，也有没有吸收的部位。必要的部位是指牙槽嵴吸收比较严重，容易引起义齿密合度不佳的部位。让我们在此考虑一下这个问题。

在图2-27a中被认为有空间的上腭部是否是牙槽嵴进行性吸收的部位？吸收是指天然牙及其支撑的牙槽骨所在的位置，即义齿空间。上腭部应该没有天然牙。

因此，上腭部不可能是义齿空间。可以想象，树脂的聚合收缩可能会在上腭部造成缝隙，但没有牙的上腭部不太可能随着时间的推移发生吸收而需要重新做衬垫。

综上所述，无上腭义齿正是最理想的满足义齿空间要求的义齿（图2-29）。

原则3-a

硅胶密合度检查材料

用量和位置决定结果，
在必要的地方使用必需的最少量，
且要对硅胶了如指掌。

Check!! 注意事项

4 适量硅胶，放在合适的位置

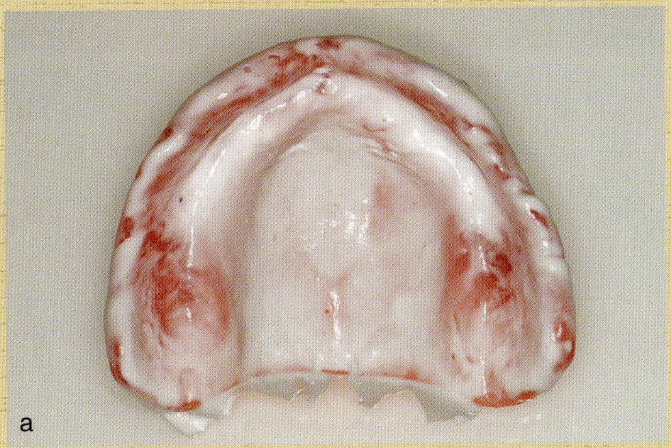

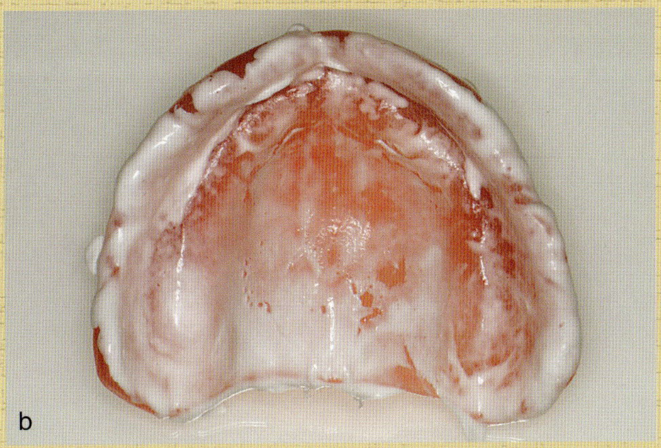

图2-27a，b 在手动压力下使用硅胶类材料进行密合度测试。a和b是完全相同的病例。评估a的上腭部密合度降低。但只需要较少量硅胶就可以达到b的状态。硅胶黏膜密合度检查材料的结果取决于硅胶的用量和位置。

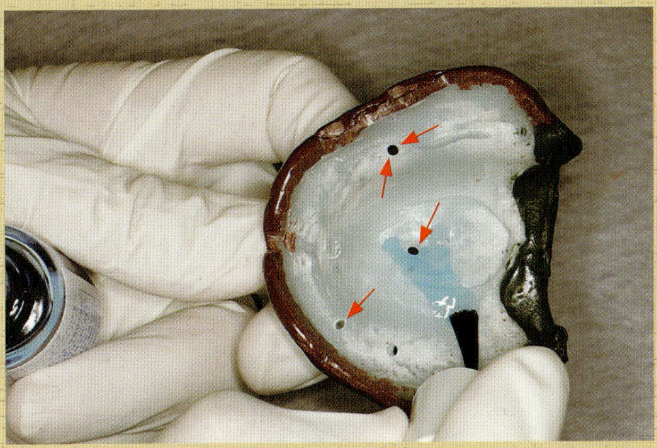

图2-28 在牙槽嵴较好的病例中，为防止个性化托盘上浮，会在最终印模前于上腭部设置一个“排溢道”。这样考虑的话，密合度测试时在上颌放置大量的硅胶导致义齿上浮也就不足为奇了。

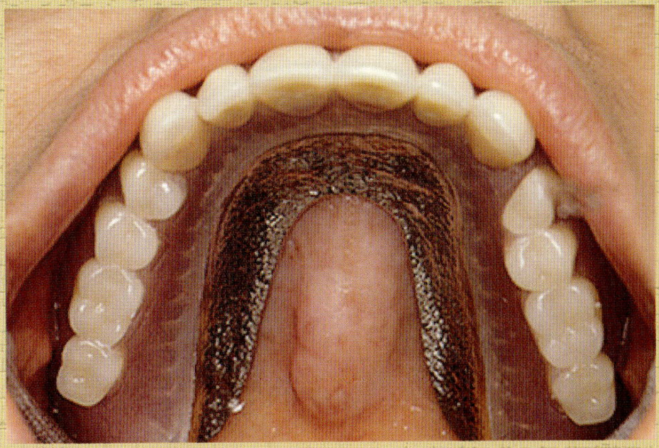

图2-29 没有牙的上腭部不是义齿空间。追求用义齿来填补义齿空间的话，无上腭义齿被认为是最理想的选择。

另一个病例（**临床病例2-3**），从容易出错的点来考虑。图2-30是一个重衬金属基托义齿的病例。本不应该衬垫的整个上腭部都被树脂覆盖了，因此金属基托完全没有了价值。为什么会出现这种情况呢？

可以想象，患者主诉“一咬东西义齿就会掉”，可能是由于在义齿内面添加了重衬的材料，并让患者咬紧来进行重衬操作所导致的。观察长期使用义齿的病例，由于牙槽嵴吸收、人工牙磨耗等，下颌基本上都会向前移动。

这将不可避免地导致磨牙处咬合接触松弛、下颌前牙区的人工牙推挤上颌前牙舌侧（图2-31），上颌义齿就容易脱落[9]。我们认为，在重衬之前，首先应该调整咬合。“通过手压进行上颌全口义齿重新垫衬”是重衬的基本原则（**原则4**）。

临床病例2-3　为什么会形成不适合的重衬

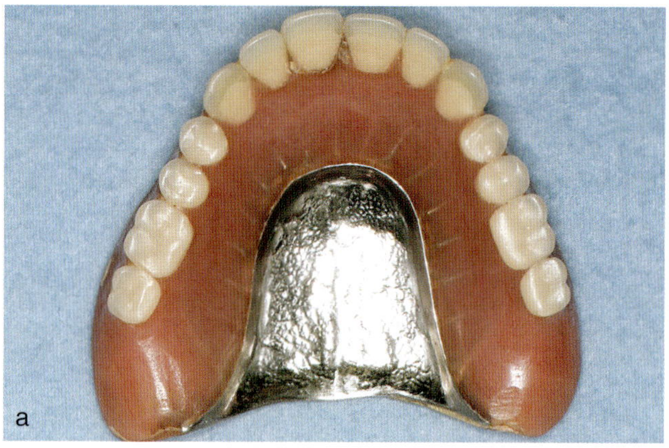

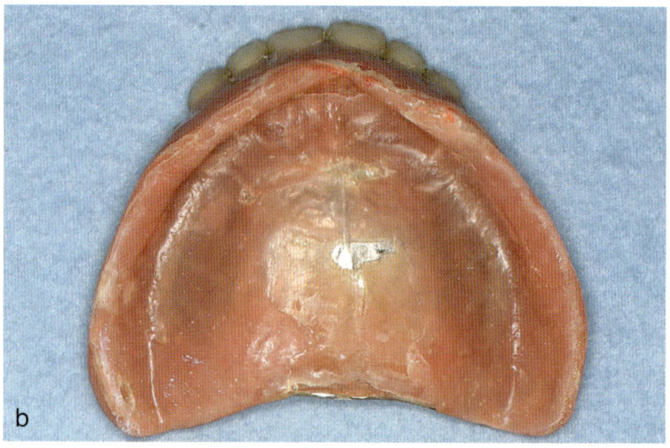

图2-30a，b　重衬不当的金属基托义齿。不应该衬垫的整个上腭部都被树脂覆盖。

原则4

上颌全口义齿的重衬需用手压

让患者直接咬合，将导致巨大失败！

图2-32a显示了在咬合状态下的硅胶密合度测试材料。前牙区有硅胶溢出，但从上腭中心开始形成了一层厚厚的硅胶。图2-32b显示咬合调整后的硅胶密合度测试材料的状况。可以看出，通过咬合修正大大改善了组织面的密合度。不要忘记“黏膜和咬合是协调一致的”。

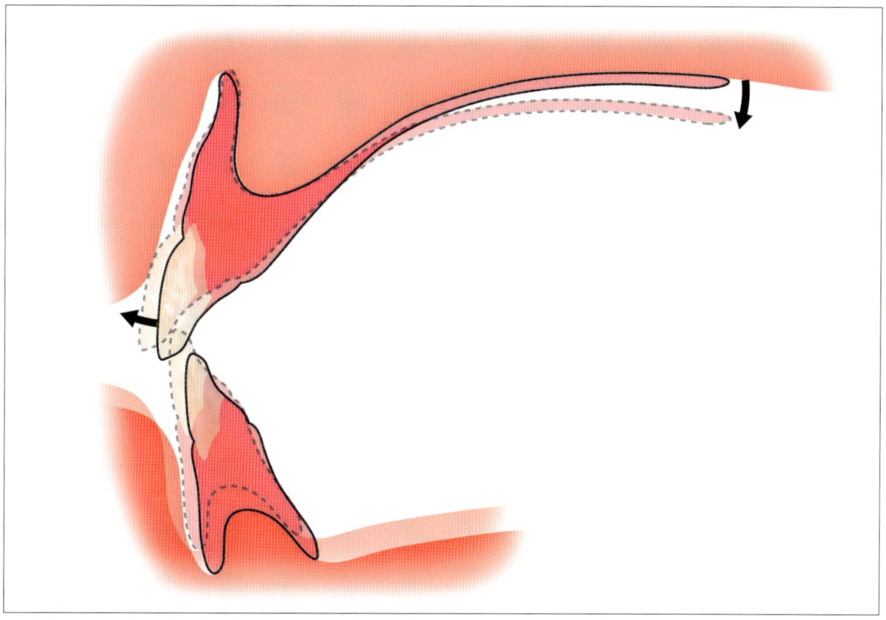

图2-31　当下颌前牙区人工牙向上推上颌前牙区时，上腭就会出现缝隙。

图2-32a，b　咬合时的硅胶密合度测试。通过咬合调整可以改善密合度。

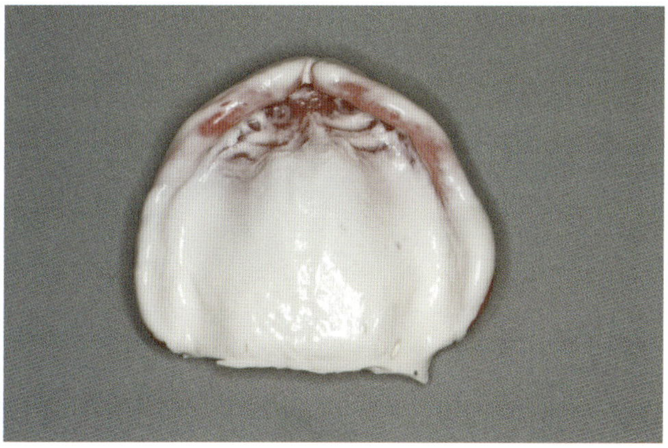

a：咬合调整前。

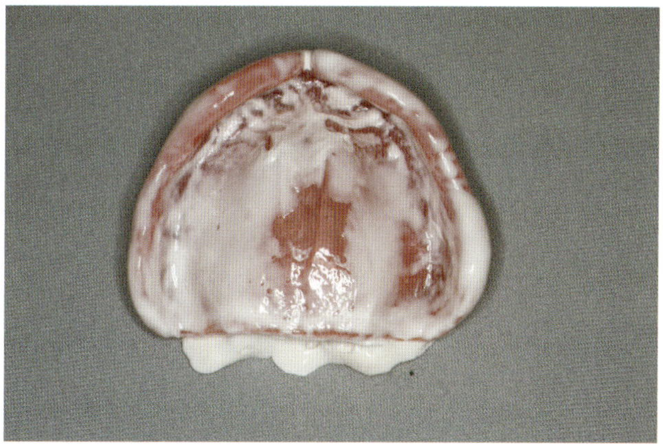

b：咬合调整后硅胶密合度测试。

3-6 义齿后缘决定吸附的基本原则

与唇侧及颊侧前庭部不同，上颌义齿的后缘没有黏膜组织的反折区域。因此，牙医需要根据口内的一些关键指标来做出决定。一般来说，义齿越向后延伸，固位力就越大，但是异物感也会增强，甚至可能会引起呕吐反射。

上颌义齿的后缘设定在连接左右翼上颌切迹（Hamular Notch）（图2-33）的Ah-线（Ah-line）上（原则5）。翼上颌切迹是位于上颌结节（Maxillary Tubercle）外侧和后方的翼突钩（蝶骨翼突内侧板的前端）之间的骨性融合区。这里没有肌肉和肌腱附着，黏膜下有厚而稀疏的结缔组织，因此适合用于封闭义齿后缘。

翼突下颌缝（Pterygomandibular Raphe）附着在翼突钩上，由于其活动度较大，不能超过翼上颌切迹向后延伸（图2-34）。此外，前方上颌结节的覆盖黏膜又薄又硬，必须完全覆盖并终止于翼上颌切迹的后方。

当口镜沿着牙槽嵴顶向后滑动时，会出现一个意想不到的凹陷区。这就是翼上颌切迹。此外，就在翼上颌切迹外侧一点点，还可以看到从上颌结节后方到下颌磨牙后垫附着的黏膜皱褶。这个皱襞是覆盖在翼突下颌缝上的，被称为翼突下颌皱襞（Pterygomandibular Fold）。

在开口运动时，它会向前方移动，因此在取印模时要指示患者大张嘴并做标记。在模型上，出现了与翼上颌切迹交叉的纵线条。

下一个重要指标是Ah-线。让患者发“啊”声，软腭会抬高，发声停止后软腭下降。界定软腭上下活动边界的假想线被称为Ah-线或振动线（Vibrating Line），是义齿的后方边界。

Ah-线经常容易被误认为是硬腭和软腭之间的分界线，但其实正确的是其总是在软腭上（图2-35）。只是，当轻声说“啊”时，Ah-线略微靠后，或者重声说“啊”时，或者捏鼻子使劲时，Ah-线略微靠前。因此，有时可以将其区分为后振动线和前振动线。

其实，Ah-线不是一条明确的线，实际上更应该视其为具有一定宽度的区域［振动区域（Vibrating Area）］。

可见夹在前振动线和后振动线之间的正中线附近有两个被称为腭窝（Palatine Fovea）的凹陷。根据上条[10]报告，腭窝的出现率约为50%，虽然腭窝并非存在于所有病例中，但是当难以在口腔中确认Ah-线时，腭窝可以作为一个有用的指标。

腭窝和Ah-线的位置关系，Zarb等[1]将其描述为在腭窝前方约2mm处是Ah-线，但Chen[11]报告称Ah-线与腭窝重合或位于腭窝后方的情况较多。不管怎样，既然是一个区域，将腭窝包括在印模中，以后就不会有问题了。

另外，巧合的是，腭腺存在于后缘部的黏膜下（图2-36）。腭腺夹着腭中缝，从相当于硬腭第一磨牙部附近到软腭后缘，左右对称且广泛地分布。由于腭腺具有很强的可压缩性，对其施加压力即可确保牢固的边缘密封[6]。

原则5

上颌义齿后缘

覆盖上颌结节，并设定在连接左右翼上颌切迹的Ah-线上。

Check!! 注意事项

5 了解获得吸附所必需的解剖学指标

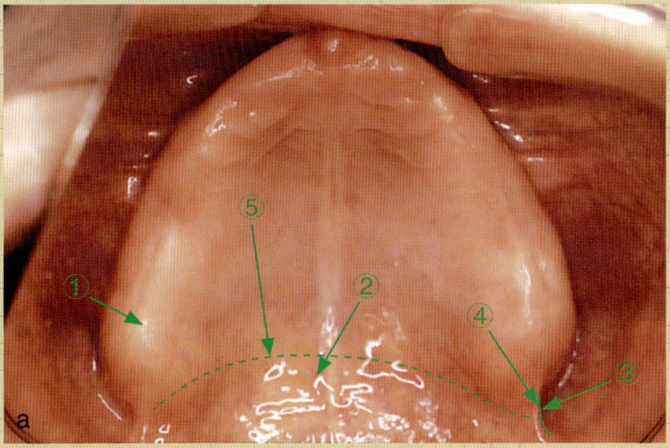

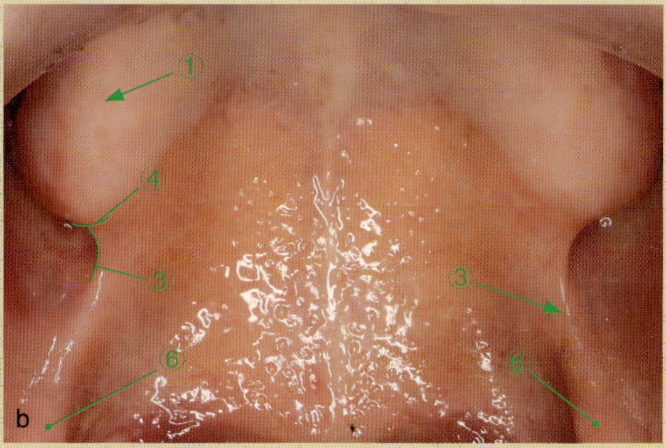

图2-33a，b　上颌后缘的解剖学标志。①上颌结节，②腭窝，③翼突下颌皱襞，④翼上颌切迹（目测无法确定确切位置），⑤Ah-线，⑥磨牙后垫。

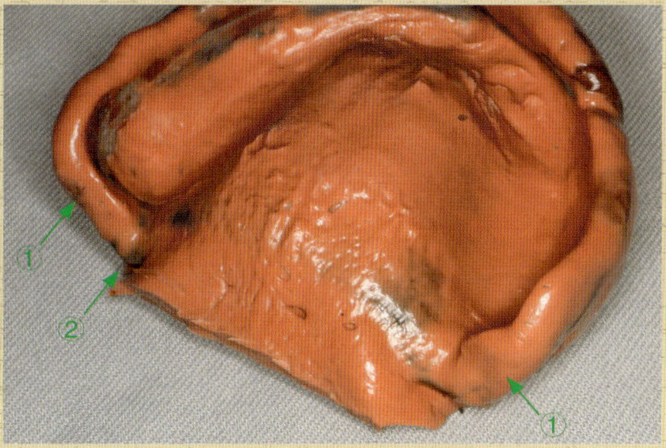

图2-34　后缘部的印模。①内侧翼突肌的压痕，②翼突下颌皱襞。

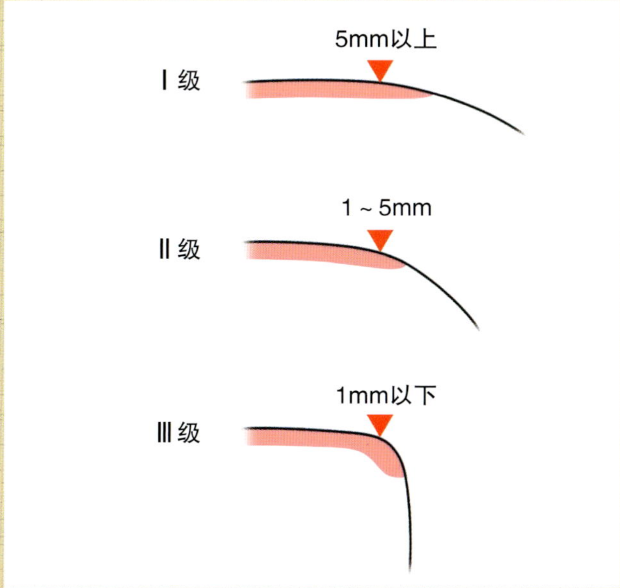

图2-35　从硬腭到软腭的过渡形态[12]。在Ⅲ级，向后方延展困难，很难获得边缘封闭（House分级）。

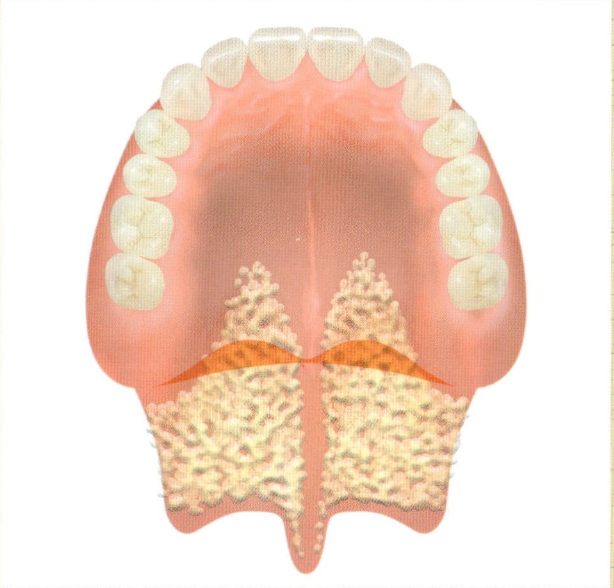

图2-36　腭腺和后堤区。

3-7 后堤的实际情况

（1）为什么需要制作后堤

取印模时，在个性化托盘的后缘添加流动性好的印模塑形材料或边缘型硅胶，并对此区域加压（图2-37）。此时，应指示患者张大口，并标记翼突下颌皱襞（翼突下颌缝）的运动轨迹。考虑到腭腺的分布情况，印模塑形材料呈蝶形添加比较好。这样可以确保后缘封闭。

如果按照上述步骤操作，应该能够比较容易地获得一种固位力，即使将个性化托盘的柄向下拉，托盘也很难脱落。

但是，我们发现，由于树脂的聚合收缩，上腭后缘正中部容易翘起。为了弥补这一缺陷，需要在工作模型的上腭后缘部再挖一个凹槽，并在完成后的义齿后缘增加一个类似堤坝的凸起（Post Dam），以加强后缘的密封性。

这个操作不仅对树脂基托义齿，对金属基托义齿也是必要的。金属框架本身不会像树脂那样发生聚合收缩。但是，并非金属基托义齿全部都是由金属制成，在牙槽嵴部有树脂块，聚合收缩会导致连接左右牙槽嵴部树脂块的上腭部出现浮起的现象。因此，即使是金属基托义齿，后堤也是必不可少的。

（2）在金属基托义齿上制作V形凸起

后堤的形态多种多样，图2-38所示的蝶形后堤在日本很常用[2,4]。由于加压是该操作的精髓，任何一种形式都可以使用。

但是，在这种情况下，如果挖不到位，软腭过渡部分的后缘可能会过厚。如果过渡到黏膜的部分太厚，异物感就会变得更加强烈。呕吐反射也可能会出现。在这种情况下，如果是树脂基托义齿，厚度的调整可以很容易地在以后进行，不会发生什么问题。但是金属基托义齿则很难减少厚度。

因此，特别是对于金属基托义齿，建议在义齿基托后缘前方几毫米处做一个深度为0.8～1.2mm、宽度为1.5mm的V形凸起（图2-39）。这种方法很容易使用，安装后当不得不打磨后缘、不得不缩短时，也不用担心后堤消失。

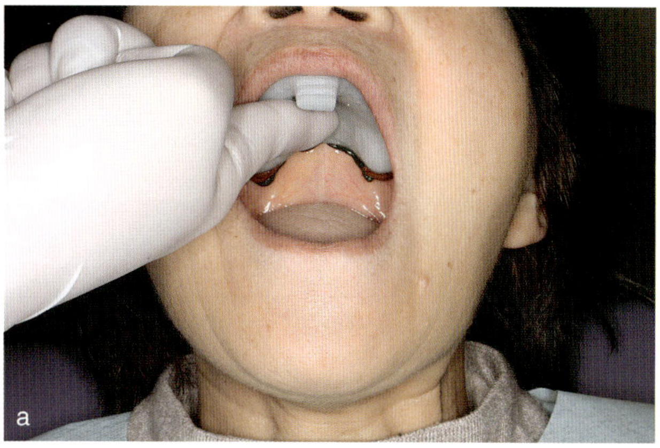

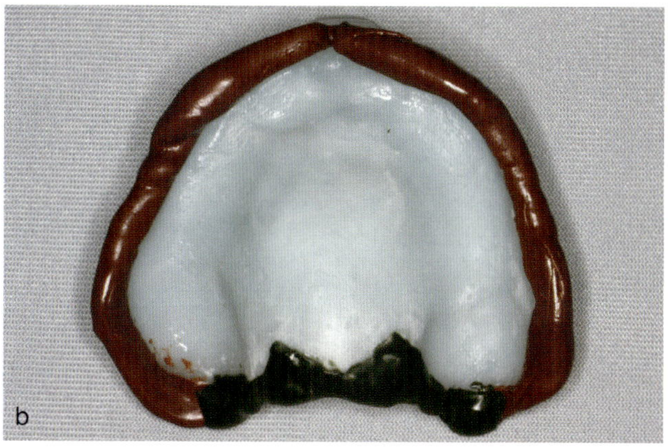

图2-37a，b 取印模时后堤完成，将印模塑形材料呈蝶形添加到后缘部，指示患者张大口。

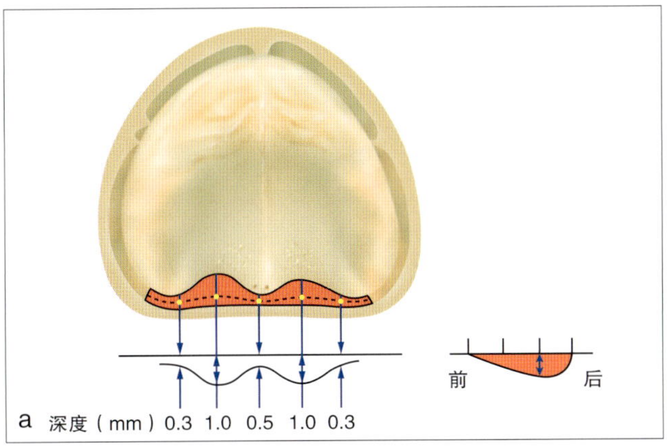

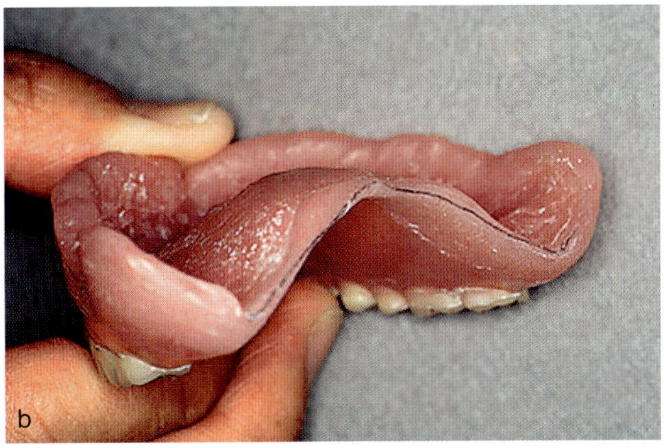

图2-38a，b a：一般的后堤形态和深度（改编自林图[4]）。b：后缘过厚，导致强烈的异物感。

图2-39a～c 金属基托的后堤。

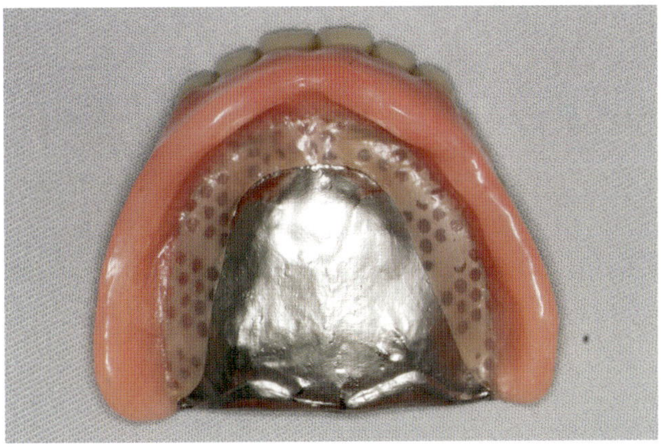

a：常见的蝶形后堤。

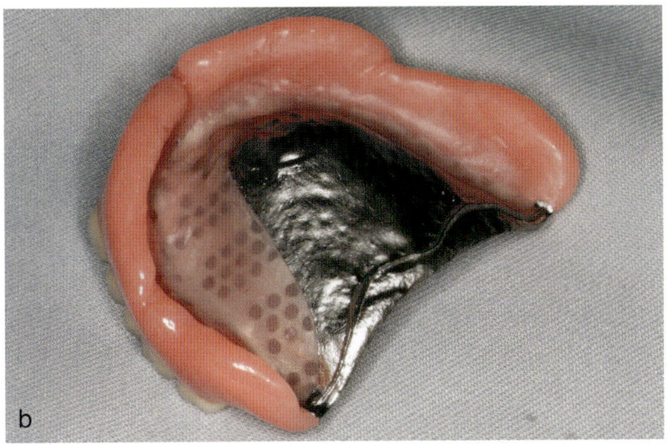

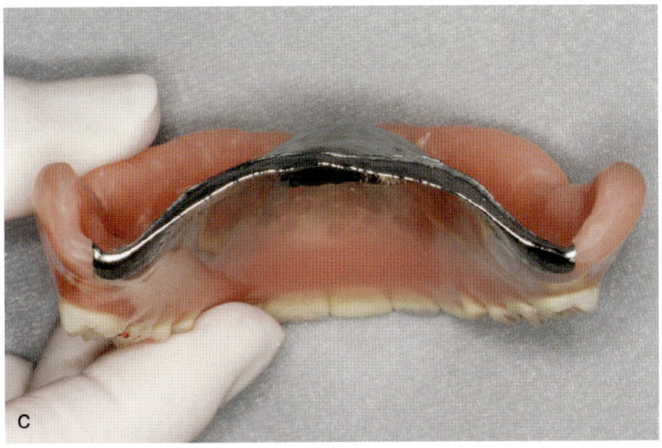

b，c：凸起型后堤的形态。向黏膜过渡部可以做得很薄。即使在必须打磨后缘的情况下，处理起来也会很容易。

3-8 如何抑制呕吐反射

即使通过Ah-线慎重地设置了后缘，患者也可能无法接受，甚至可能出现强烈的异物感或呕吐反射。

如果患者主诉后缘长，那么后缘可以缩短到什么程度呢？让我们再次回顾**图2-33**中后缘部解剖图。

如果在可压缩性强的腭腺分布范围内，即使义齿基托的后缘有些偏前，也能形成后堤，从而确保后缘密封。只是，不能违反覆盖上颌结节连接左右翼上颌切迹后缘的设置原则。如果忘记了这一点，按**图2-40**中虚线所示磨除的话，义齿就会顷刻间脱落。因此，如果将翼上颌切迹保留，慢慢磨除的话，即使是无上腭基托覆盖义齿，其固位力也不会急剧下降[13]（**图2-41**）。

呕吐反射本来是由于软腭或舌头后2/3受到刺激引起的。其原因，已经提及：①后缘过长或过厚；②由于固位力不足，咬合不协调导致在咬合时义齿后缘部与黏膜或接触或分离而刺激软腭；③人工牙位置不正确，侵犯舌头的空间，不断刺激舌背；④心理因素等；⑤下颌义齿向舌侧后方过度伸展。

其中，有很多是由原因②引起的。

如果每次咬合时义齿都会发出响声，而且基托边缘会刺激上腭深处，那么就不可避免地会出现呕吐反射。如果原因是咬合不协调，不需要削除后缘，只需调整咬合，就可以消除呕吐反射。识别这一点非常重要。

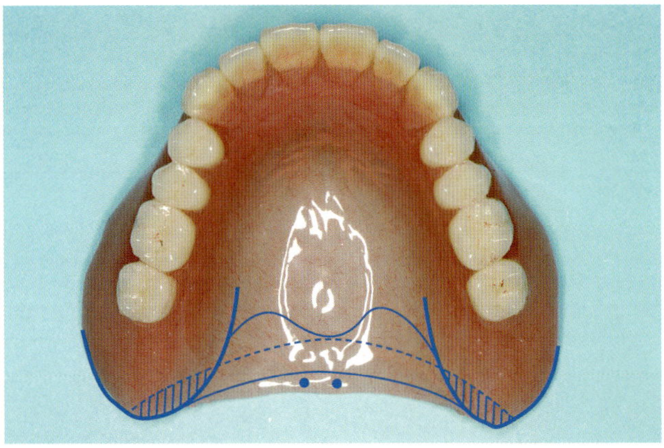

图2-40 后缘部的削除方法，不能削除斜线部分。

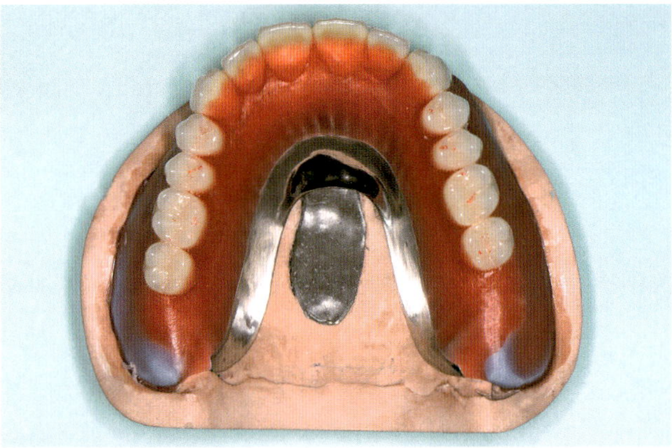

图2-41 无上腭义齿也需要遵守规则。只要覆盖上颌结节，保留翼上颌切迹，就能在一定程度上确保固位力。

专栏

为有严重呕吐反射的人采取初印模的方法

①适合的托盘
②印模材料的硬度、用量和固化时间
③表面麻醉※
④转移注意力
⑤鼻呼吸
⑥术者的手绝对不能移动

※高龄者不推荐

如图2-42所示病例（**临床病例2-4**）被误认为是下颌的一个被磨除得很小的上颌义齿。由于呕吐反射严重，牙医是应患者要求磨除的，结果制作成了这么小的上颌义齿。但是，即使打磨到这种程度，呕吐反射完全没有停止。

图2-42c显示的是作者重新制作的最后被安装在口内的义齿。尽管它比之前的义齿大得多，但患者还是能够接受的，这是因为通过确保足够的固位力和咬合稳定性，将义齿的动度减到了最小。

如果像之前的医生那样，无视后缘设置的规则，只是简单地打磨的话，那么义齿一放入口内就会立刻脱落。如果试图强行用舌头压住的话，就会产生呕吐反射。

这些是严格遵循基本原则，绝对不能磨除翼上颌切迹的一个例子。

临床病例2-4　通过确保固位力和咬合稳定来应对呕吐反射

图2-42a～c　有明显呕吐反射的病例。

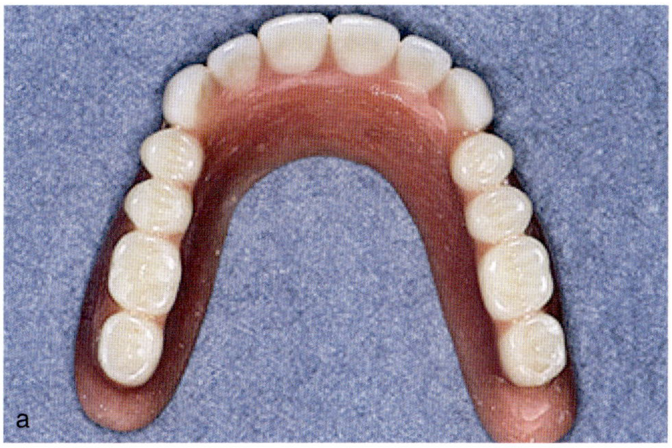

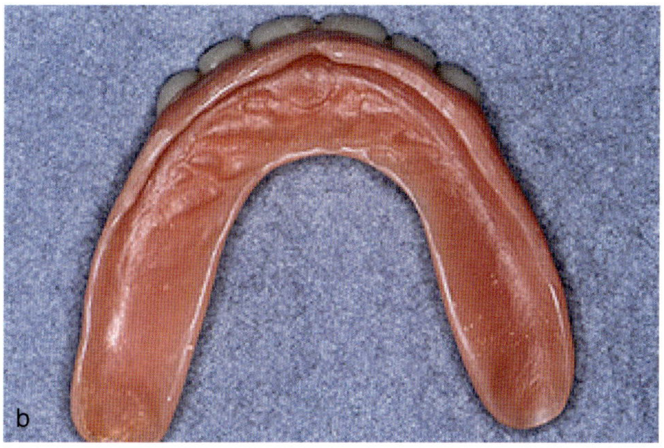

a，b：使用中的义齿因为患者严重恶心而无法戴入。

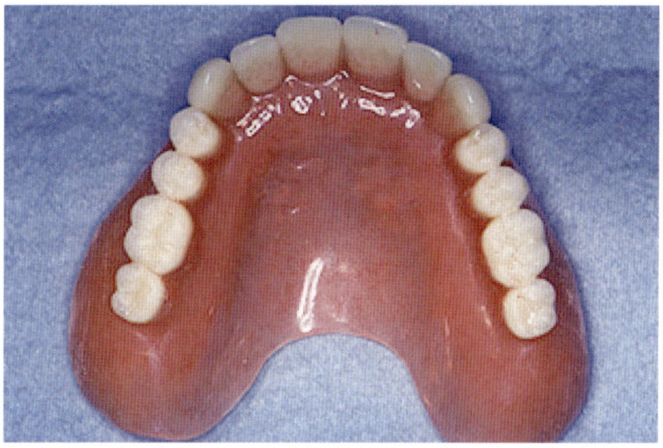

c：新义齿虽然很大，但由于固位力强，所以完全可以使用。

3-9 通过病例确认：再上一个层次的排牙

让我们通过**临床病例2-5**（图2-43）对本章进行总结。

使用中的义齿经过反复拔牙和修理，最终被全口义齿取代。在制作新义齿时，患者提出了“希望改善外观”的要求。

患者的上颌和下颌都有中度吸收。上颌牙槽嵴部左侧第二前磨牙、左侧尖牙和第一前磨牙可见凹陷，怀疑最近拔过牙。上颌前牙区牙槽嵴的左右两侧存在明显差异。医生制定了取模和排牙方案，然后开始制作义齿。

首先，取模时要注意使吸收多的右侧边缘变厚，吸收少的左侧边缘尽可能变薄。这样，仅观察牙槽嵴顶是左右不对称的，但外形是左右对称的。

下一步是排牙。如果左侧牙槽嵴膨隆丰满，那么对嘴唇的支撑会更强，微笑时嘴唇更容易上扬。

另外，如果牙槽嵴吸收较大，即使取模时加厚了印模边缘，患者也会感觉到唇部支撑不足。那么，要如何确保唇部的支撑呢？

与人工牙的切缘相比，牙颈部的位置对唇部支撑的影响更大。另外，尖牙的位置比中切牙更重要[14]。因此，如果只关注上唇褶皱的问题，排牙时将上颌中切牙切缘的位置向前方大幅倾斜，唇部的支撑几乎不会发生变化。

相反，如果排牙时保持中切牙的位置不变，尖牙稍稍前移以突出牙颈部，那么唇部的支撑就会提高很多。

在这个病例中，排牙时不是左右对称地排列前牙部人工牙，而是保持切缘的位置不变，在牙槽嵴吸收较多的右侧，将尖牙的牙颈部靠近唇侧排列，而在牙槽嵴吸收较少的左侧，用车针磨除尖牙的人工牙基底部，并将牙颈部尽可能地向内侧排列。这样，一个美丽的笑容就恢复了。

临床病例2-5　重视取模和排牙，促进恢复美观性

问题出在哪里?

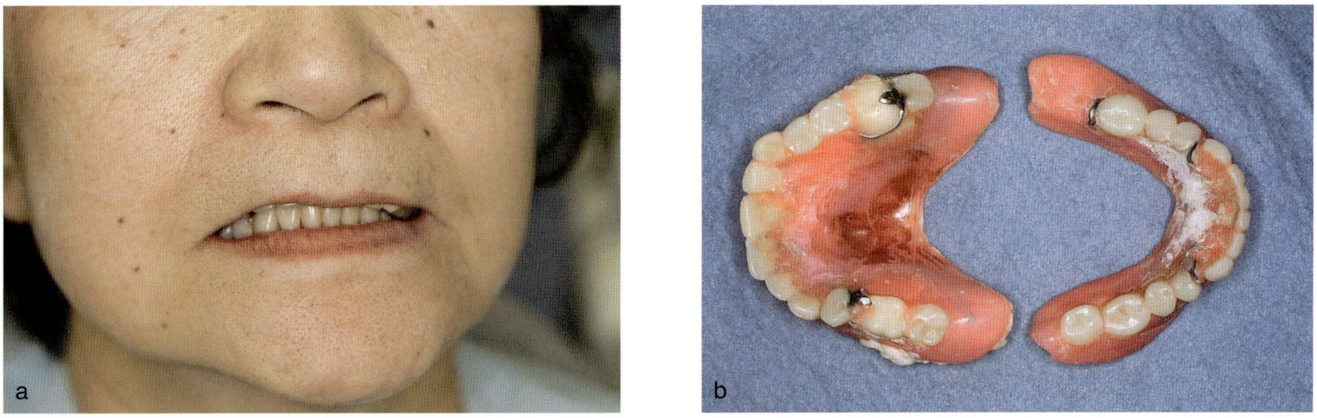

图2-43a，b　a：初诊时的容貌。未见上颌前牙口角下沉，美观性不佳。b：使用中的义齿。

采用什么样的战略?

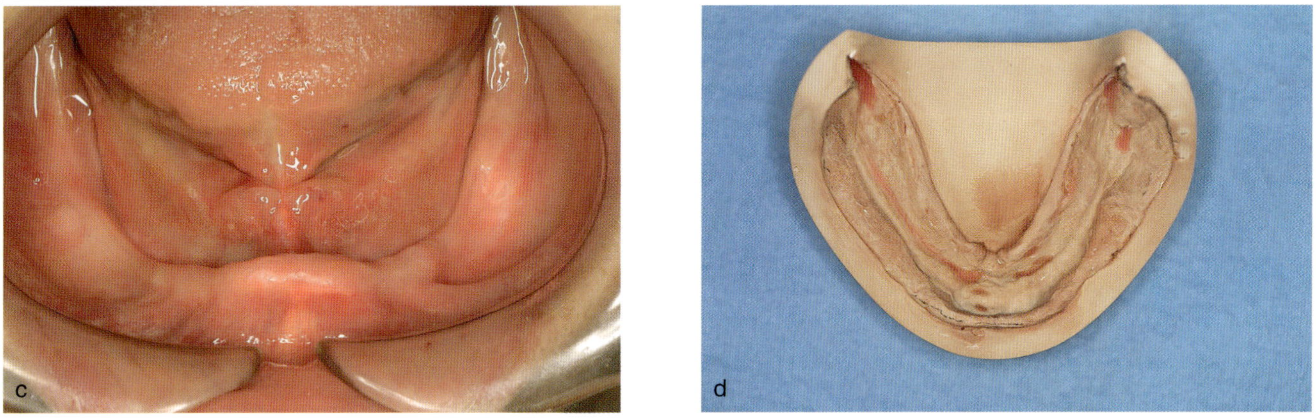

图2-43c，d　下颌牙槽嵴和工作模型。

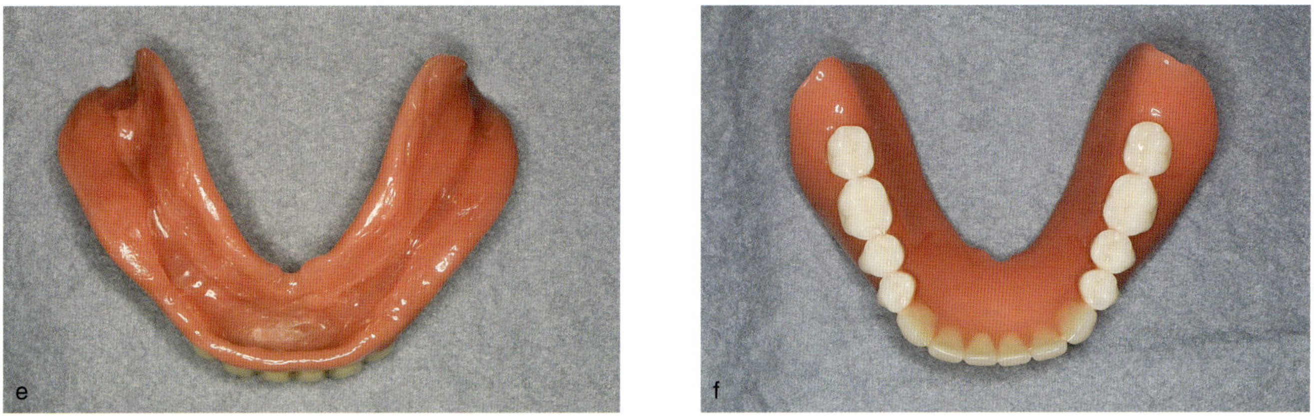

图2-43e，f　下颌新义齿。

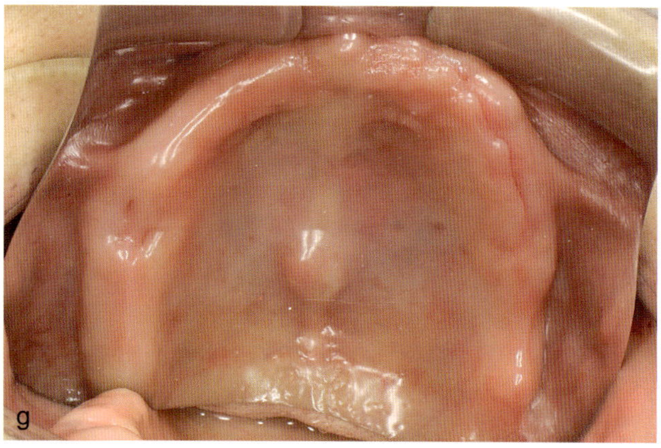

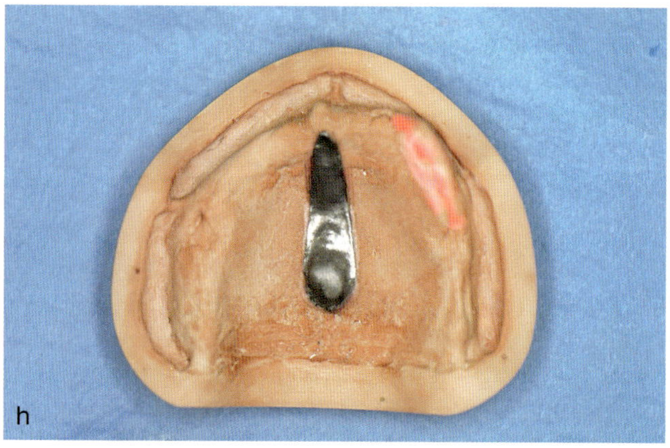

图2-43g，h　上颌牙槽嵴。g：最近拔除了左侧尖牙和第一前磨牙。左前牙部的牙槽嵴膨隆丰满，但右侧的牙槽嵴吸收较多。h：考虑到牙槽嵴吸收的差异，取模时注意到右侧较厚、左侧较薄的工作模型。如果只看牙槽嵴顶，则左右两侧完全不对称。

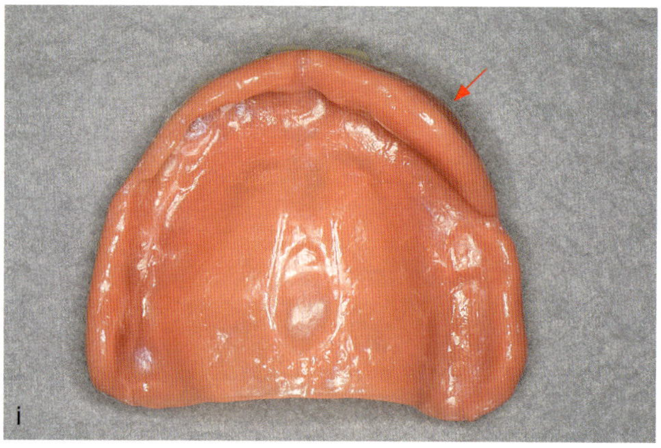

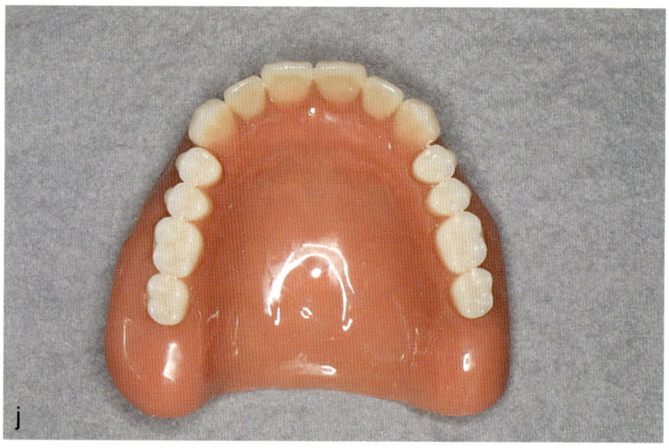

图2-43i，j　完成的上颌义齿。这确保了左前牙基托边缘足够厚。这使得牙弓的排列几乎左右对称。

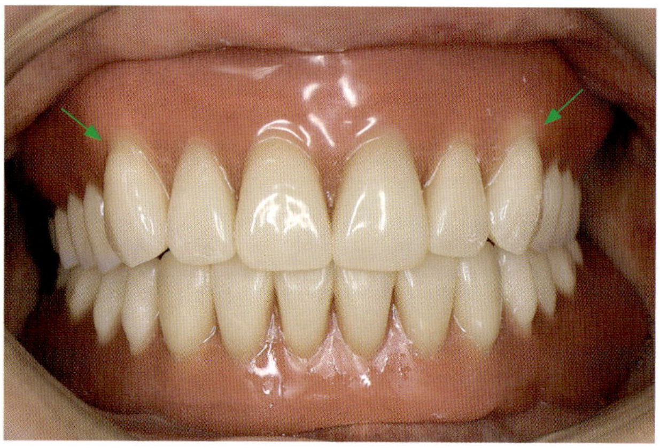

图2-43k　考虑到左右差异的上颌前牙区排列。在牙槽嵴吸收多的右侧突出尖牙的牙颈部，以加强唇部支撑。另外，在牙槽嵴良好的左侧将尖牙的牙颈部向里排列，以防止嘴唇上翘。

问题解决！

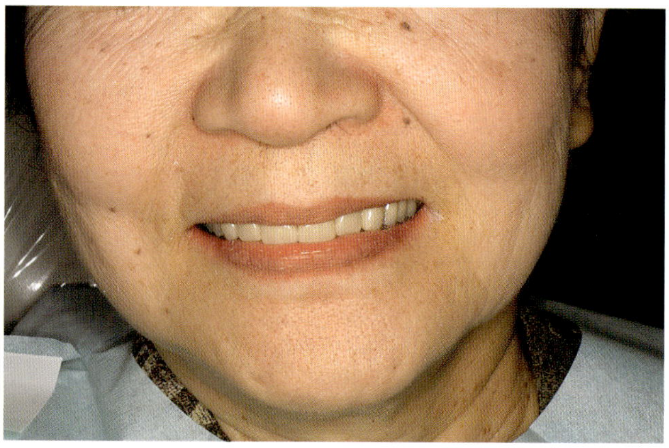

图2-43l　确保足够的唇部支撑，恢复美丽的口周。

4 总结上颌义齿的特征

上颌特征总结如图2-44所示。

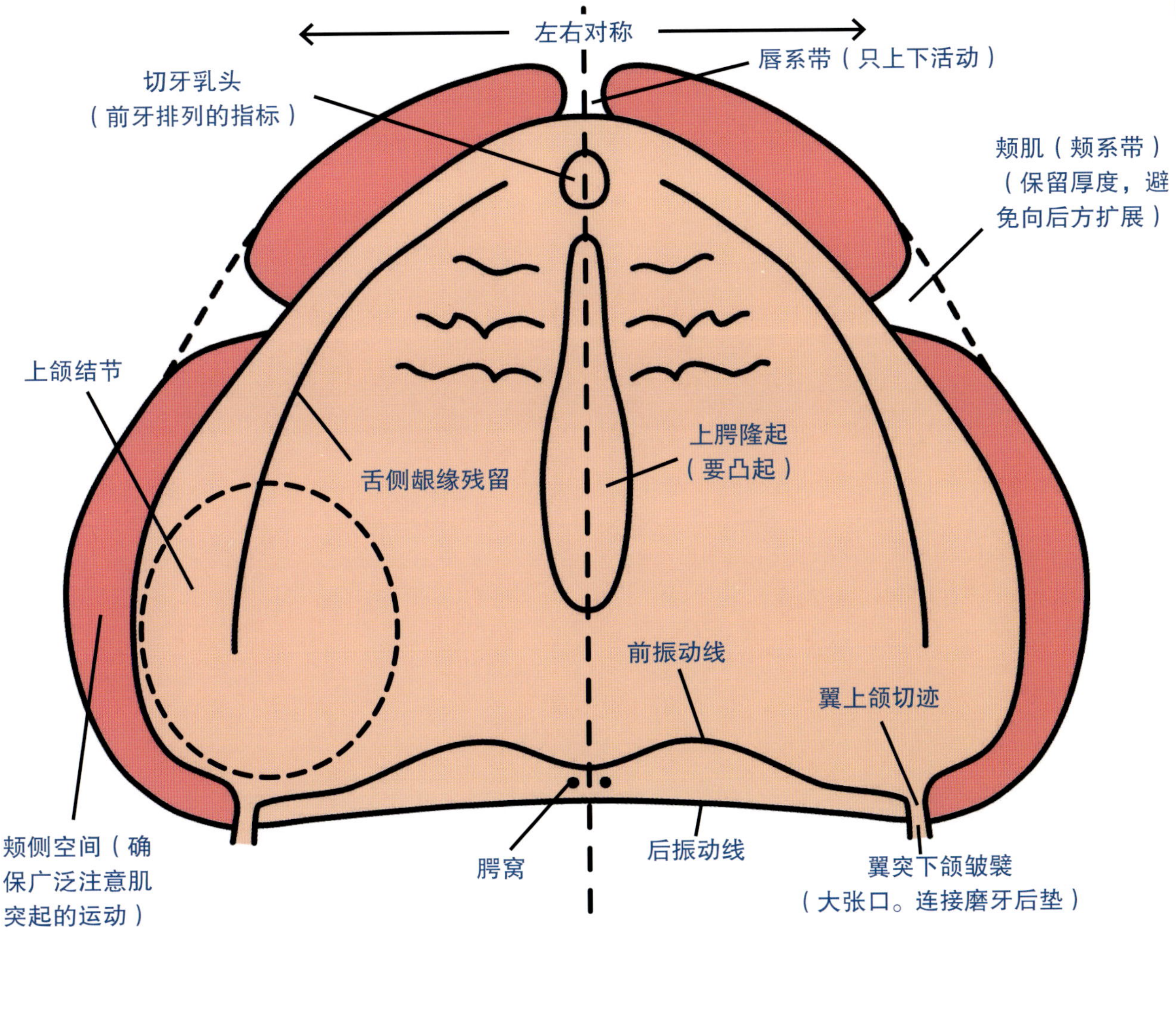

图2-44　上颌特征总结。

参考文献

[1] Zarb GA, Bolender CL. Prosthodontic Treatment for Edentulous Patients:Complete Dentures and Implant-Supported Prostheses. 12th ed. St. Louis:CV Mosby co, 2004.

[2] 細井紀雄，平井敏博，大川周治，市川哲雄　編．無歯顎補綴治療学第２版．東京:医歯薬出版；2009.

[3] 早川　巖．コンプリートデンチャーの理論と臨床–総義歯をイメージする–．東京：クインテッセンス出版，1995.

[4] 林都志夫編．全部床義歯補綴学　第３版．東京:医歯薬出版，1993.

[5] Watt DM, MacGregor AR. Designing complete dentures. W.S Saunders. Bristol:Wright；1976.

[6] 長尾正憲，小林賢一，鈴木哲也．無歯顎の印象．東京：口腔保健協会，1993.

[7] Kawai Y, Murakami H, Shariati B et al. Do traditional techniques produce better conventional dentures than simplified techniques? Dent. 2005；33：659-668.

[8] 鈴木哲也，総義歯の印象採得の特異性–顎堤吸収を読むことの重要性．YEAR BOOK 2009 現代の治療指針，東京：クインテッセンス出版；2009, 72-73.

[9] 鈴木哲也，織田展輔．義歯のメンテナンス（1）リラインとリベースの重要性．YEAR BOOK 2009 現代の治療指針．東京：クインテッセンス出版，2009；86-87.

[10] 上条雍彦．口腔解剖学５　内臓学．東京：アナトーム社，1969.

[11] Chen MS. Reliability of the fovea palatine for determining the posterior border of the maxillary denture. J Prosthet Dent 1980；43：133-137.

[12] Levin B. コンプリートデンチャーの印象（長尾正憲監訳）．東京：クインテッセンス出版，1985.

[13] 1小林賢一，鈴木哲也．総義歯臨床のおさえどころ–義歯の装着と調整–．日本歯科医師会雑誌 1991；44：662-671.

[14] 鈴木哲也．上顎中切歯，犬歯唇側面における筋圧．補綴誌 1985；29：１-214.

第3章

制作下颌义齿的策略

1 对下颌印模的认知误区会破坏义齿的形态

1-1 下颌印模容易陷入的误区

与上颌相比，下颌印模的采集被认为是更困难的。尤其是很多医生不擅长取舌侧印模。由于下颌有舌头，舌头的运动和位置会导致口内的各种变化。因此，许多医生无法判断采集印模时下颌舌侧的基托边缘应该止于何处。

牙槽嵴吸收越严重，舌侧不足的担忧越是挥之不去。

如果能够充分地取得舌侧的印模，是不是就能制作出既不痛又贴合良好的义齿呢？大家都抱有这样的幻想。因此，使用组织调节剂（Tissue Conditioner）来尽可能地延长舌侧基托边缘（**图3-1a**）。结果如**图3-1b，c**所示，制作完成的舌侧异常延长的义齿。

这样的义齿到底能否在口内发挥正常功能？

易陷入的思维定式

牙槽嵴吸收严重
↓
下颌义齿的摆动大
↓
为了防止摆动，
专注于颌舌侧的印模！？

图3-1a 易陷入的思维定式。

Check!! 注意事项

1 印模概念错误会导致义齿变大

图3-1b，c　用错误的理念制作的义齿。其能否在口内发挥正常功能值得怀疑。

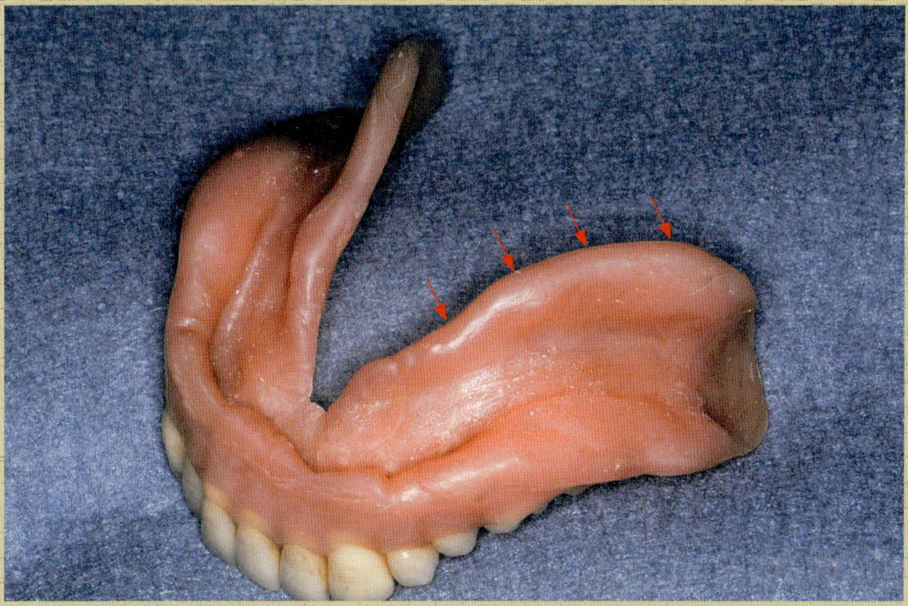

b：舌侧整体较大的义齿。

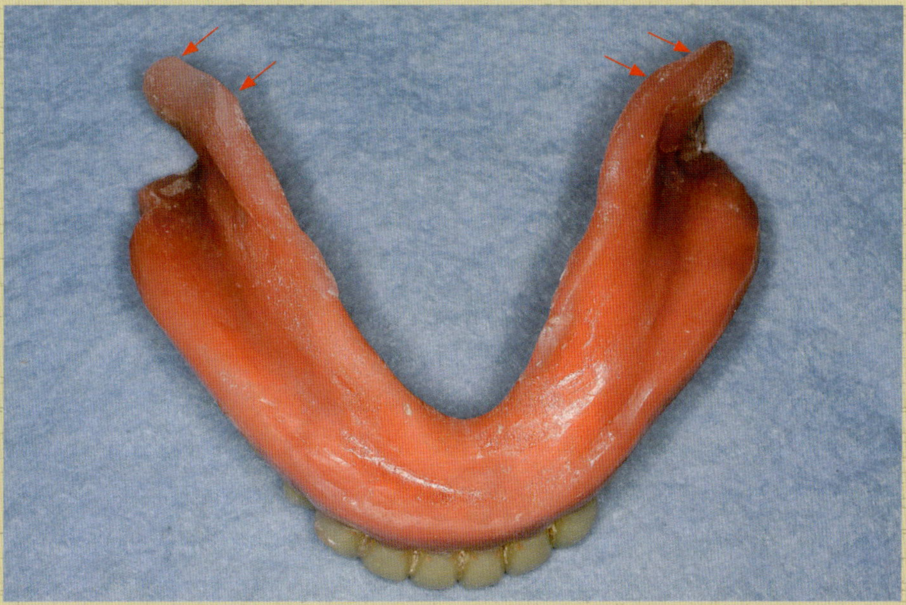

c：特别是舌侧后方延长的义齿。这种义齿能让患者实现正常吞咽吗？

2 权当下颌义齿的形态基本一致

2-1 义齿有固定的形态

“义齿有固定的形态”被反复提及[1]。如图3-2和图3-3所示，无论是否有牙槽嵴吸收，义齿的外形都相似。考虑到这个原因，若将义齿覆盖在牙槽嵴上，无论什么样的义齿，在义齿周围都有舌骨肌和颊肌，义齿周围的解剖结构基本相同[1-2]。

唯一不同的是被义齿基托内面覆盖的颌骨的吸收程度（图3-4）。因此，不管颌骨吸收程度怎样，可以认为义齿的外形几乎相同。

因此，掌握这个外形，并结合外形进行肌肉压力塑性，取模就不会那么困难了[3]。

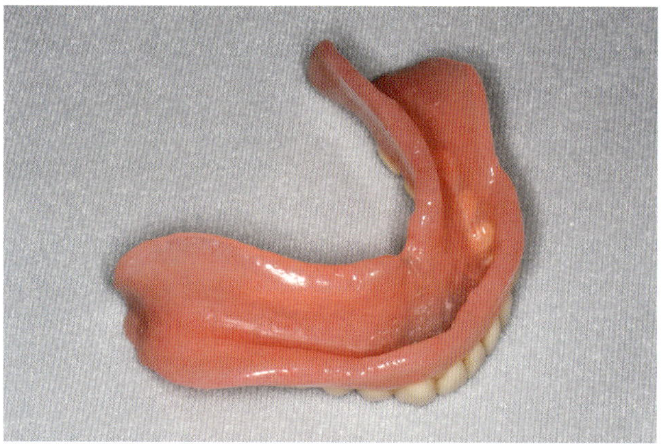

图3-2a　牙槽嵴吸收较少的义齿。

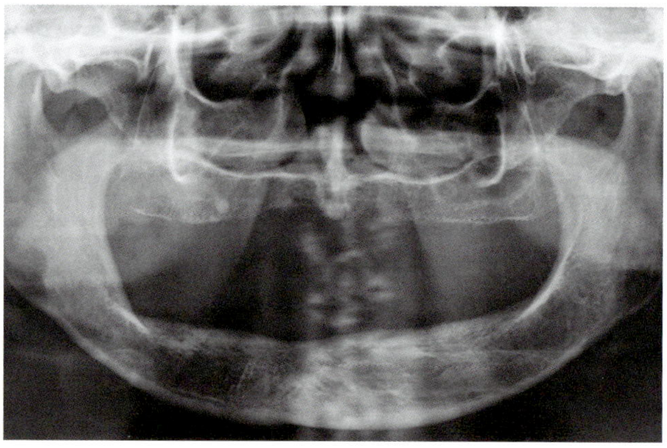

图3-2b　全口曲面断层片。

无论是否有牙槽嵴吸收，义齿的外形都相似。

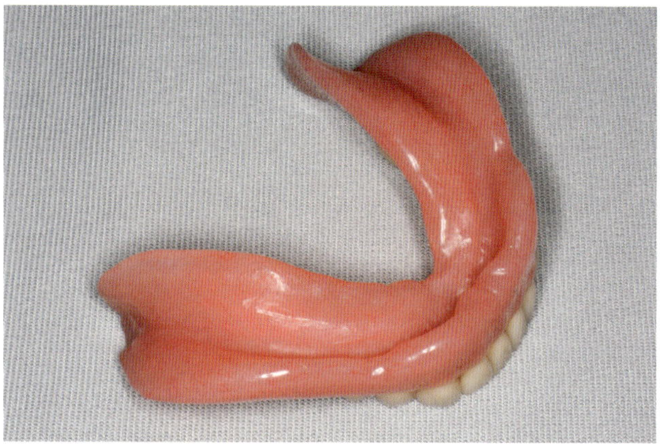

图3-3a　牙槽嵴进行性吸收的义齿。

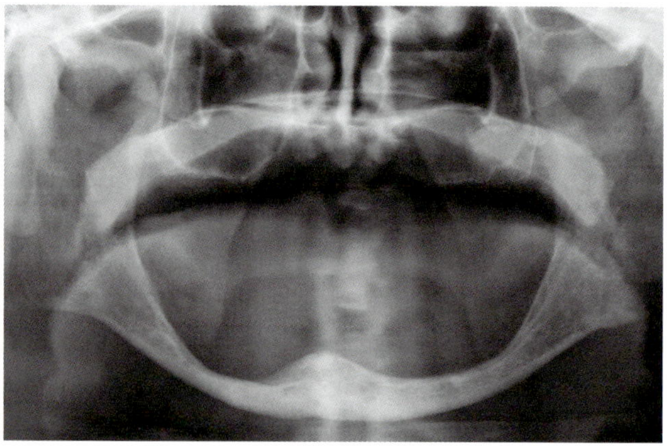

图3-3b　全口曲面断层片。

Check!! 注意事项

2 即使在颌骨吸收的情况下，义齿周围组织的解剖结构仍保持不变

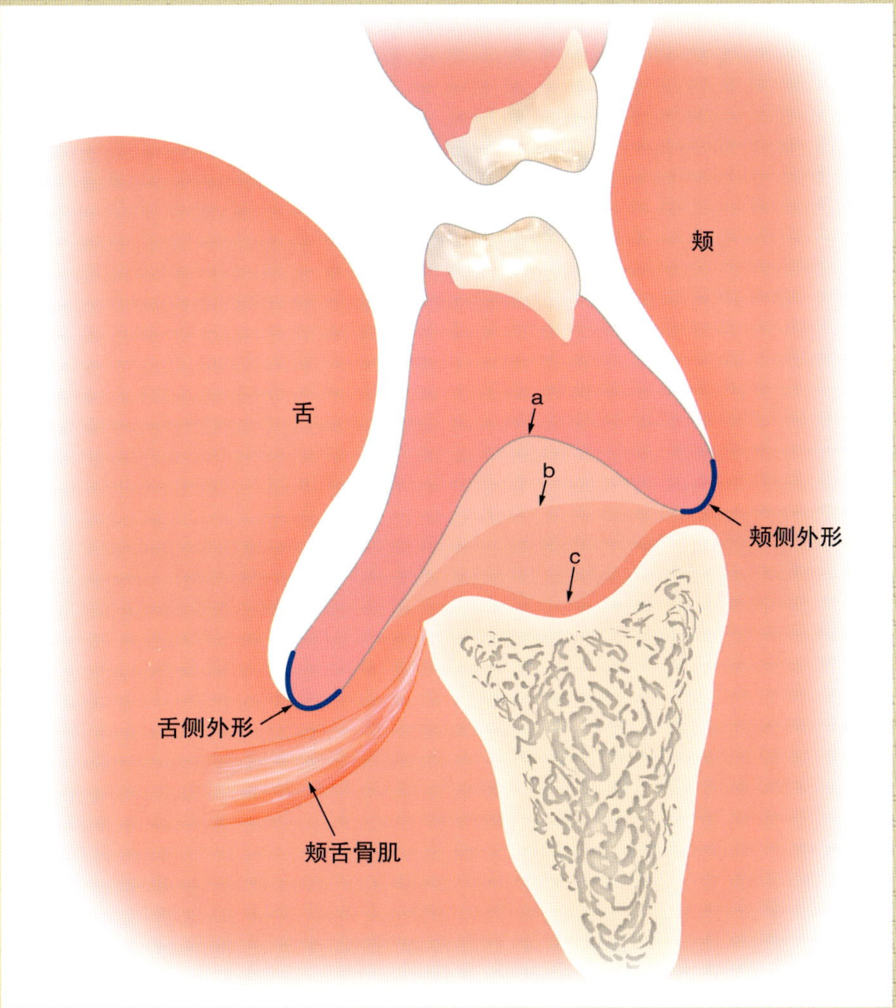

图3-4 只是义齿基托内面被覆盖的颌骨吸收程度不同，义齿周围组织的解剖结构相同。因此，舌侧的外形线位置不会改变。

a：牙槽嵴吸收较少的情况。

b：中等程度吸收的情况。

c：吸收较严重的情况。

3 为获得好的义齿外形进行训练

3-1 打造好的义齿

通过大量观察优秀义齿来学习义齿外形的制作，早已被认为是重要的学习方法。在此，我们首先展示一些优秀的义齿，从记住其形态开始。

为了便于更直观地理解，我们在图3-5中以稍微夸张的形式展示了一个中度骨吸收的病例。这3副义齿是完全不同的病例，在看到的一瞬间却无法分辨。这些形象特征总结如图3-6所示。

那么，下文将会一边说明为什么这些形象是适当的和其理论背景，一边展示检查一副好义齿的关键点。另外，在解说各种检查关键点之前随时举例展示被称为预测试不合适的义齿。不妨一边思考哪里错了一边继续阅读。

图3-5a～c 3个不同病例的下颌义齿黏膜面观。外形极其相似。

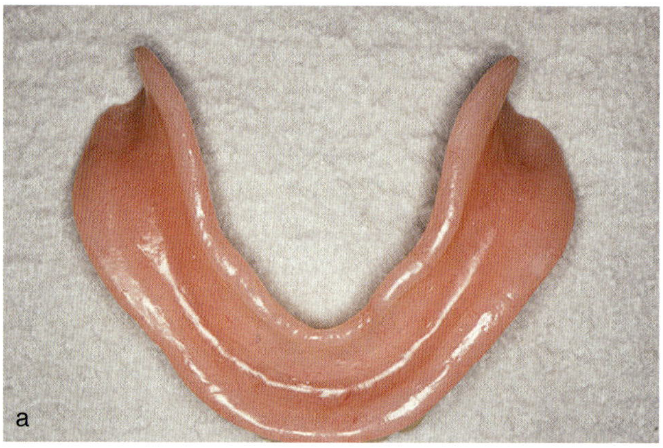

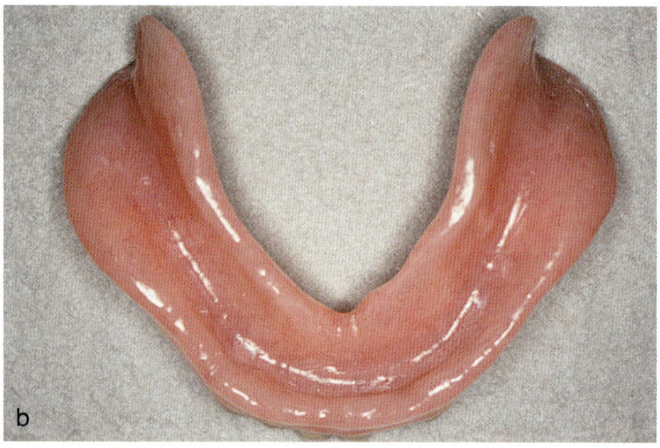

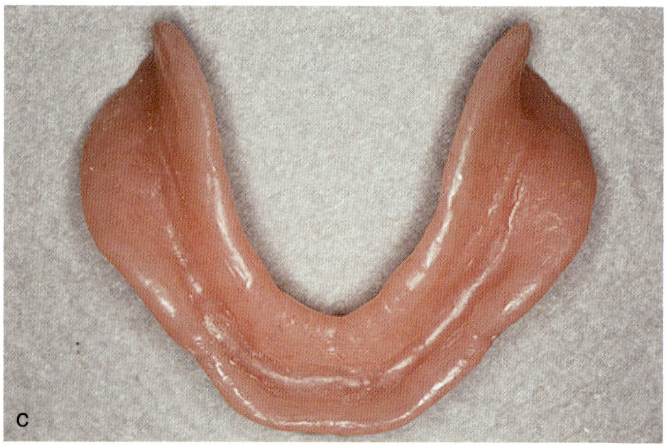

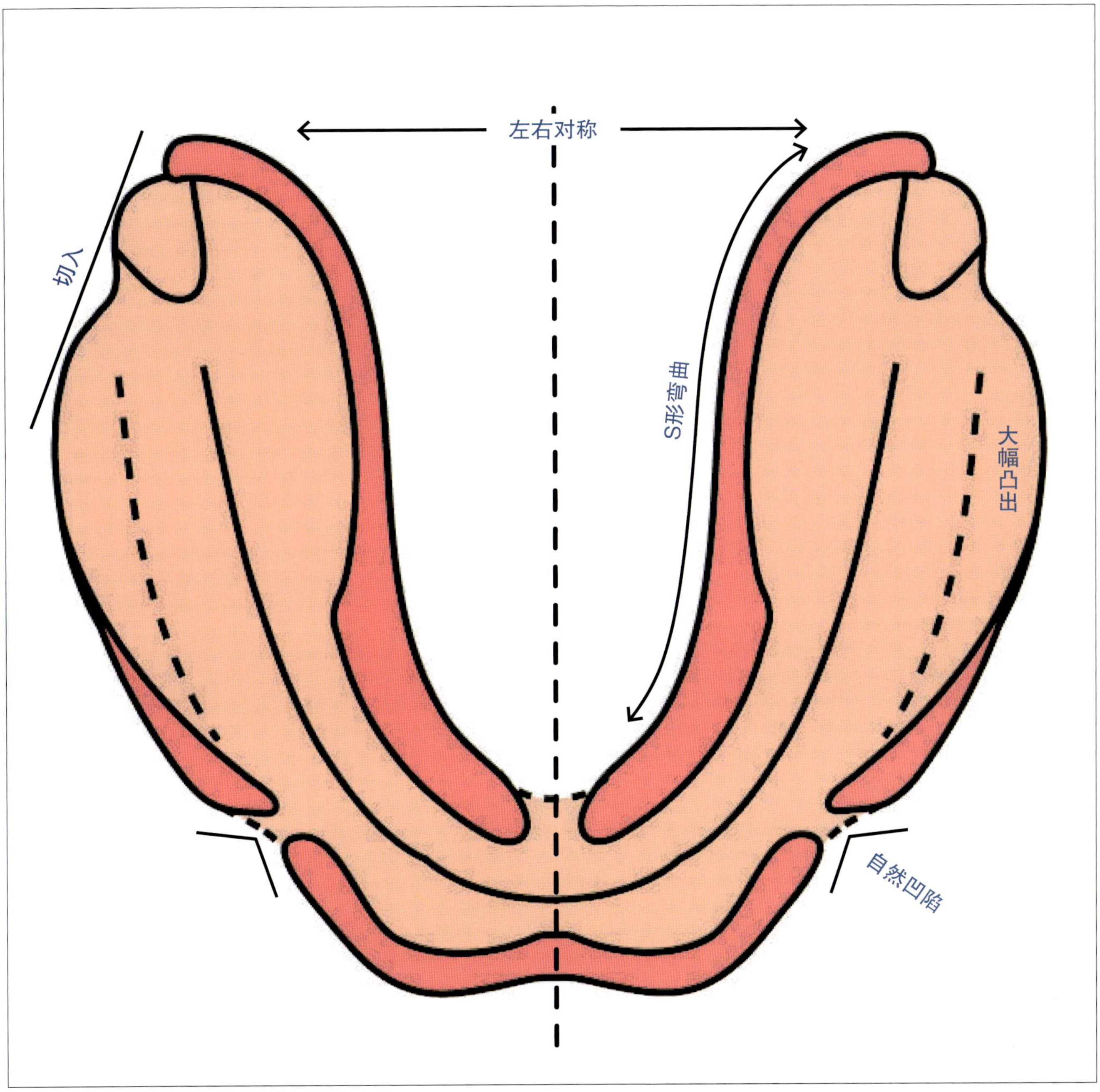

图3–6 这是一个从黏膜面上方观察的良好义齿形象。那么为什么这是一个良好的形象呢?

4 义齿观察技能养成①

预测试1　这个义齿的大小合适吗

问题　这副义齿是无法良好咀嚼的、无法使用的义齿，因而被重新制作。整体看起来较小，但问题出在哪里呢？

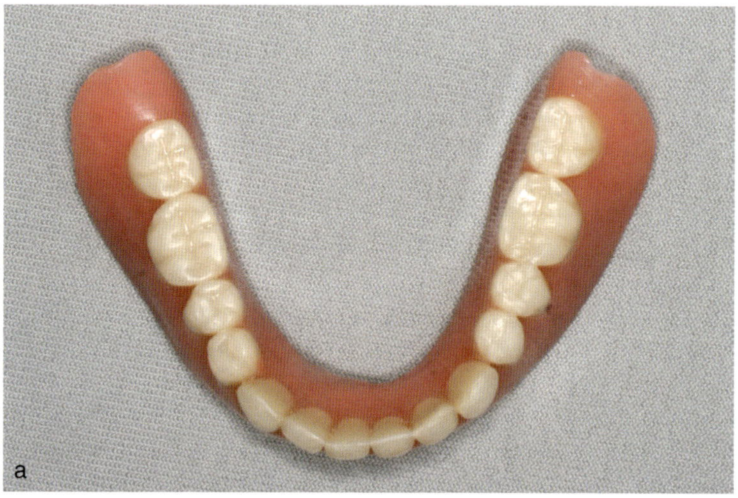

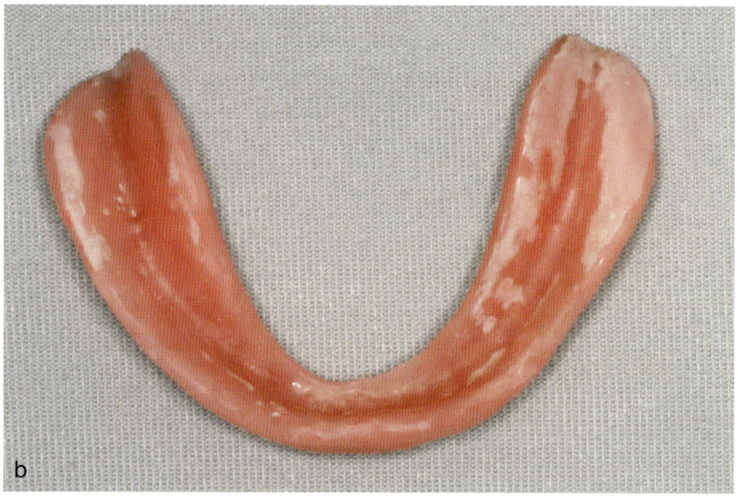

图3-7a，b

回答 基托边缘未延长到必要的解剖学范围内。

图3-8a，b中的虚线显示了合适义齿的外形线。旧义齿在①至③部位的基托边缘长度不足。具体而言：

①后缘未延伸到磨牙后垫的1/2以上，导致固位力和稳定性不足。

②颊棚的延伸不充分，不能充分支持咀嚼力。

③舌下腺部未达到口底，不能充分固位。

接下来，关于这些延伸的重要性，首先解释颊侧的①和②部位。另外，关于舌侧的③部位，将在后文的6-5详细说明。**图3-8c，d**显示完成后的新义齿。

旧义齿

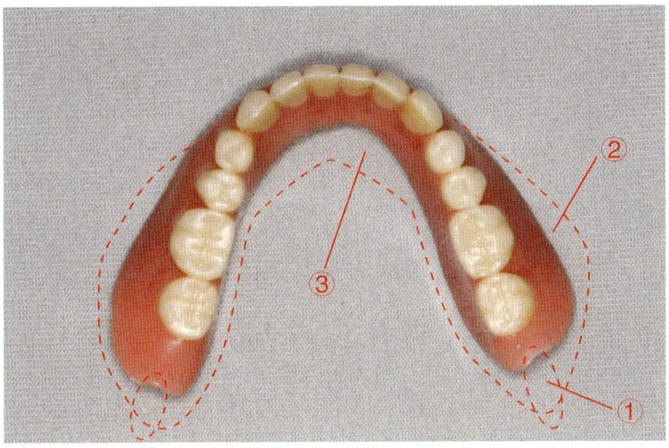

图3-8a

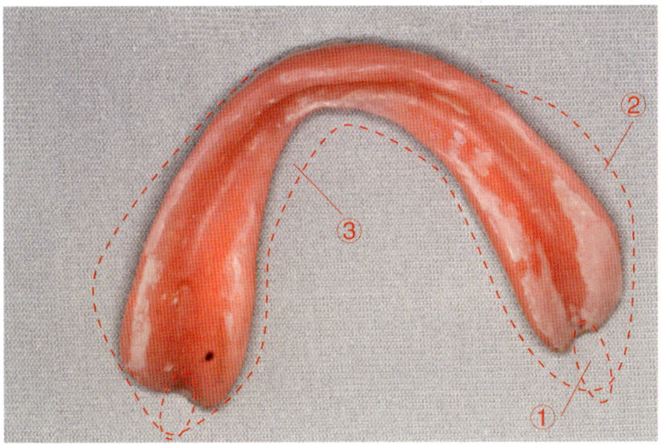

图3-8b

新义齿

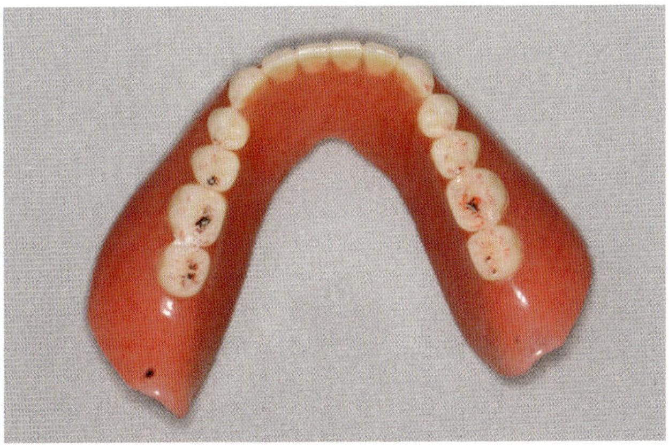

图3-8c

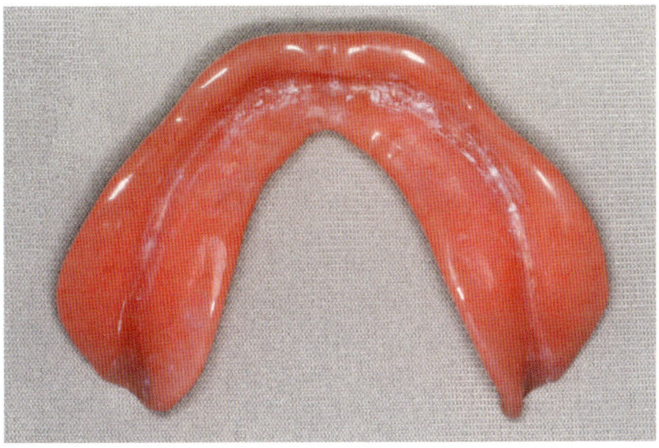

图3-8d

解说 基本中的基本——向磨牙后垫和颊棚的延伸。

4-1 磨牙后垫（Retromolar Pad）

下颌与上颌相同，重要的是首先从后方确定形状。后方到达磨牙后垫（**图3-9**）是基本中的基本。

关于下颌义齿的边缘设定，必须遵循以下原则：下颌义齿的边缘应当终止于柔软的部位，而不应当到达硬的部位。如果有隆起或锐利的骨缘，应完全避开，无法避开的部分则应全部覆盖并予以缓冲。这是必须遵守的原则（**原则6**）。

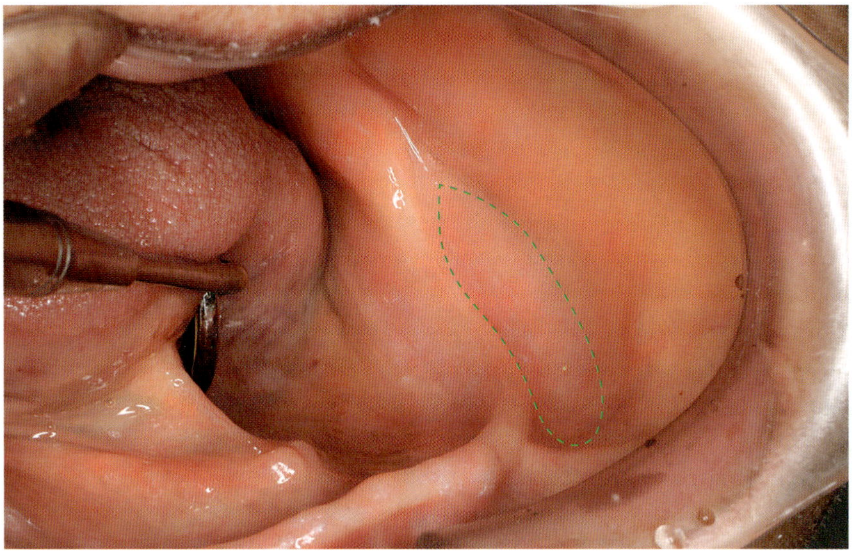

图3-9 预测试1病例的口内照片。磨牙后垫和颊棚。磨牙后垫的近中1/3是致密的纤维性结缔组织（梨状隆起），可移动性很小，这区别于其后方较软的由腺体组织组成的部分（狭义的磨牙后垫）。

原则6

下颌义齿的边缘设定

下颌义齿的边缘应当终止于柔软的部位，而不应当到达硬的部位。如果有隆起或锐利的骨缘，应完全避开，无法避开的部分则应全部覆盖并予以缓冲。

软的磨牙后垫是义齿后缘的最佳位置。然而，仔细观察磨牙后垫会发现，实际上并不是所有的组织都是相同的。磨牙后垫的近中1/3被称为梨状隆起（Pear-Shaped Pad），是由致密的纤维性结缔组织组成，可移动性较小；而其后方则是由柔软的腺体组织（磨牙腺）组成，两者有所区别[4]（图3-9，图3-10）。

后方，即远中2/3被视为狭义的磨牙后垫，有时会将整体视为广义的磨牙后垫而区别开来。

因此，根据后缘设置在柔软腺体组织上的原则，至少需要超过磨牙后垫的1/2[5]（图3-11）。

解剖要点

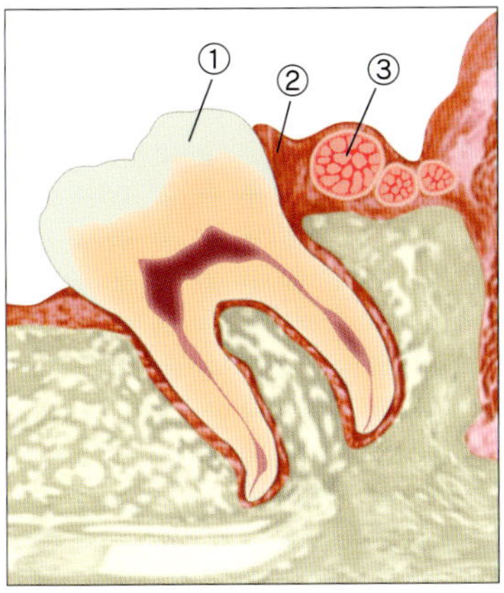

图3-10 下颌第三磨牙和后牙乳头，磨牙后垫（改编自Sicher图[4]）。磨牙后垫的后方是包含磨牙腺的疏松结缔组织，适合作为义齿的后缘。
①下颌第三磨牙。
②后牙龈乳头。
③磨牙腺。

图3-11a，b 新旧义齿的对比。

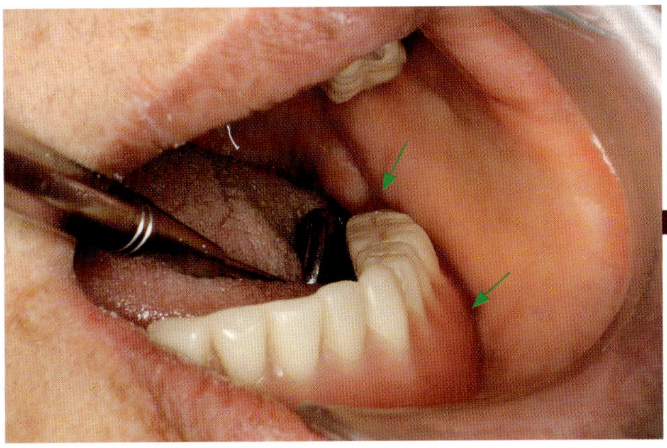

a：预测试1病例的义齿未到达磨牙后垫，颊棚也延伸不足。

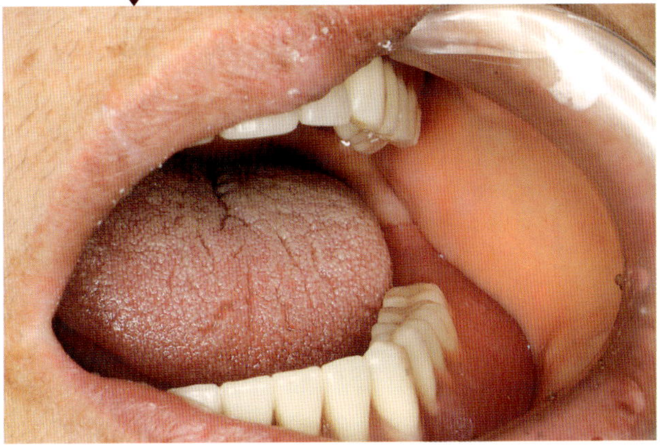

b：新义齿基托覆盖磨牙后垫1/2，颊棚延伸到位。

那么，柔软的部分要覆盖到哪里才合适呢？实际上，磨牙后垫的最远中端覆盖翼上颌切迹并与翼突下颌皱襞相连（**图3–12**）。因此，在张口时，远中部位随着翼突下颌皱襞（翼突下颌韧带）的运动被拉向上方。

另外，在闭口时，它可能会倒向舌侧。因此，随着开闭口运动，远中部位的移动较大，使得印模采集时，在不同程度的开口状态下远中部位的形态产生变化。此外，颊肌和咽上缩肌的纤维及侧头肌群肌腱的末端部分也包含在这里，这些肌肉的运动限制了义齿向后方延伸。

因此，即便再柔软，行使功能时变化幅度较大的部位还是尽量避开为好，磨牙后垫的近中1/2 ~ 2/3的位置被认为是较为合适的选择[1,3,6]。

然而，最近有部分观点认为，在闭口时磨牙后垫上颊黏膜与舌相接触，能够完成边缘封闭，因此磨牙后垫应完全覆盖（**图3–13**）。

闭口时虽然相接触，但是开口时两者却会分离（**图3–14**）。因此，我们需要的是开口时而不是闭口时能吸附的义齿。即使未完全覆盖磨牙后垫，开口时仍能获得充分的吸附力（固位），这点已被许多前辈和作者所证实。而且，如果完全覆盖磨牙后垫，垂直距离设定过高的时候，将导致和上颌义齿的翼上颌切迹部分相碰触的问题（**图3–15**）[7]。

磨牙后垫上方并不是用于安装义齿的义齿空间，如前所述，其末端具有较高的活动性，而且后面也会讲述下颌舌骨肌后窝以及咬肌影响区域的关系，因此似乎没有必要过度重视。

解剖要点

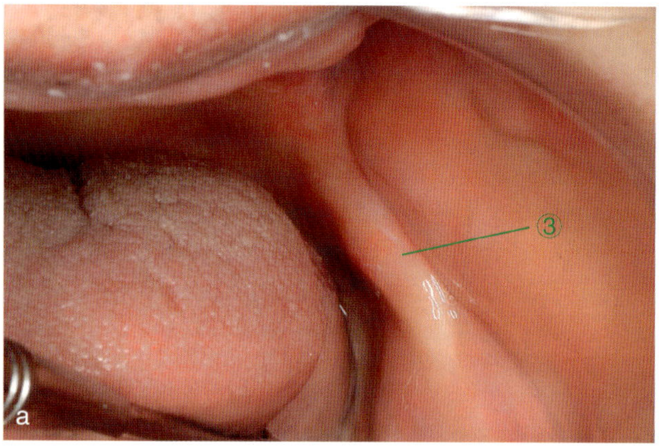

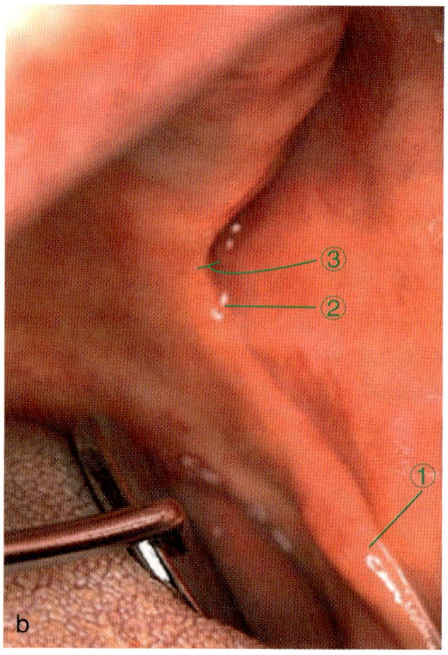

图3–12a，b　磨牙后垫的最远中端连接到上颌的翼突下颌皱襞，在闭口时呈倒八字形倒向内侧，在开口时被拉向上方。①磨牙后垫，②翼突下颌皱襞，③翼上颌切迹。

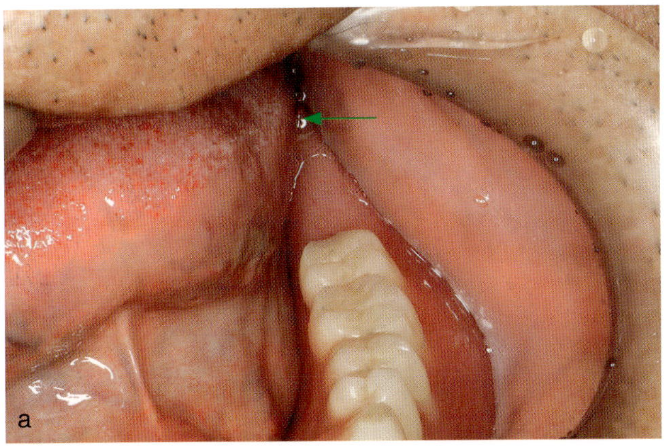

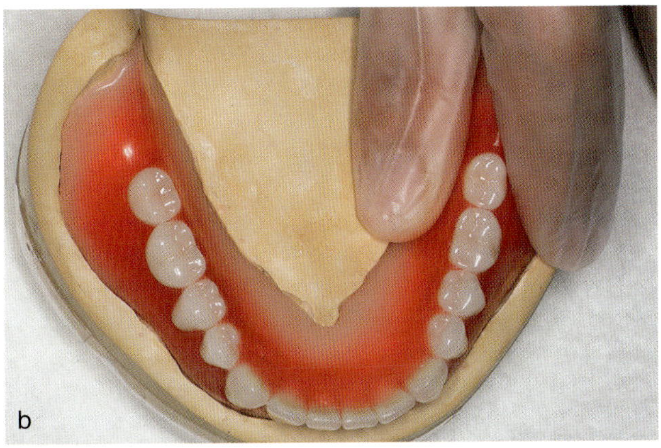

图3-13a，b 闭口时磨牙后垫上颊黏膜与舌相接触，这种接触可以完成边缘封闭，因此有部分观点认为磨牙后垫应完全覆盖。

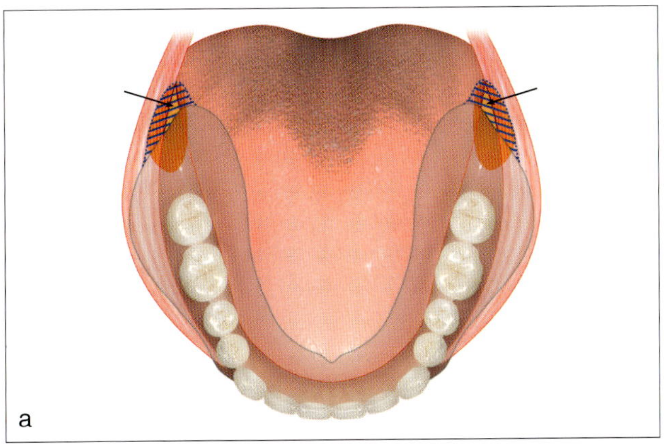

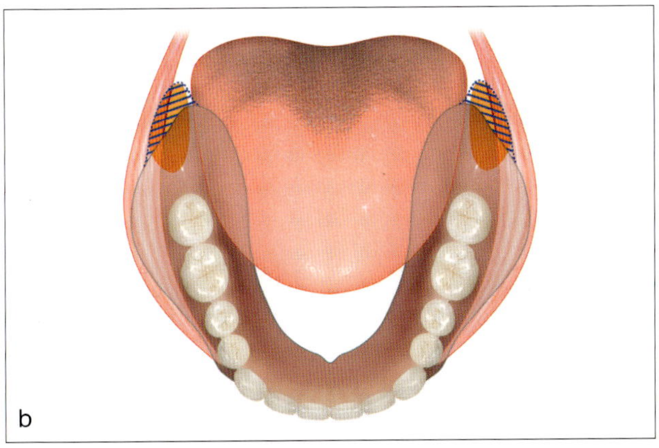

图3-14a，b 即使完全覆盖磨牙后垫，闭口时磨牙后垫上颊舌相接，开口时舌后退两者分离。

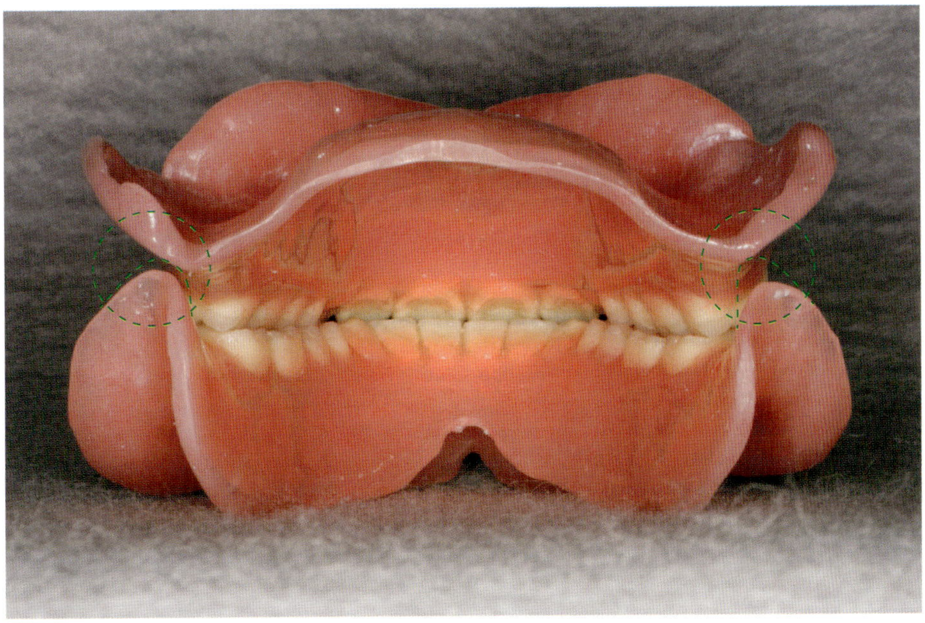

图3-15 完全覆盖磨牙后垫的情况下，在很多病例中可能会出现与上颌义齿的翼上颌切迹部分相碰触的问题。

4-2 颊棚（Buccal Shelf）

下一个检查点是颊棚（Buccal Shelf）（图3-16）。作为下颌全口义齿的主要支撑区域，这个部位非常重要。颊棚位于磨牙后垫的前方，其范围包括：内侧由牙槽嵴顶，外侧由外斜线（External Oblique Line），前方由颊系带围成的区域。

这里有致密的皮质骨支撑，并且位于与咬合平面平行的位置，因此是咬合力的理想支撑区域[1]（图3-17）。

只是，由于颊棚有颊肌的起始部分，如果把基托边缘延伸到颊棚的话，义齿可能会压在颊肌上。这会导致脱位的问题。然而，颊棚的颊肌厚度比较薄，在1.5mm左右，而且由于起始于此处的颊肌的肌束前后走行与义齿基托边缘平行，即使义齿基托延伸也不会使义齿浮起[3,8]（图3-18）。

让我们再次回顾预测试1病例的口内照片（图3-11a，b）。与新义齿相比，可以发现向颊棚的延伸不足。

解剖要点

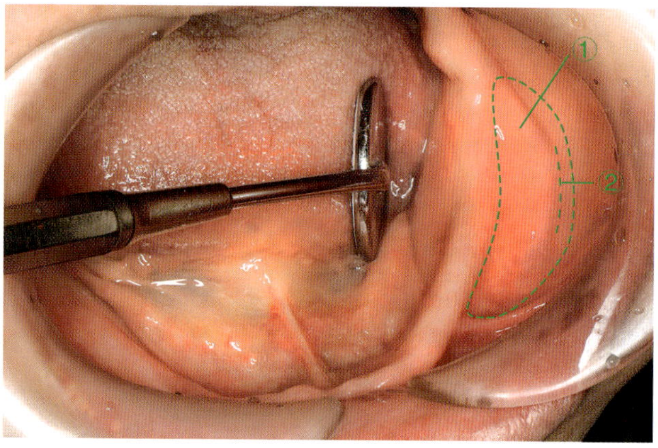

图3-16 ①颊棚和②外斜线。

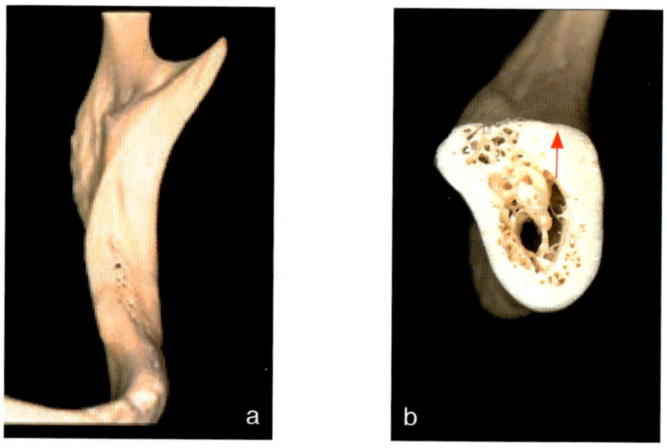

图3-17a，b 颊棚有致密的皮质骨支撑，并且位于与咬合平面平行的位置，因此是咬合力的理想支撑区域。

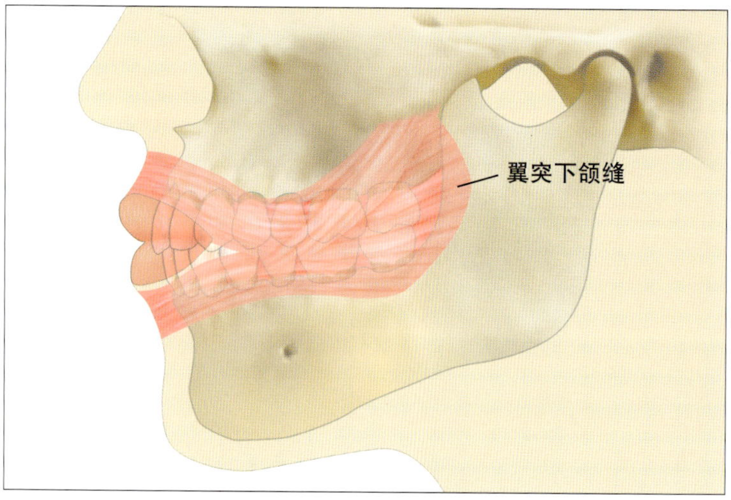

图3-18 在颊棚，颊肌的厚度较薄，肌束的前后走行与义齿基托边缘平行，因此不会导致义齿浮起（改编自上条图[8]）。

4-3　不能忽略咬肌的影响

义齿基托延伸到颊棚，在其后方的远中隅角部位会受到限制（图3-19）。在通过此处的颊肌外侧，咬肌沿垂直方向走行。咀嚼时，咬肌收缩使其膨胀，从外侧推压颊肌及其周围的颊脂肪体，与义齿碰触（图3-20）。

因此，在印模面的颊侧远中隅角部位咬肌活动的对应位置形成了凹陷（图3-21）。称此为咬肌切迹（Masseter Groove）。义齿上有咬肌切迹的话，在咬肌收缩咀嚼时可以防止义齿碰撞。只是，咬肌的活动量因人而异，不一定在所有病例的义齿上都有咬肌切迹。

解剖要点

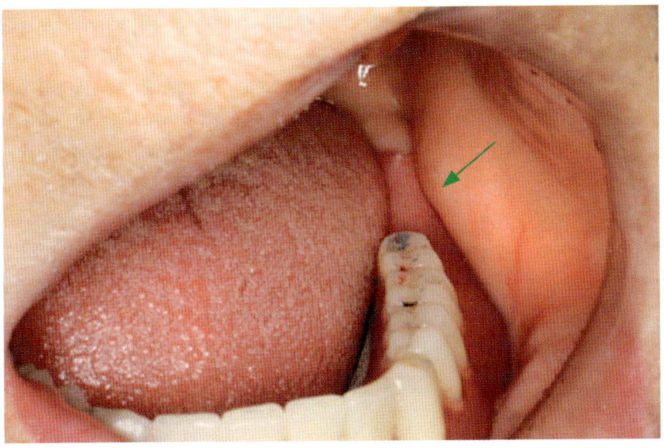

图3-19　颊棚的后方，在远中隅角部位基托的延伸受到限制。

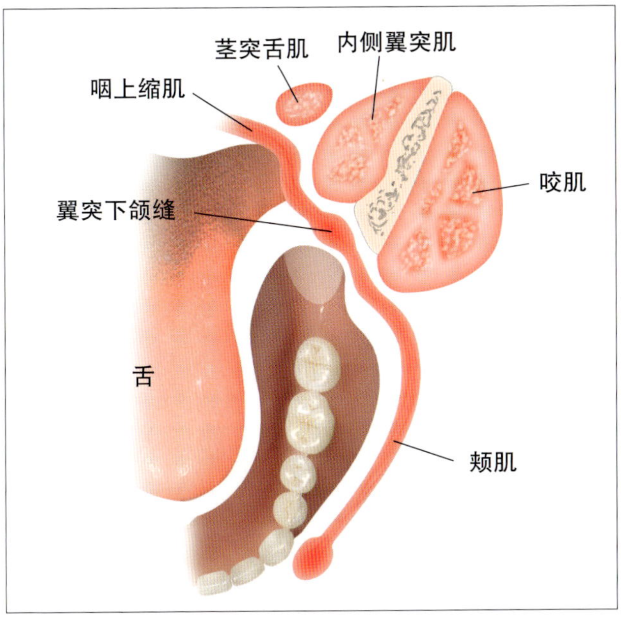

图3-20　咀嚼时，咬肌收缩使其膨胀，从外侧推压颊肌，与义齿碰触（改编自小林图[1]）。

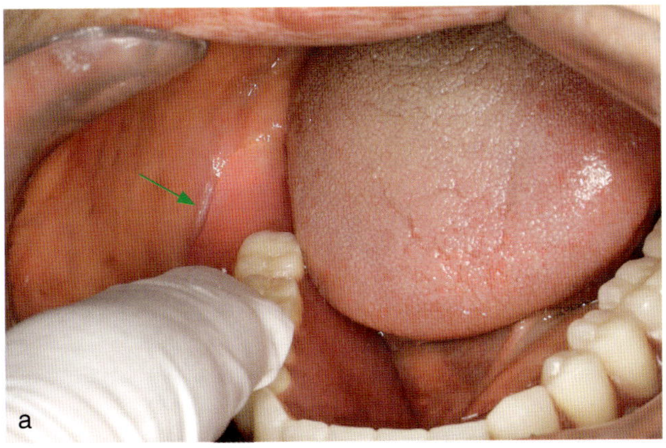

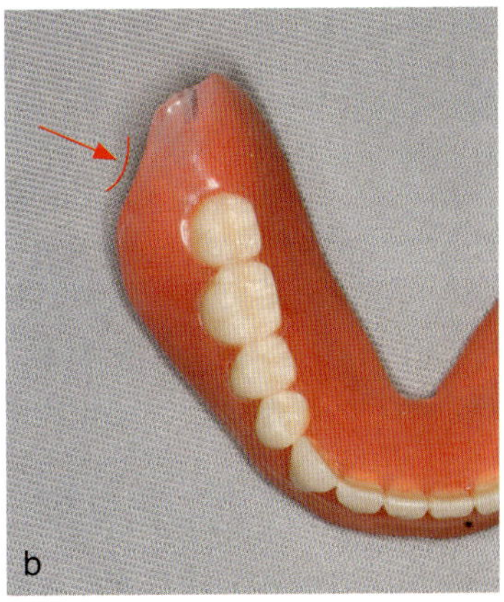

图3-21a，b　咬肌影响部位。a：调整远中隅角部位疼痛并伴有溃疡的部位。b：咬肌活动对应位置的义齿上可见凹陷（咬肌切迹）。

Levin将远中隅角部位的形态分为：直型（Straight）、凹型（Concave）和凸型（Convex）3种类型[5]（图3-22）。存在分类就说明个体差异是相当大的。

在传统的印模采集时，将印模塑形材料卷成卷，软化后插入口腔这个部位，用手指向下压向下颌，并指示患者闭口（图3-23）。

这样的话，为了抵抗手的压力使咬肌收缩，引发与咀嚼时一样的肌肉活动。通过这样的方式，记录下咬肌的紧张状态，最终完成肌压的形成。

而使用硅胶印模材料等采集最终印模时，指示患者做咬紧的动作非常困难。

最终，常常会出现恢复到原先颊侧膨隆的情况，有时甚至会让人怀疑之前所做的肌肉压力成形到底有没有效果。

那么如何考虑呢？在此我们转换思路就可以看到本质。首先“做了A运动的话就成为B”。那么想象一下：“对B而言，不做A运动会是什么样呢？”（图3-24）。

我们认为，咬紧时咬肌膨隆，如果把远中隅角部位设计成凹陷的话，不咬紧时这个凹陷的部位就会出现间隙。由于本来不咬紧的时间更长，所以不咬紧时边缘封闭解除导致义齿上浮。

但是，即使制备了咬肌切迹也会有这样的抱怨。实际上，最好的情况是颊肌覆盖在这个部位上并施加压力[9]（图3-25）。因此，即使存在间隙，义齿也不会上浮，所以过多地磨除了义齿的远中隅角部位也不会产生太大的问题。

那么，怎样思考才是最符合临床实际的呢？一种方法是，先暂时安装义齿，如果出现接触问题，再在那时进行修整。另外，为了避免接触导致的问题，可以提前将其修整成大约45°的斜面，这样应该会减少问题的发生。

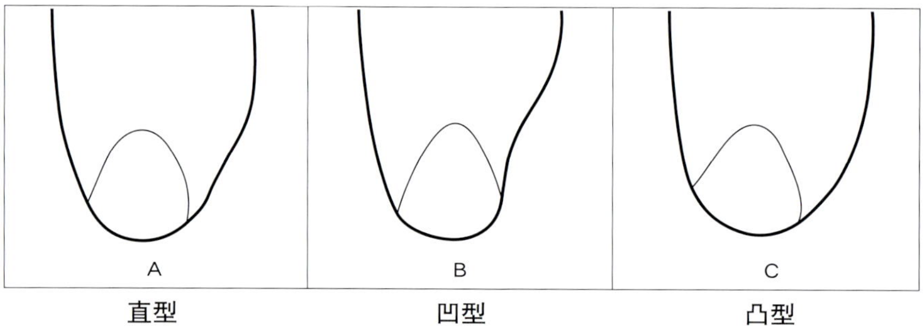

图3-22　Levin的远中隅角部位形态分类。咬肌活动量有个体差异，并非所有病例都必须有咬肌切迹。

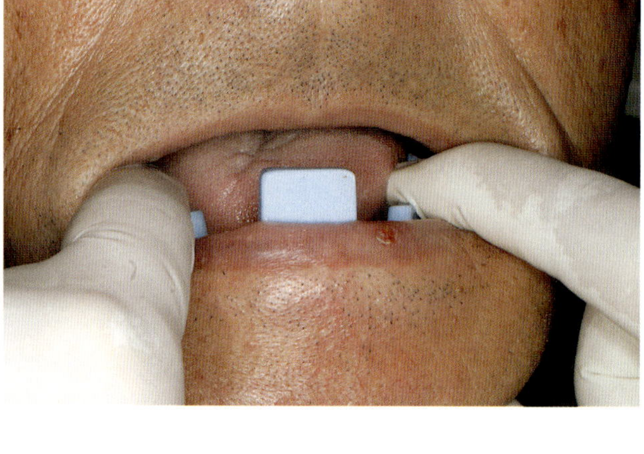

图3-23　印模采集时，远中隅角部位的印模塑形材料软化后，用手指向下压向下颌，并指示患者做咬紧的动作，记录咬肌紧张状态。

Check!! 注意事项

3 改变对咬肌收缩的看法

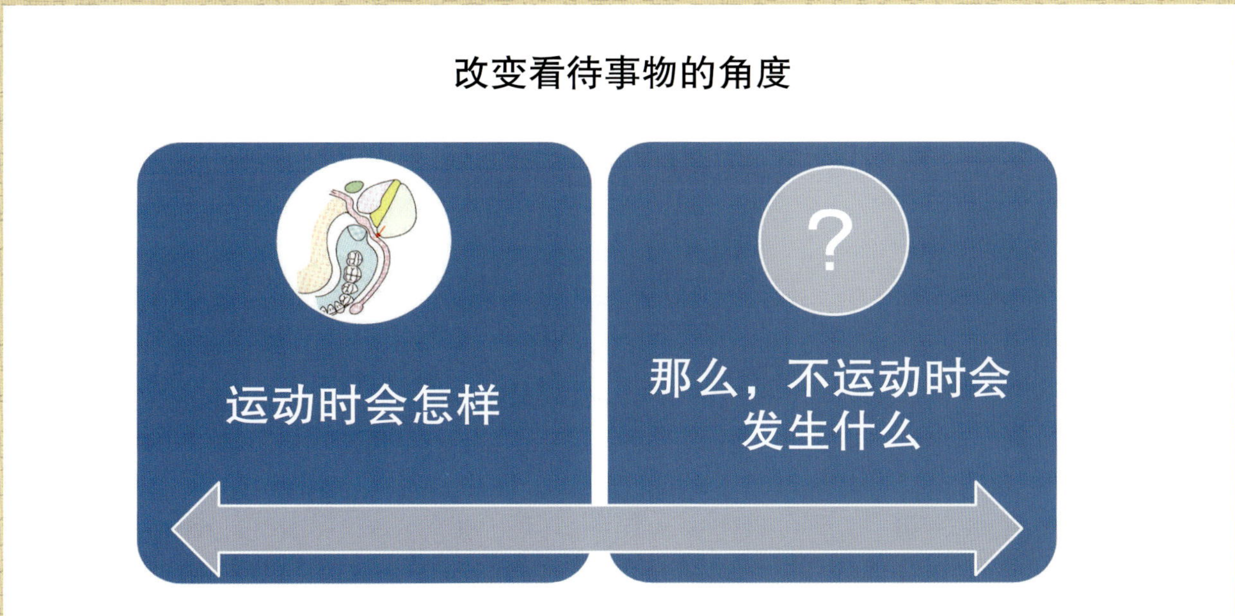

图3-24 思维的转换。通常认为咬紧时咬肌会膨隆，因此在远中隅角部位设置凹陷的话，不咬紧时在凹陷部会留有间隙。

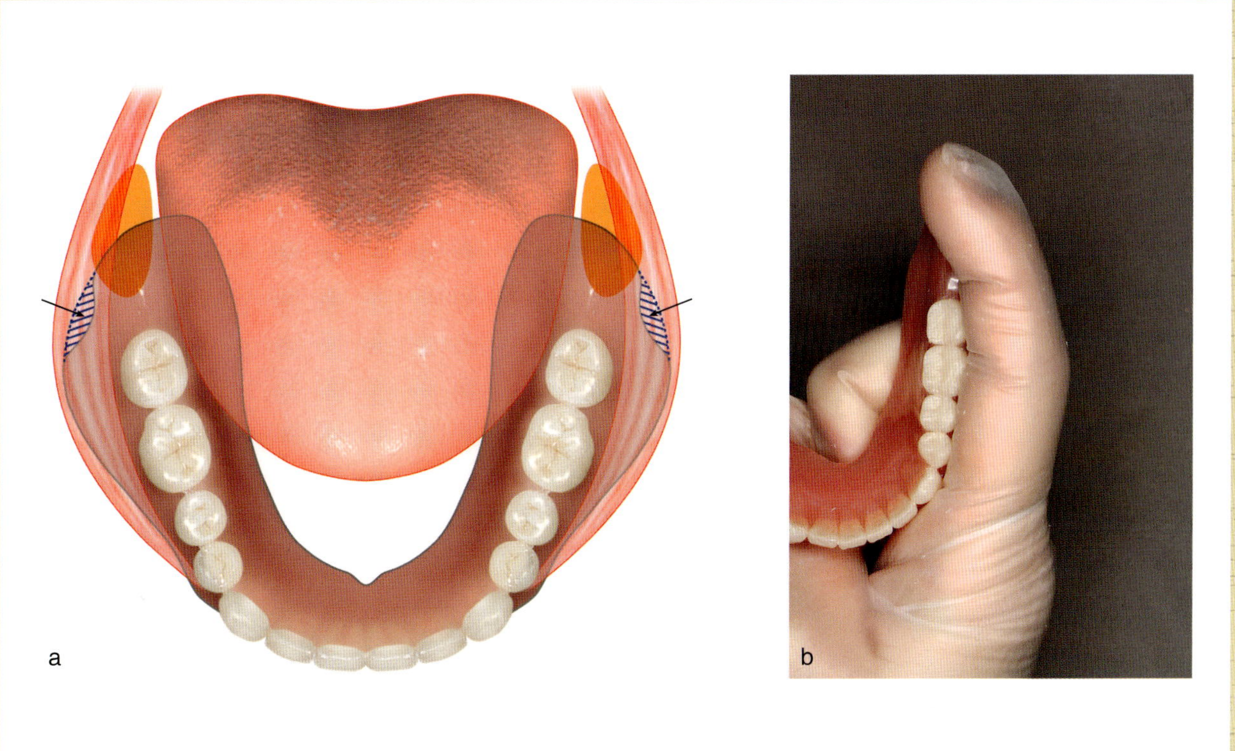

图3-25a，b 由于颊肌覆盖在义齿上并压住义齿，因此形成了明显的咬肌切迹，即使在远中隅角部位多少留下一些间隙也不用担心。

4-4 左右比较

这里需要再次确认。判断颊棚的设计是否准确，首先要左右比较（图3-26）。

无论如何，存在左右差距都不会特别好，但是如果没有左右差距的话，即使颊棚的宽度长1～2mm或短1～2mm，对结果都不会有太大的影响。因为颊棚宽大，可从外侧压住义齿。

但是有时会听到外斜线是否应该包含在印模里的讨论。经常会听到“超过外斜线的义齿太大了，异物感强烈，让患者无法忍受，院校医生制作的义齿太大了”等。作为边界线的外斜线是确定颊棚止于何处的有用参考标准。因此，在采取初印模时一定要注意包覆外斜线，注意尽量扩大边缘（图3-27）。

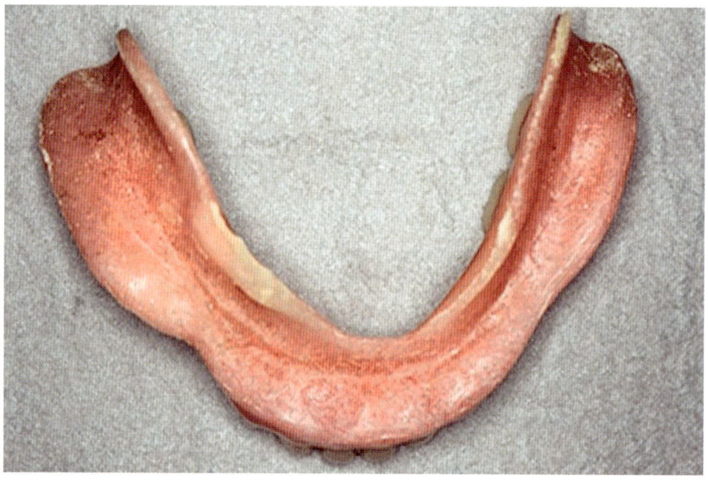

图3-26a　使用中的义齿。思考一下，与左侧比较哪一侧更加合适。

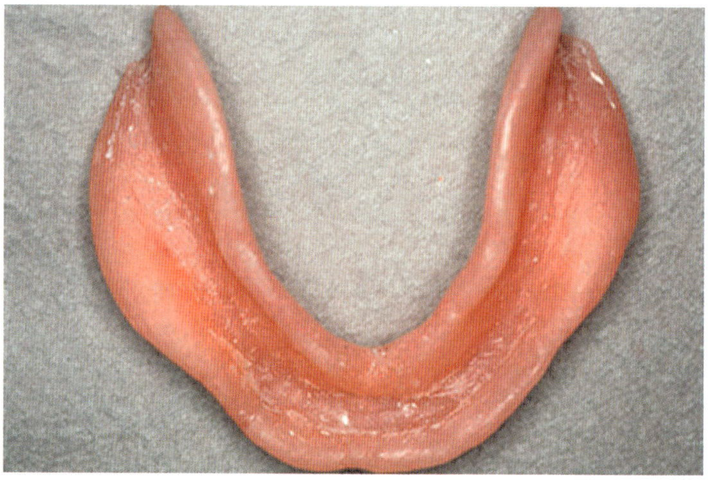

图3-26b　新义齿。

但是，在最终取模时，根据病例的不同情况调整颊棚的宽度，有时稍微超过外斜线，有时止于外斜线的前面（**图3-28**）。患者咬合力的强弱、颊组织的厚度与硬度，以及开口时的紧张度等将成为判断标准。

从外侧轻抚颊部，检查是否有突出感。但是讲这种细微的操作容易导致本书所追求的简洁性丧失。

颊棚的本质是咬合力的支撑区域，为了确保这一点，基托必须延伸到外斜线附近，1～2mm的增减在临床上并不会产生太大的问题，因此不妨尝试将其延伸至外斜线附近。然后，在义齿试戴时衬垫硅胶类检查适合度的材料，并指导患者大张口，从而判断当时基托边缘的适合性和大小。

在这里再次提醒大家不要忘记左右对比的习惯。右侧还是左侧，哪一侧作为基准更合适呢？一般情况下，对初学者来说，大的一侧适应小的一侧是恰当的。但是，当你对临床操作有自信时，可以尝试改变视角调整小的一侧，这可能会是你跨越临床壁垒的一个新契机（**原则7**）。

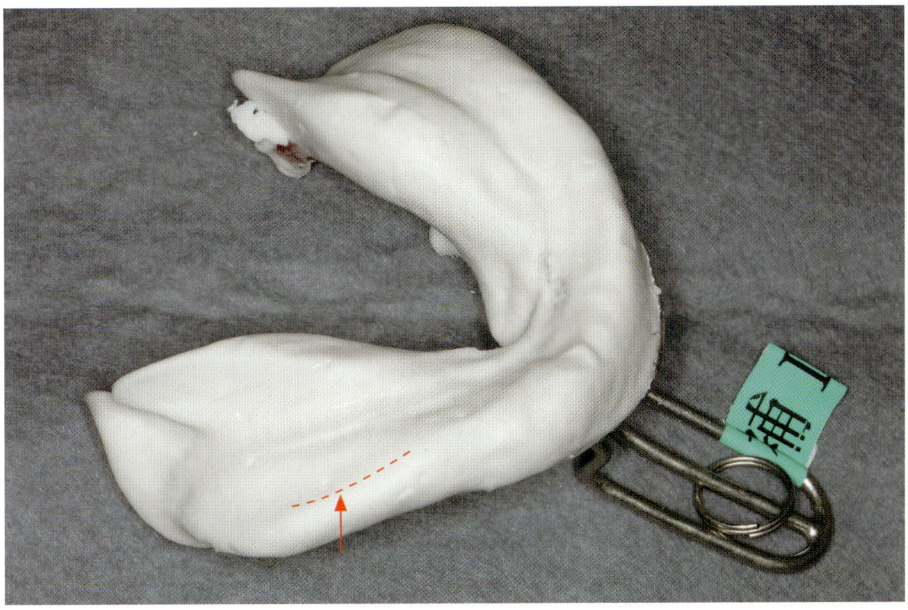

图3-27　在采取初印模时一定确保外斜线被包覆在内，注意尽量扩大边缘。

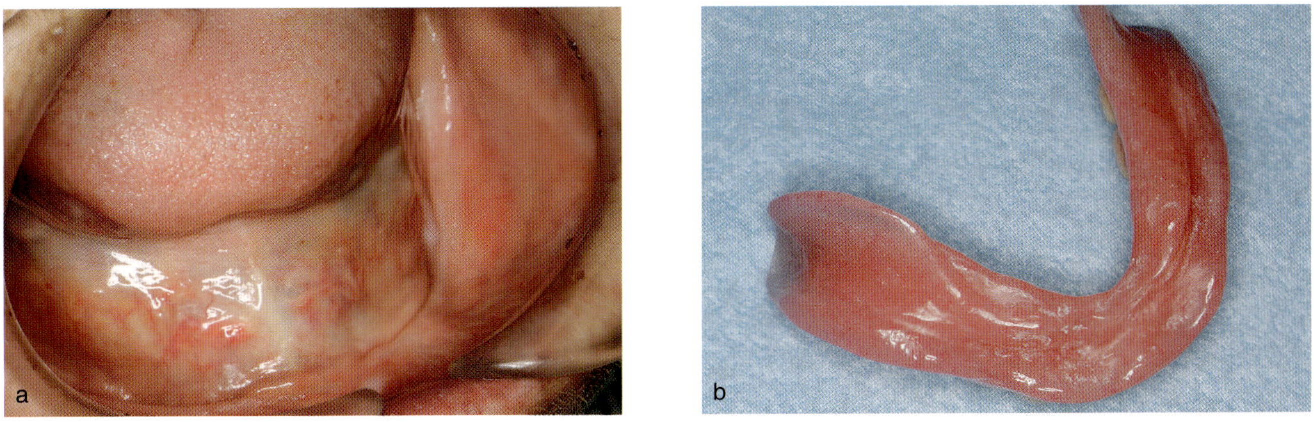

图3-28a，b　通常情况下，颊棚延伸到外斜线。然而，根据咬合力的强弱、颊组织的厚度和硬度，以及开口时的紧张度等因素，如本病例所示，颊棚有时会终止于外斜线的前面。

4–5 去除不要的部位（义齿雕刻的思考）

图3–29是一个常见的不平衡义齿的例子。右侧颊侧的形态越向后越宽。藻酸盐印模材料调得太硬，取模时手指不能压到颊部，容易形成这种形态。

在这里，不是要特别指出印模采集方法的问题，而比这更重要的一点是，虽然印模取得大，但是不应该直接制作义齿并安装。

进行印模采集时，要完全复制所有的功能性运动形态是很困难的。尤其是在居家诊疗等条件受限的情况下进行印模采集。

采集印模时如果失败了，那也只能接受这一事实。但关键在于，不能直接将其装入口内，如果它太大，就需要将其磨小。正如前章所述，过去人们曾认为打磨义齿的基托边缘是一件难接受的事情。然而，若将修整缓冲基托边缘视作治疗体系的一个环节，那么将其作为一个操作步骤则是恰当的。

义齿本身有特定的形状。为了达到这种形状，修整缓冲义齿、修正形态是必要的，作者称这种做法为“义齿雕刻”。

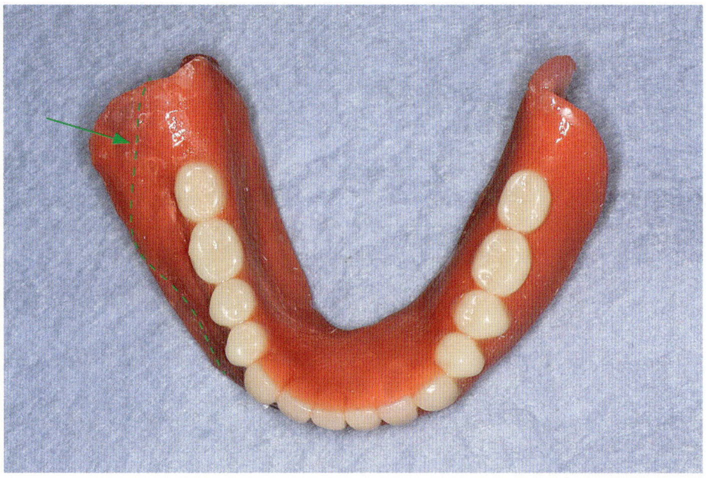

图3–29　印模采取后的形态不可直接装入患者口内，若过大，需进行修整缓冲，这一判断尤为重要。

原则7

义齿的左右对称性

· 从对称的思路入手

· 在左和右之间

选一个更好的！

先向较大的一边对齐。

5 看似了解却未必真正掌握的下颌唇侧形态

5-1 容易忽略的牙槽嵴吸收模式

在下颌后牙部牙槽嵴吸收持续，导致下颌牙弓稍微向外侧移动，下颌前牙区的运动异常。

通常相对于咬合平面，下颌前牙略微向唇侧倾斜，导致唇侧的骨吸收多，其牙槽嵴顶和上颌一样向内侧移动[10]（**图3-30a，b**）。因为下颌骨宽度越向下方越大，同时由于吸收的原因，下方显得更为宽大。可见下颌唇侧的吸收和上颌一样不局限于牙槽嵴顶，且合并牙槽嵴吸收。因此，要确保下颌义齿唇侧有足够的厚度（**图3-31**）。另外，上条[11]报告，相比牙槽嵴变低平，牙槽骨变尖锐的情况更多，占64.3%，提示牙槽嵴顶部很难成为压力承托区域，需要调整的病例很多。

下颌唇侧特别应该注意，下唇方肌终止在附着于此处的颏部皮肤[12]（**图3-32**）。这个下唇方肌随着牙槽嵴吸收呈水平走行，根据不同的病例也有附着在牙槽嵴顶附近的情况[12]。

因此，若术者用力向上方牵拉下唇时，唇侧前庭部消失。这样排列，前牙的位置就没有了。然而平常咀嚼时患者自己几乎不会做大幅度牵拉下唇的运动。

在这个部位取模时，尽量让患者闭嘴，以息止颌位时的深度为基准，停留在下唇包住边缘，在轻轻按压的状态下，一定注意不要太短（**图3-33**）。

此外，判断义齿基托边缘是否适合，最好关注下颌结节。伴随着牙槽嵴吸收，左右下颌结节出现在牙槽嵴顶附近（**图3-34**）。基托边缘设定的关键点是：寻找左右下颌结节，并将其覆盖住。

Check!! 注意事项

4 下颌前牙区的牙槽嵴吸收与下颌后牙区的牙槽嵴吸收不同

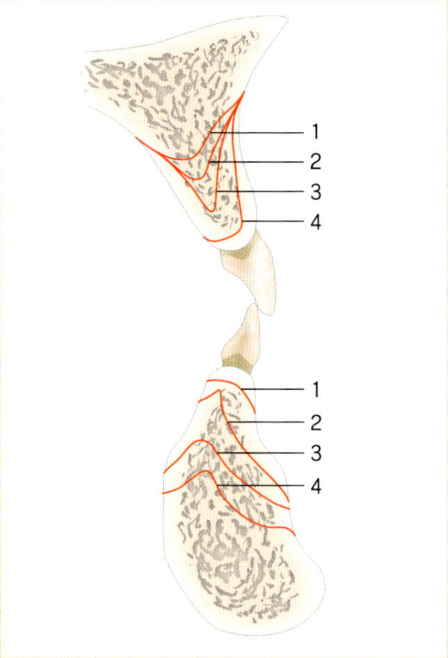

图3-30a 前牙区的牙槽嵴吸收。下颌前牙略微向唇侧倾斜，导致唇侧的骨吸收较多，其牙槽嵴顶和上颌一样向内侧移动（改编自Mercie图[10]）。

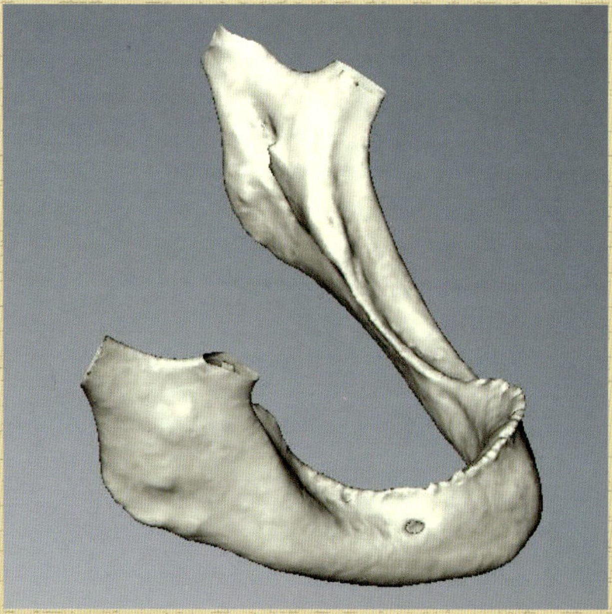

图3-30b 下颌前牙区的牙槽骨尖锐的病例较多。

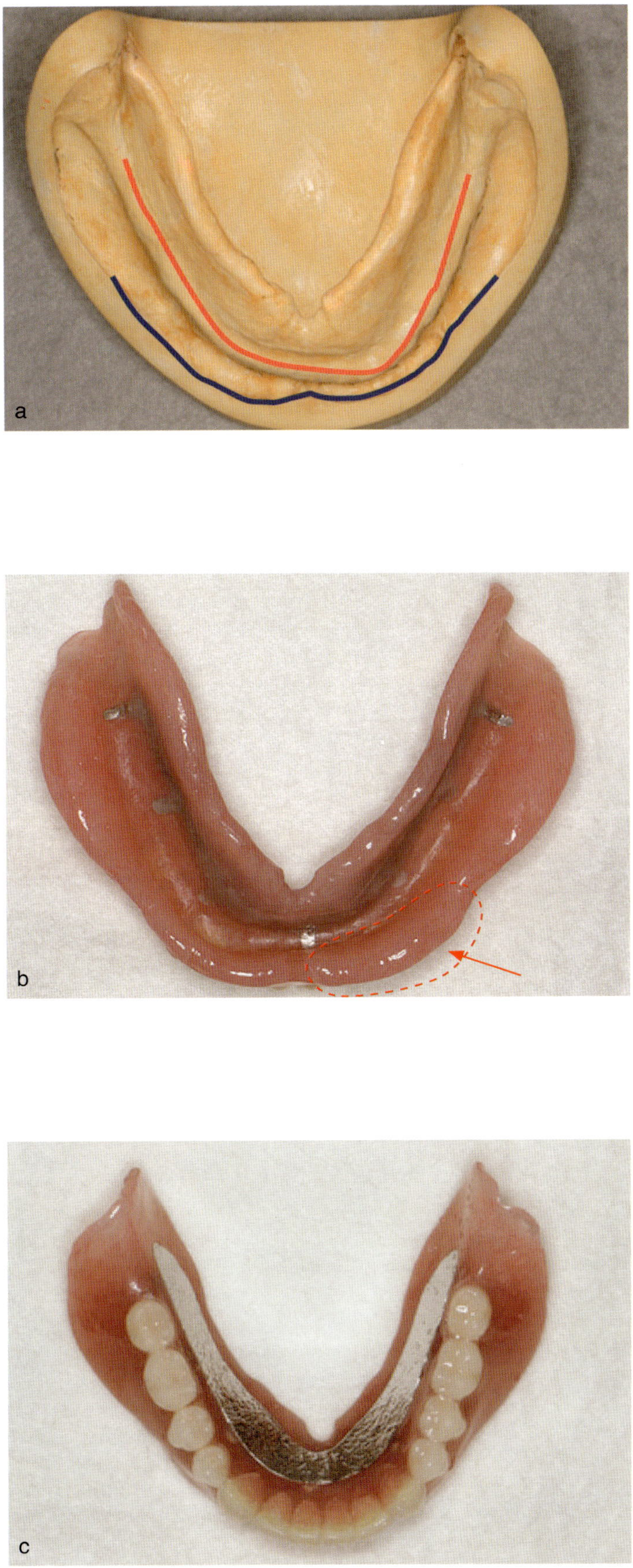

图3-31a～c 不局限于牙槽嵴顶，包括牙槽嵴吸收，必须确保义齿有足够的厚度。通过这样的方法，能够实现左右对称的排列。

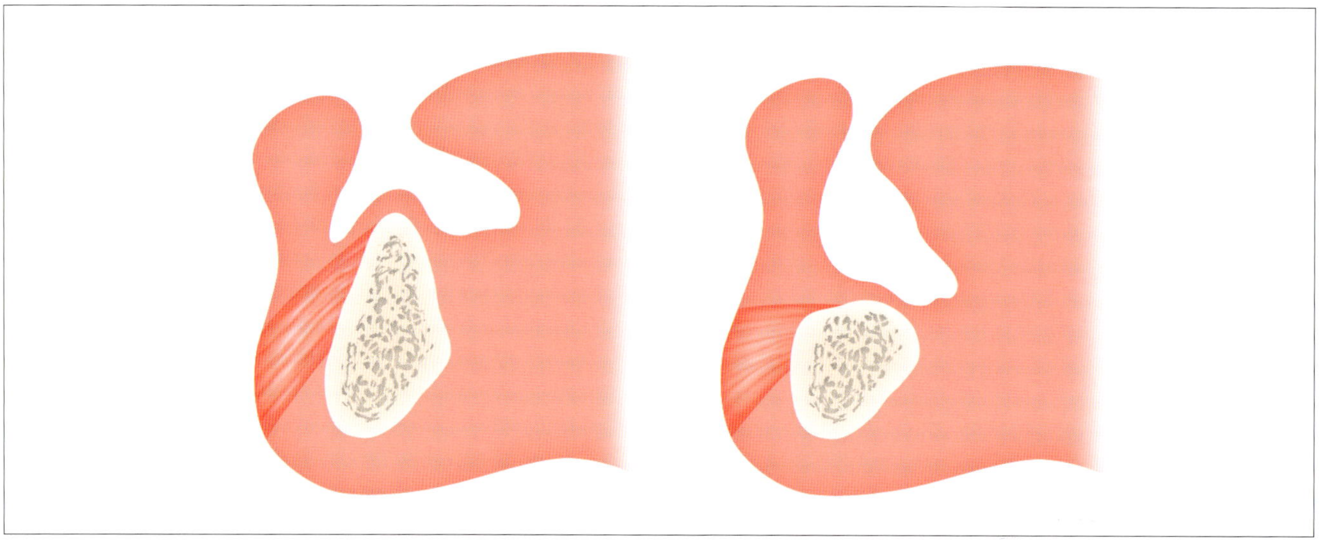

图3-32　下唇方肌附着在下颌唇侧。牙槽嵴吸收（右图）时下唇方肌呈水平走行。强烈牵拉下唇，唇侧前庭部就会消失（改编自阿部图[12]）。

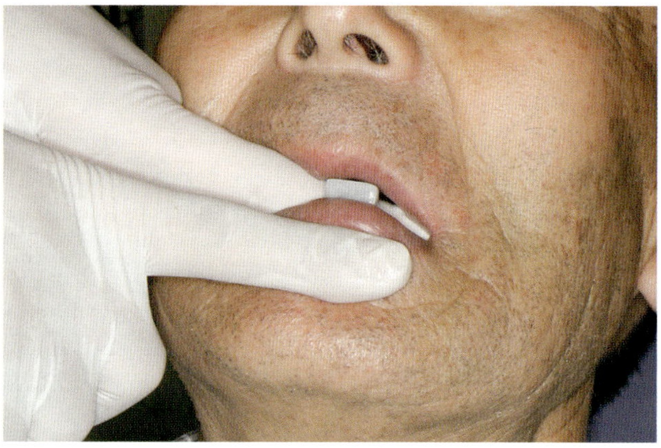

图3-33　取模时，尽量让患者闭嘴，以息止颌位时的深度为基准，停留在下唇包住边缘，在轻轻按压的状态下，一定注意不要太短。

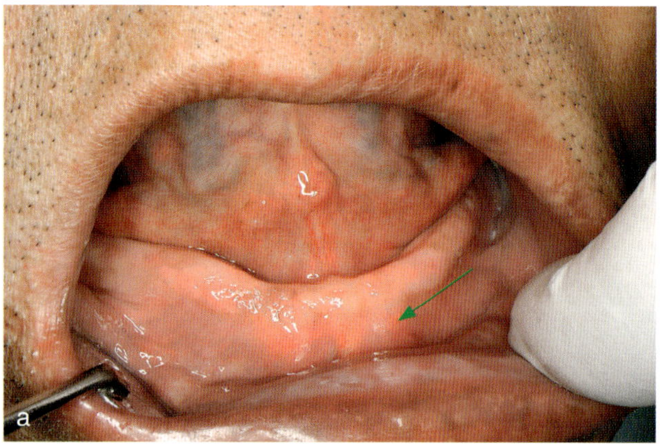

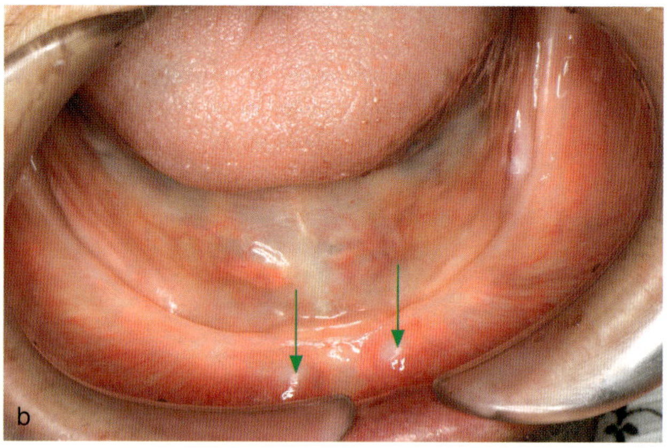

图3-34a，b　下唇方肌附近的印模。伴随着牙槽嵴吸收，左右下颌结节出现在牙槽嵴顶附近。寻找左右下颌结节，将基托边缘设计成可以覆盖这些结节。

5-2 对于下唇紧张度较高病例的应对

刚刚讲过适当延长唇侧基托边缘的必要性，但很多人认为，在下唇紧张度高的情况下，唇侧基托边缘长义齿就会浮起。于是，唇侧基托边缘不断地缩短，但义齿的上浮完全没有改善。当然，基托边缘过短也是基托边缘封闭难以实现的原因。

另外，也有些人认为可以通过将下颌人工牙排列在内侧以解决浮起问题[13]（图3-35）。但实际操作中，这种做法也存在诸多问题。

如果将下颌前牙区人工牙在内侧排列，虽然可以减轻口唇压力，但上颌前牙的排列位置仍然没有变化，这会导致上颌水平方向的覆盖增大，使咬合变得困难。

那么，上颌前牙也配合着在内侧排列的话，美观性会明显受损。而且，下颌前牙牙列向舌侧移动的话，舌空间会受到严重阻碍。舌在口内的正常活动受到限制是全口义齿最应该避免的问题。

因此，对于这种情况的实际应对方法是，在保持基托边缘和排列不变的情况下，提议大幅削减下颌前牙区人工牙的牙颈部附近基托。这样做能有效地防止浮起。

回想一下口轮匝肌的走向。口轮匝肌恰好经过下颌前牙区人工牙的牙颈部附近[6]（图3-36）。因此，这一部位受到的肌肉压力最大。

因此，通过压低其周围区域，可以减少嘴唇的压力（图3-37）。特别是大幅磨除以减少尖牙牙颈部附近的人工牙厚度会很有效。

即使打磨牙颈部，切缘的位置也不会改变，因此不会影响咬合关系。本来切缘部受嘴唇压力就不强。虽然有些医生可能会担心打磨会影响美观性。但实际上，在下颌，即使打磨人工牙唇面，美观上也几乎没有问题。

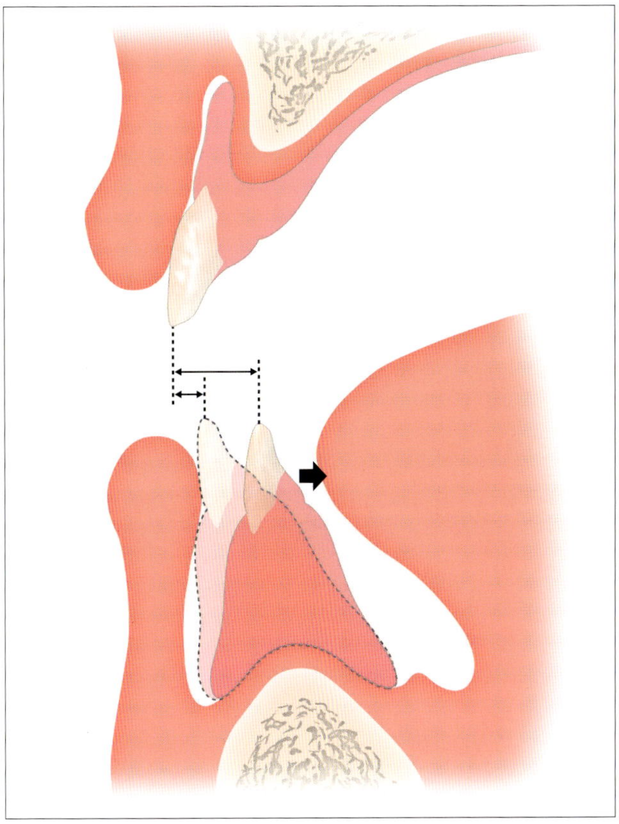

图3-35　下唇紧张度高的情况下，考虑通过将下颌人工牙在内侧排列的方法防止浮起（改编自Beresin和Schiesser图[13]）。但是，如果排列在内侧，上颌前牙的位置不变，水平覆盖增大。而且，舌空间会受到严重阻碍。

解剖要点

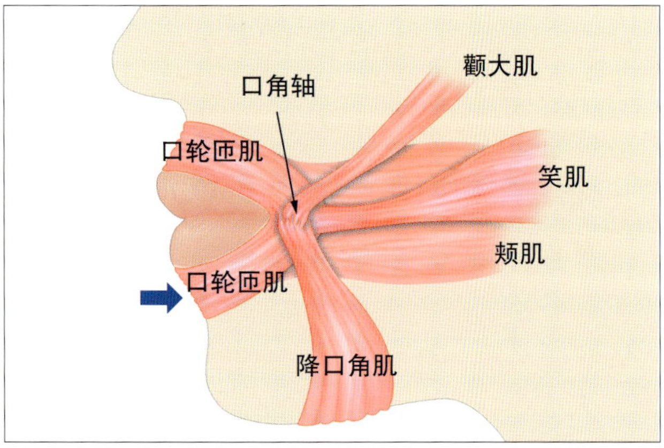

图3–36　口轮匝肌强烈作用于下颌前牙区人工牙的牙颈部附近（改编自Boucher图[13]）。

图3–37a～d　下唇紧张度强的情况下的调整方法。

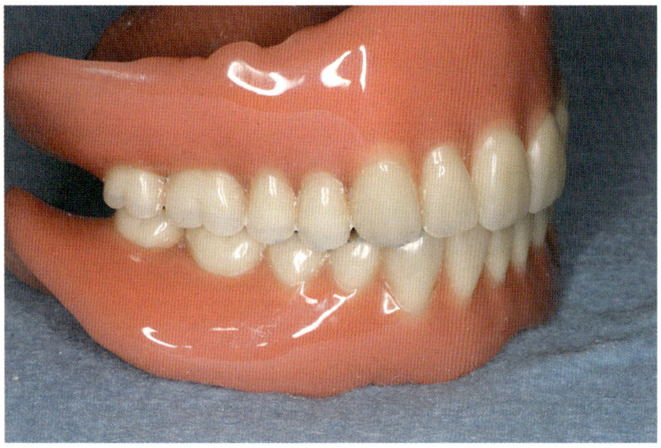

a：使用中的义齿会立即浮起。

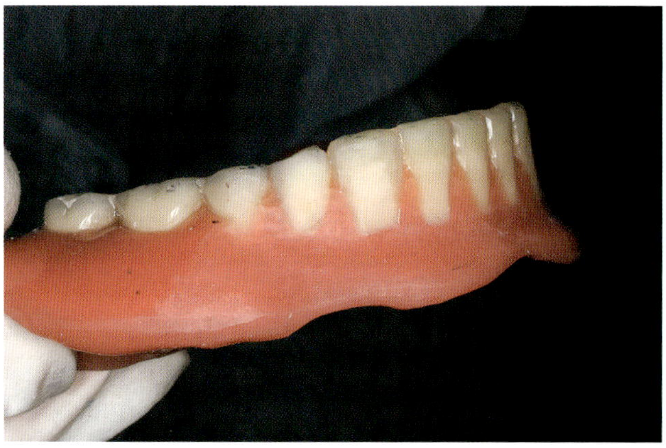

b：打磨下颌前牙部人工牙牙颈部附近及基托使其大幅凹陷。

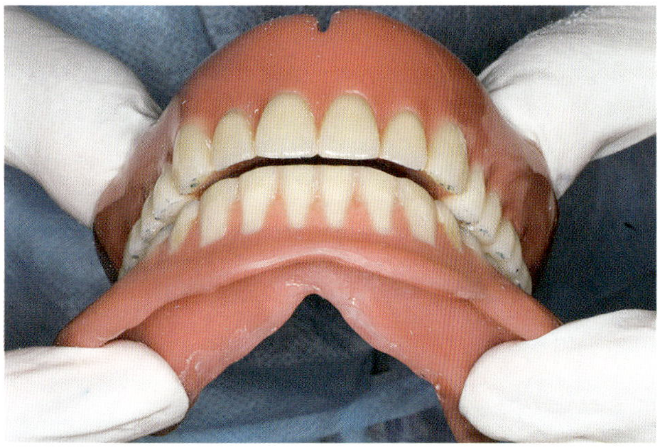

c：下颌的切缘部位保持不变，上下颌的覆盖没有变化。

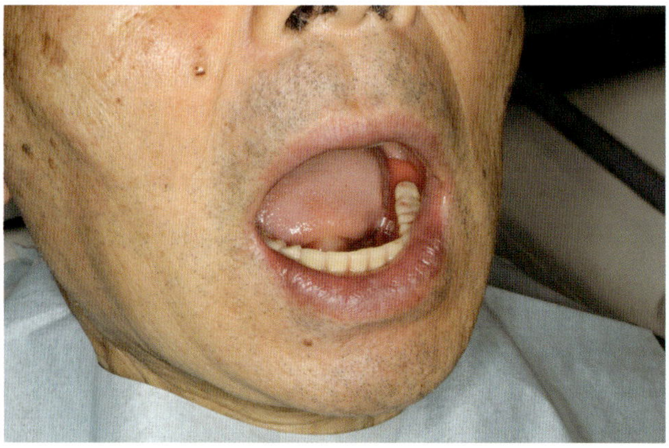

d：没有美观问题，张口时义齿也没有浮起。

6 义齿观察技能养成②

预测试2　这个动态印模是否适合

问题

图3-38展示了义齿安装时和3年后的形态。使用软衬材料取得的动态印模照片。报告称3年后由于牙槽嵴的吸收，边缘明显增厚。果真如此吗?

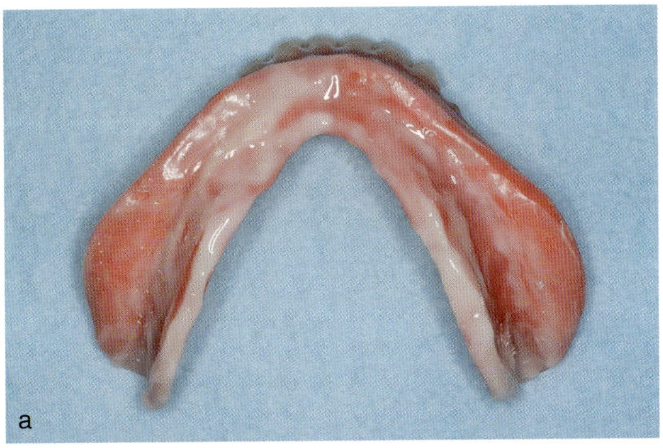

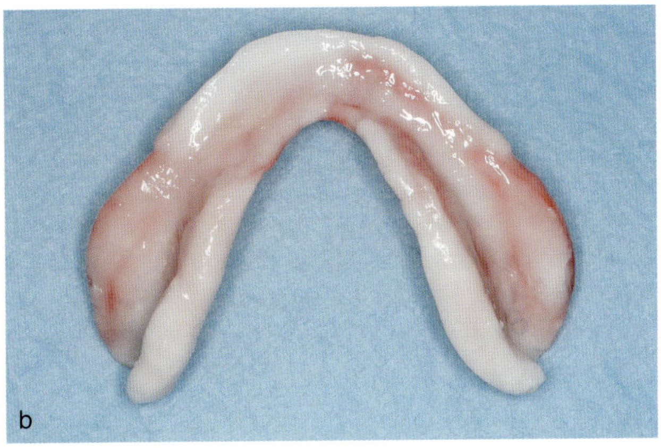

图3-38a，b　义齿安装时和3年后的义齿形态。
a：安装完成时的义齿动态印模。
b：3年后同一义齿的动态印模。

回答

据称3年后的下颌舌侧后方（从下颌舌骨嵴区域到下颌舌骨肌）区域的基托边缘（斜线部，图3–39）变得过于厚实。下颌舌骨肌处的基托边缘厚度限制在最小限。

下颌义齿舌侧基托边缘是从下颌骨分离、延伸至口底的部分。因此不受颌骨吸收的影响，随着时间的变化，基托边缘的厚度不会发生变化。3年后的照片显示（**图3–39**），由于使用的软衬材料太多而导致舌侧基托边缘增厚。以此直接采取动态印模，不能置换成硬树脂。术者若不做斜线部位修整缓冲，舌侧部分的义齿会增厚。

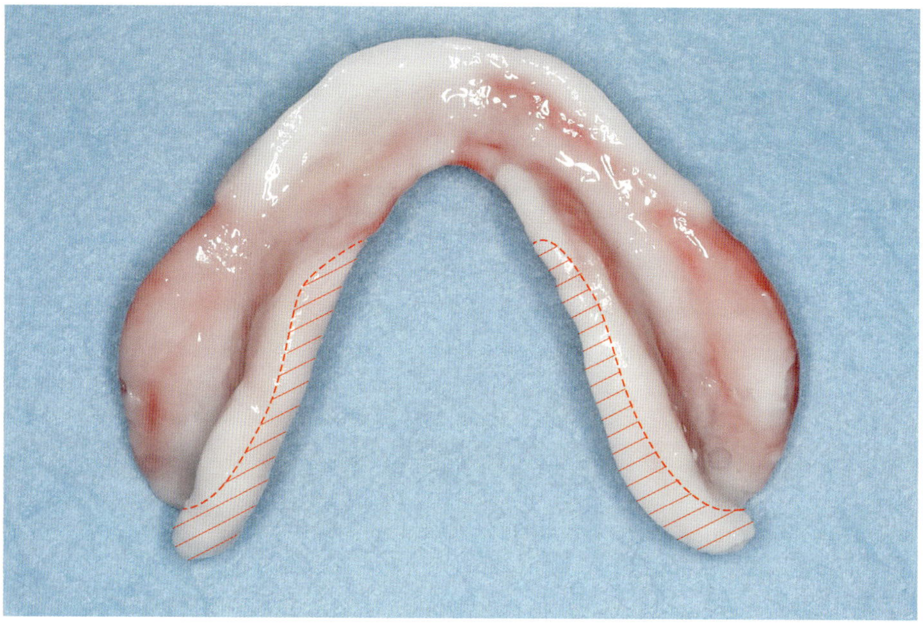

图3–39 舌侧后方斜线部的软衬材料需要修整缓冲以减小厚度。

解说　预测试2　思考下颌舌骨嵴区域的肌肉运动。

6-1 下颌舌骨嵴区域的取模步骤意在何为

将下颌的舌侧分为3个部分来考虑[14]（图3-40）。首先从舌系带到前下颌舌骨肌前窝（Premylohyoid Fossa）之间的区域称为舌下腺区域（Sublingual Gland Region），其后方称为下颌舌骨嵴区域（Mylohyoid Ridge Region），再后方称为后下颌舌骨肌后窝区域（Retromylohyoid Fossa Region）。每个部位的厚度和长度都各有不同。

首先，我们来解释一下被许多医生误解的下颌舌骨嵴区域。下颌舌骨肌起自下颌舌骨嵴区域，在中线部（下颌舌骨肌缝线）与对侧的肌束汇合，并在后方附着于舌骨[6]（图3-41）。

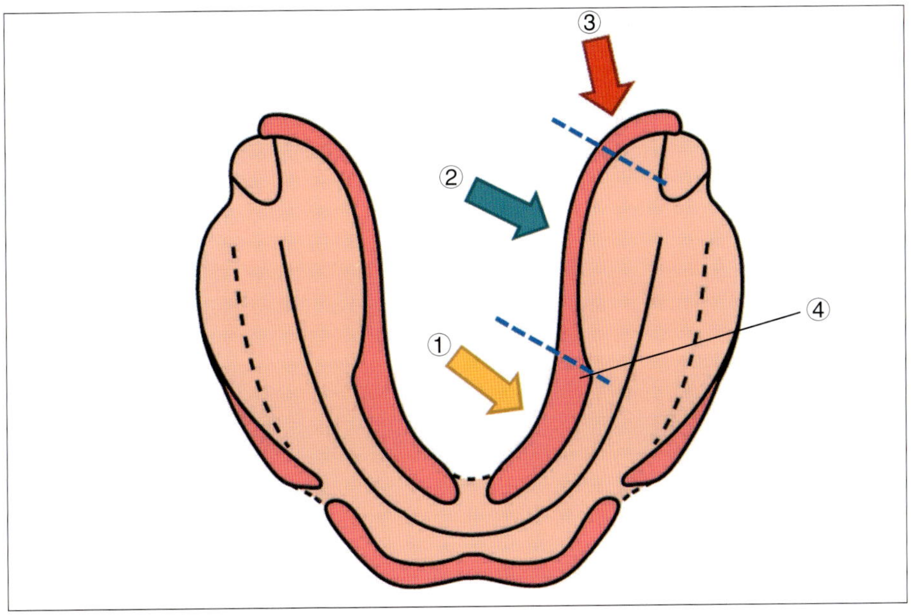

图3-40　下颌舌侧分为3个部分：
①舌下腺区域。
②下颌舌骨嵴区域。
③下颌舌骨肌后窝区域。
④下颌舌骨肌前窝。

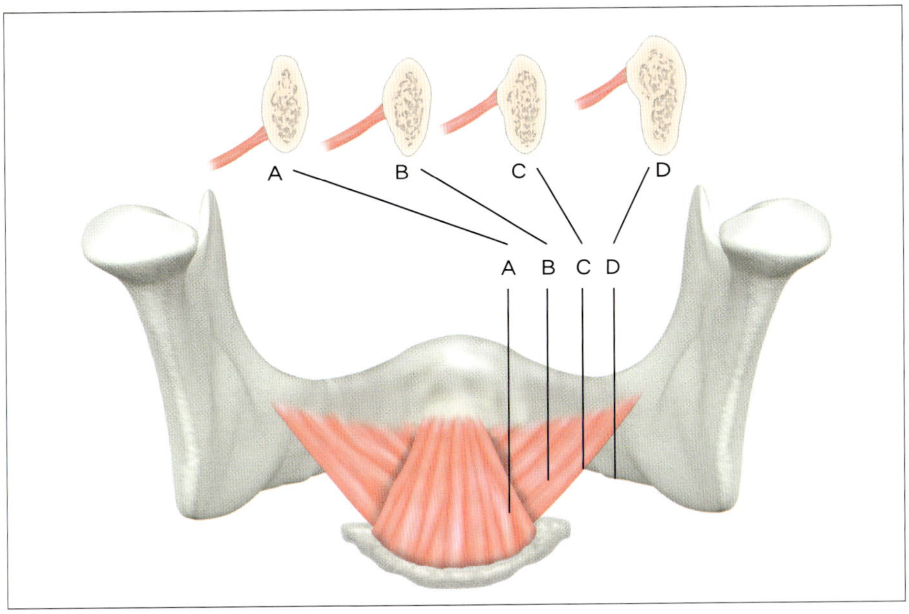

图3-41　每个部位与下颌舌骨肌的关系。
A：尖牙区。
B：前磨牙区。
C：第一磨牙区。
D：第三磨牙区。
下颌舌骨肌起自下颌舌骨嵴区域，在中线部与对侧的肌束汇合，并在后方附着于舌骨（改编自Boucher图[6]）。

下颌舌骨肌在下颌骨体内面向前下方走行，从前磨牙区附近向前方走行于舌下腺下方。在此直接影响边缘的下颌舌骨肌后方区域，被称为下颌舌骨嵴区域。

触诊时，可以发现下颌舌骨嵴区域是硬且尖的骨隆起（**图3-42**）。当舌侧基托边缘止于此处时，义齿承受咬合压力时与硬的骨缘部碰触会引起疼痛（**图3-43a**）。原则上，下颌义齿的基托边缘应终止于柔软的部位。

基托边缘超越硬的下颌舌骨嵴区域延伸到柔软的口底部，修整缓冲义齿的下颌舌骨嵴区域以避免碰触义齿（**图3-43b**）。在下颌骨固定的状态，下颌舌骨肌收缩、舌骨上抬、口底抬高。

另外，下颌舌骨肌放松时，舌骨下降、口底降低（**图3-44a**）。特别是在吞咽时，下颌舌骨肌明显收缩。这时为了不妨碍下颌舌骨肌的运动，舌侧基托边缘应呈外展式延伸（**图3-44b**）。

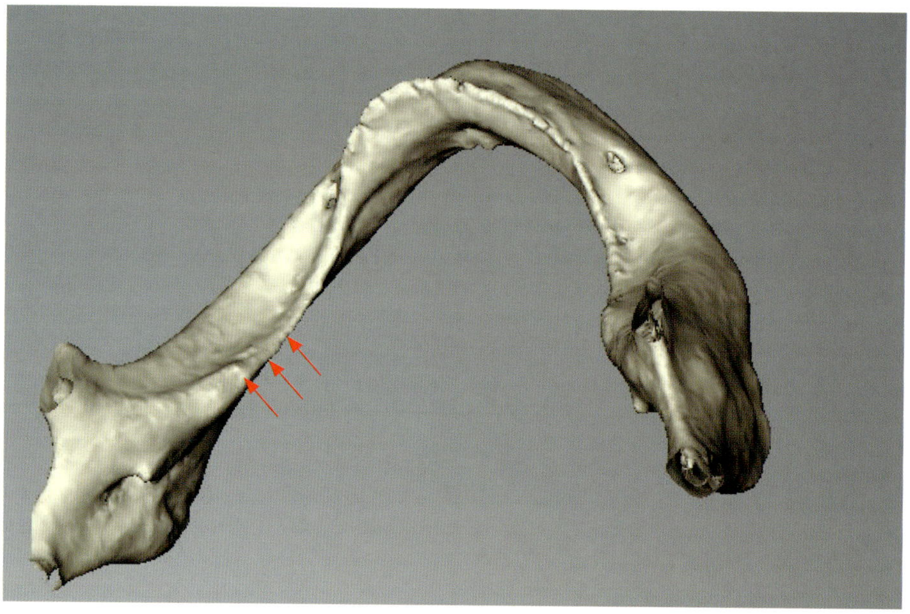

图3-42　牙槽嵴吸收明显的下颌骨CT像。下颌舌骨嵴区域是硬且尖的骨隆起。

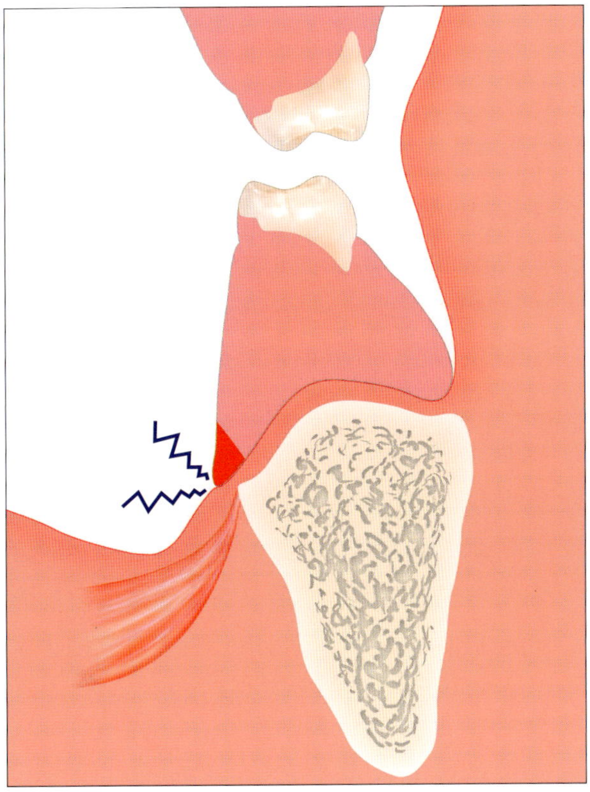

图3-43a　舌侧基托边缘终止于下颌舌骨嵴区域附近时，咬合时会碰触到硬的骨缘部。

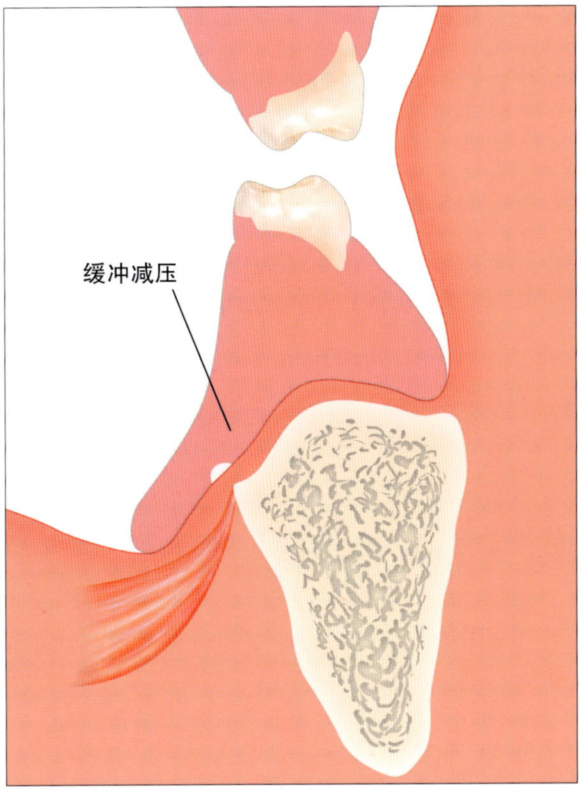

图3-43b　基托边缘超越下颌舌骨嵴区域延伸到柔软的口底部，并对下颌舌骨嵴区域进行修整缓冲减压。

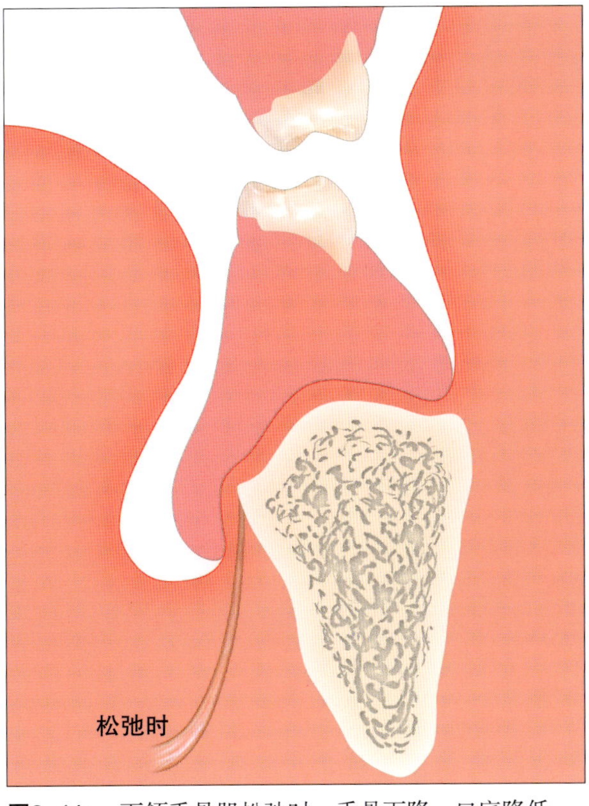

图3-44a　下颌舌骨肌松弛时，舌骨下降、口底降低。

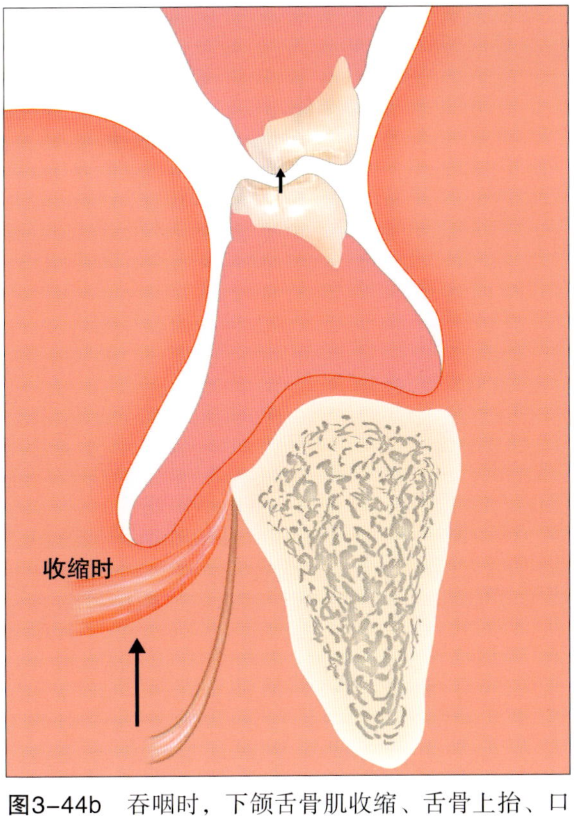

图3-44b　吞咽时，下颌舌骨肌收缩、舌骨上抬、口底抬高。这时为了不妨碍下颌舌骨肌的运动，舌侧基托边缘应呈外展式延伸。

为了使上述概念具体化，采集下颌舌骨嵴区域的印模时需要分两步进行[1]（**图3-45**）。首先，将边缘向下方延伸以超越下颌舌骨嵴区域。

接下来，将延伸的基托边缘内侧的印模塑形材料内面软化，在微温水浴后，在口内放置个性化托盘，指示患者吞咽，完成功能印模。形成的边缘将向舌侧突出，因此在舌侧边缘呈现出所谓的S形曲线。

在此，请参阅**图3-46**并尝试着思考。可见硅胶类适合度检查材料在下颌舌骨嵴区域形成了厚层。

这可能是由于牙槽嵴吸收所致。在这种情况下，我们不得不考虑使用衬里材料。

再次回想一下这个位置的取模方法就可以理解了。吞咽时，为了避免干扰下颌舌骨肌的运动，特意将印模向外扩展。让我们再次转换思路（**图3-47**）。

做了A运动就成了B。那么不做运动的话会怎么样呢？吞咽时，为了不妨碍下颌舌骨肌的收缩而呈现外展的形态。

然后，不吞咽时，即息止颌位状态下会是什么样呢？我们可以认为，在息止颌位状态下，外展的基托边缘存在间隙（**图3-48**）。硅胶类适合度检查材料层在息止颌位状态时呈现在这个间隙，这个想法比较妥当。

如果添加衬里材料充满这些间隙，会引起吞咽不适，产生疼痛和异物感。这样考虑的话，下颌舌骨嵴区域在平时就是有间隙的“合适”区域。意识到这个部位的长度不需要过度关注。

图3-45a～c 采集下颌舌骨嵴区域的印模要分两步进行。

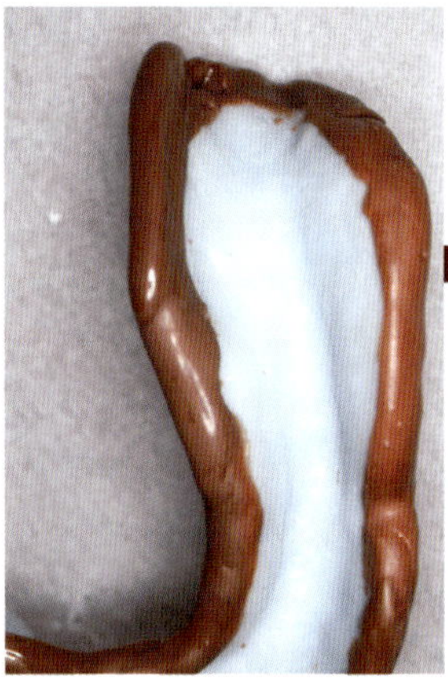

a：步骤1。超越下颌舌骨嵴区域，将边缘向下方延伸。

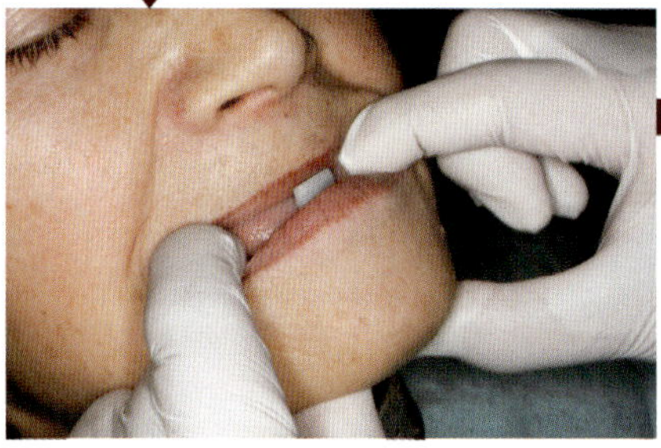

b：步骤2。软化印模，整塑材料内面，并指示患者做吞咽动作。

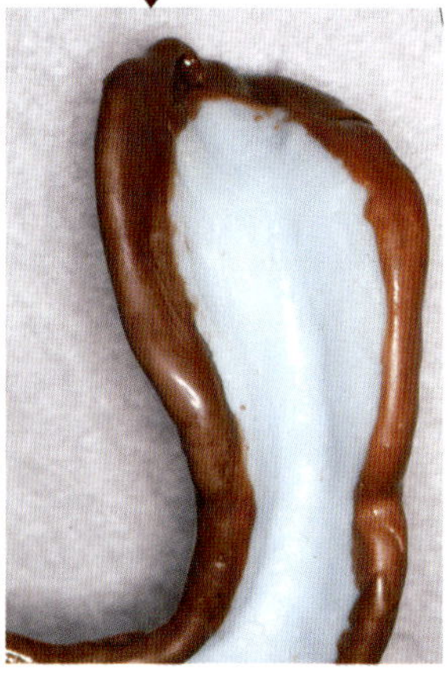

c：边缘向舌侧突出。

Check!! 注意事项

5 转换思路！不吞咽时下颌舌骨肌部有空隙

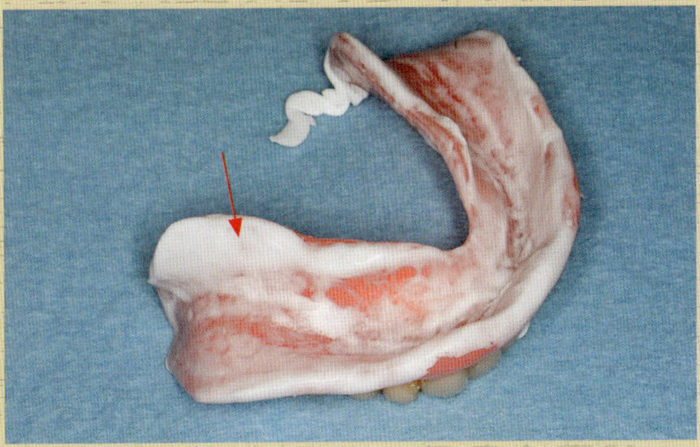

图3-46 可见下颌舌骨嵴区域的硅胶类适合度检查材料形成了厚层。这表明了什么呢？

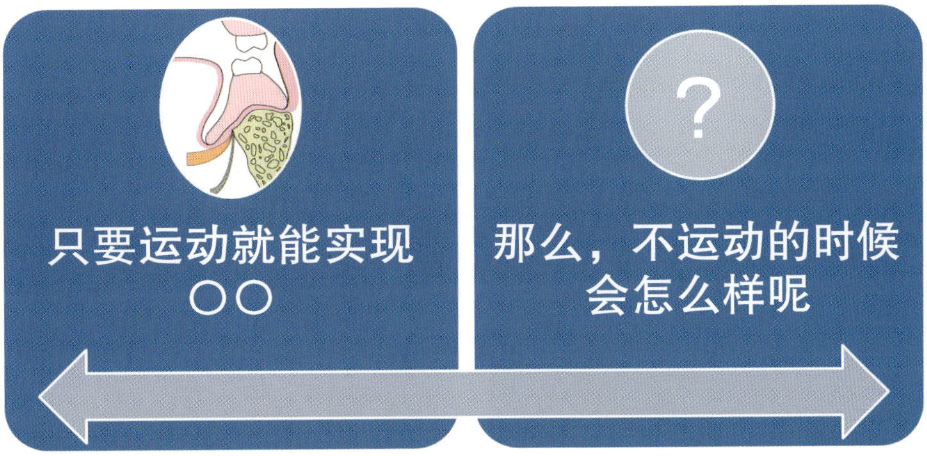

改变看待事物的方式
只要运动就能实现
○○
?
那么，不运动的时候
会怎么样呢

图3-47 转换思路。做吞咽运动时为了不妨碍下颌舌骨肌的收缩呈现外展的形态。那么外展的基托边缘，在不吞咽的安静状态下会是什么样呢？

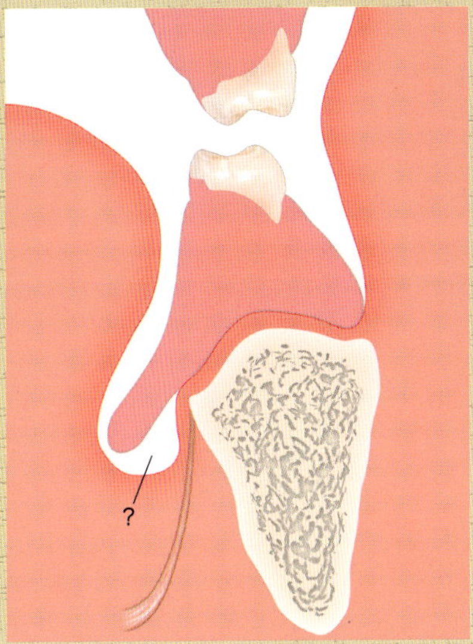

图3-48 认为息止颌位状态下下颌舌骨嵴区域有一定程度的间隙。

6-2 舌与舌侧缘的关系

这里如果有间隙就不能获得边缘封闭，就会引起义齿是否会浮起的疑问。但事实上，义齿并不会浮起。

这是因为舌压在舌侧缘上，义齿从外侧被压住，所以能够维持边缘封闭[14]（**图3-49**）。为了更容易通过舌获得边缘封闭，需要在舌侧缘上赋予一个凹面形状（**图3-50**）。

现在，让我们回到前面提到的预测试2（**图3-39**）所示的病例。将下颌舌骨嵴区域的边缘设置在远离骨头的柔软的软组织上。因此，没有骨支撑的区域是和骨吸收完全无关的区域。

因此，无须逐年增加义齿边缘的厚度。**图3-39**中的病例只不过是单纯的因为在这个部位堆积了过多的软衬，使得义齿边缘变厚。这就是动态印模可能带来的陷阱。

不论是印模材料还是软衬，堆积量多的话，从外侧溢出变厚是很自然的。如果放任不管的话，就会形成没用的、又厚又大的义齿。能否从外侧将基托边缘修剪成适当的厚度是对术者实力的考验。

综上所述，下颌舌骨嵴区域的基托边缘向口腔底部延伸，使得原本锐利的下颌舌骨嵴区域得以被缓解。也就是说，由于该部位的基托边缘没有骨的支撑，因此不会随着时间的推移而发生改变（**图3-44**）。

另外，为了不妨碍吞咽时下颌舌骨肌的运动，基托边缘延伸时应设定成稍稍外展。因此，静息状态下即使有间隙，舌从外侧按压也可以确保边缘封闭。这样考虑的话，由于超越下颌舌骨嵴向前不是义齿的空间，所以其厚度要尽可能控制在最低限度。

因此，能够理解，即使印模已经采集，如**图3-51**所示的义齿有厚的突起伸入到下颌舌骨嵴下的倒凹部，直接佩戴这样的义齿是没有实际意义的。此外，如果不存在随着时间推移而发生的变化，那么如**图3-52**所示，下颌金属基托相应部位的边缘即使使用金属，经过若干年后也不会出现任何问题。

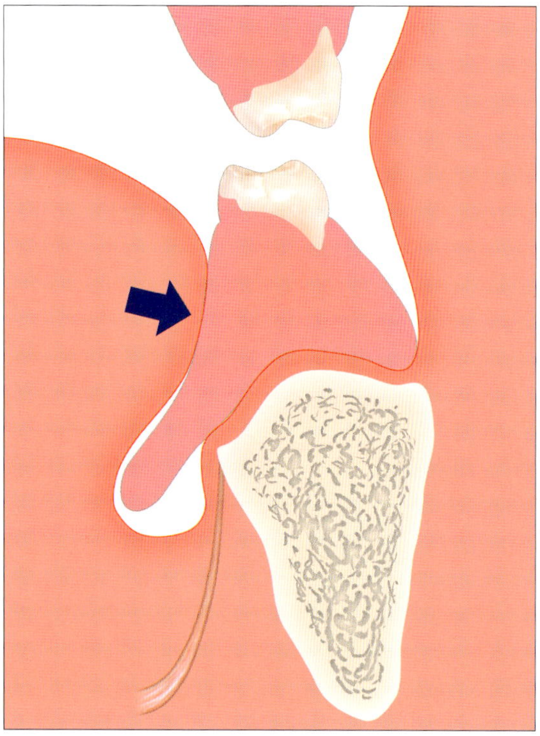

图3-49　舌压在舌侧缘上，义齿从外侧被压住，维持边缘封闭。

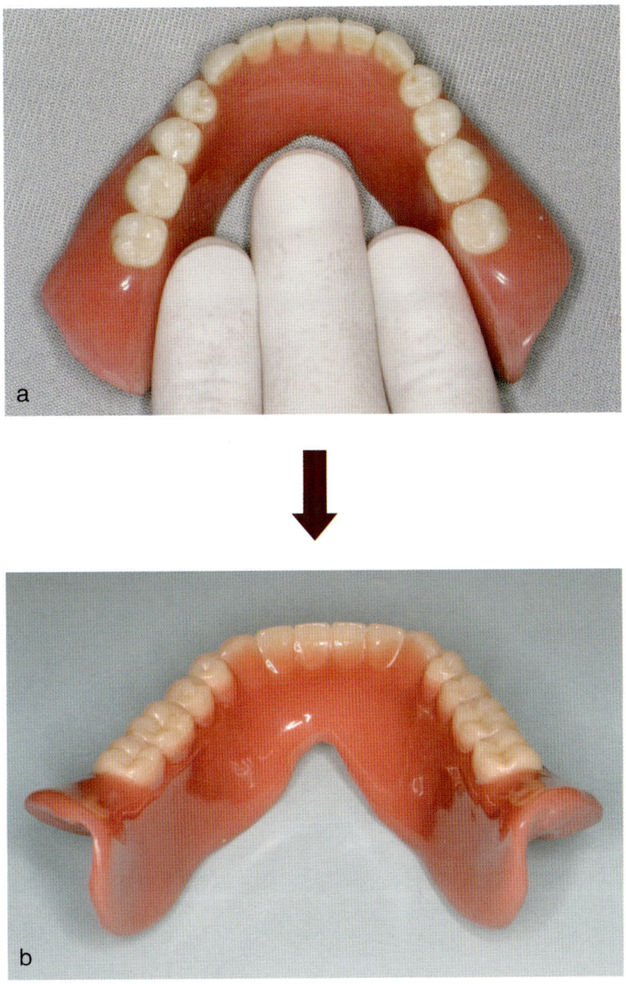

图3-50a，b　为了使下颌舌骨嵴区域舌的封闭变得更容易，舌侧缘应被制成凹面形状。

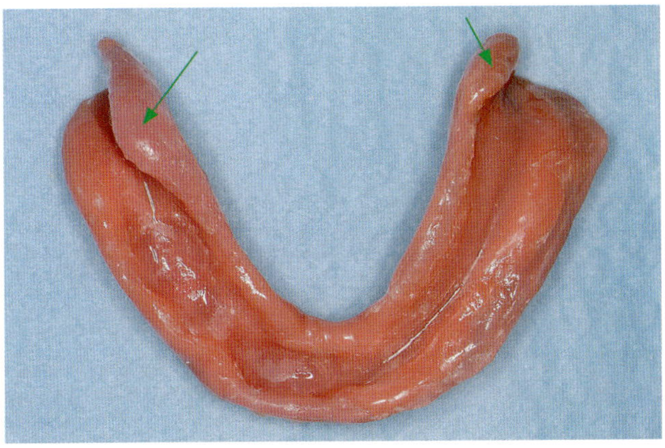

图3-51　超过下颌舌骨嵴向前，厚度应保持在必要的最小限。印模采集后，伸入倒凹部无意义的突起（箭头所示）应被去除。

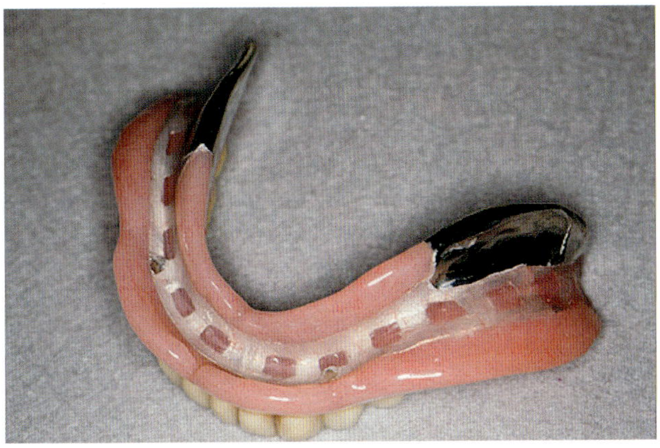

图3-52　由于不存在随着时间推移而发生的变化，下颌舌骨嵴区域的边缘即使全部使用金属也不会出现问题。

预测试3　下颌后缘的长度是否适当

问题

请看**图3-53**，下颌后缘是否有不适感？左侧似乎有类似尾巴一样的东西。

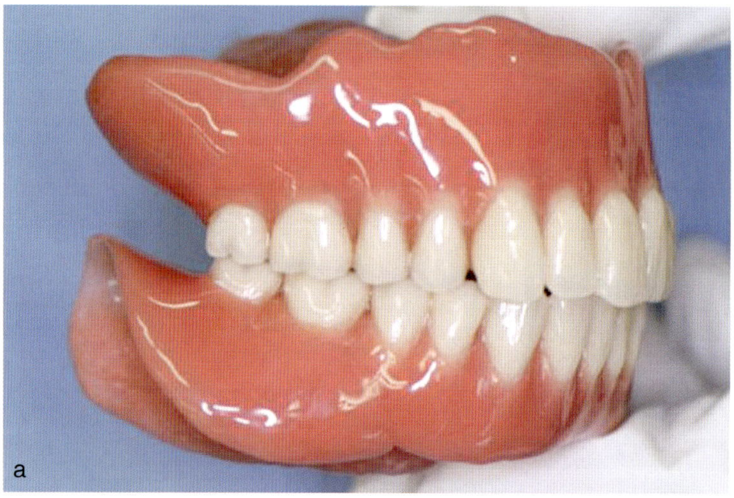

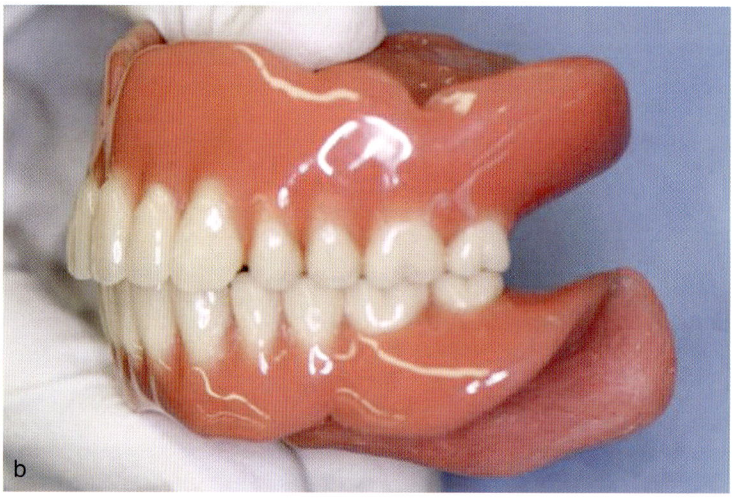

图3-53a，b　新义齿的右左侧面观。特别是左侧的下颌后缘是否有不适感。

回答 无须勉强延伸到后下颌舌骨肌后窝。

过度延伸至后下颌舌骨肌后窝会妨碍舌头的运动，引起吞咽困难。可否延伸至同一部位因人而异。但总体来看，有助于提升固位力的比例较低。为了追求不失败的义齿，不需要**图3-54**中的斜线部分。

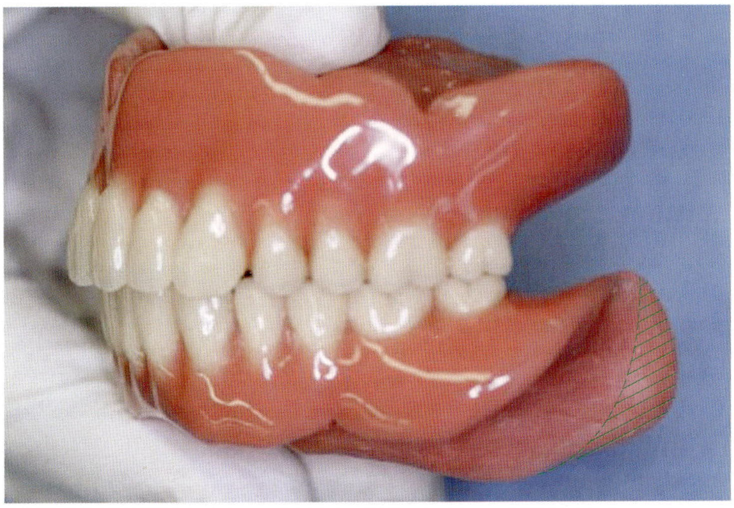

图3-54a 义齿咬合时左侧的侧面观。不要斜线部分。

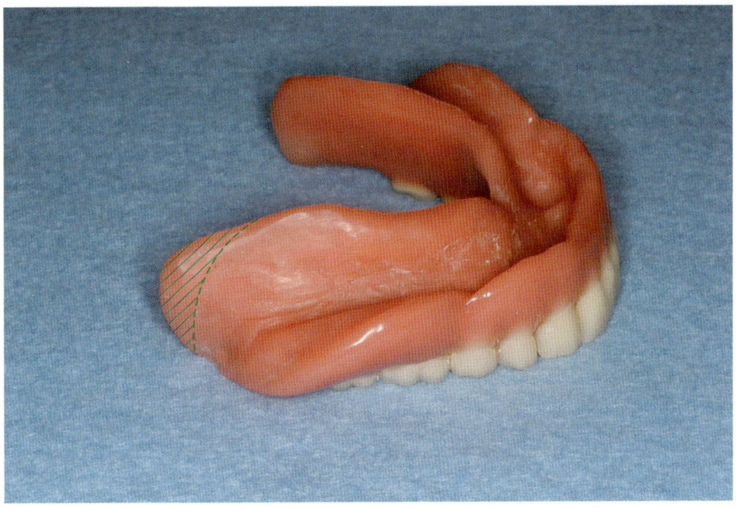

图3-54b 同下颌的黏膜面观。不要斜线部分。

解说 对下颌舌侧后缘长度的思考。

6-3 下颌舌骨肌后窝在修复中的意义

下颌舌骨嵴区域的后方被称为下颌舌骨肌后窝（Retromylohyoid Fossa）。由于脱离了下颌舌骨肌的影响，下颌舌骨嵴区域向舌侧突出的基托边缘，在下颌舌骨肌后窝处转向下颌支方向，可以延伸（图3-55）。

由于此处的基托边缘弯曲形成S形弯，形成了容易诱导舌头向前的形态（图3-56，图3-57）。

通常，如果基托边缘准确地延伸到下颌舌骨肌后窝的话，对于提高义齿的固位、防止义齿横向晃动具有重要作用。但是，基托边缘不能充分延伸到这个部位的情况也存在。

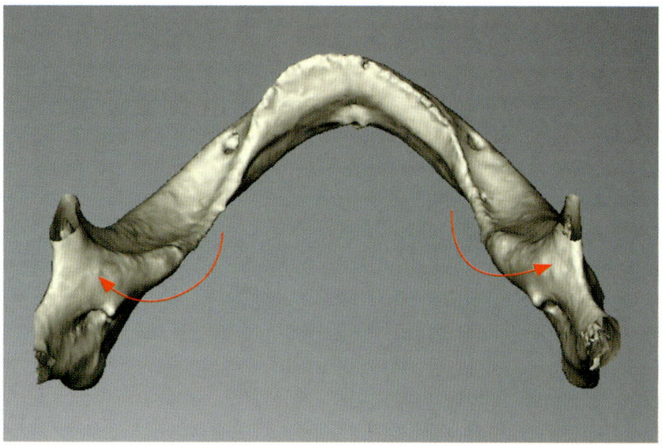

图3-55　下颌舌骨嵴区域向舌侧突出的基托边缘，在下颌舌骨肌后窝处转向下颌支方向，可以延伸。

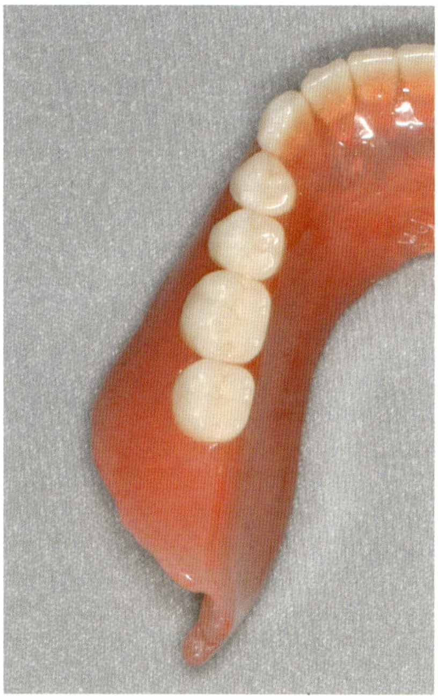

图3-56　下颌舌骨肌后窝基托边缘弯曲形成S形弯。

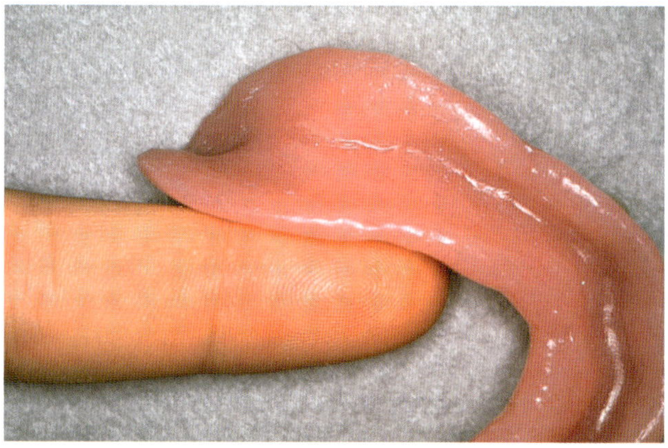

图3-57　形成了容易诱导舌头向前的形态。

下颌舌骨肌后窝的后内侧是腭垂肌，后外侧由咽上缩肌和覆盖其上的后下颌舌骨筋膜（Retromylohyoid Curtain）组成，内侧是舌，下部是下颌下腺（图3-58）。内侧翼突肌位于咽上缩肌的背后。伸舌或吞咽运动时，内侧翼突肌收缩，咽上缩肌被推出，后下颌舌骨筋膜向前移动，结果导致下颌舌骨肌后窝变窄[6]（图3-59）。

因此，在进行功能活动期间，后下颌舌骨筋膜移动量大的患者边缘不能延伸至此。Neil将这个形态分为3类[5]（图3-60）。与远中隅角部位的形态分类相同，但个人差异较大。

用手指或口镜触诊其动度和抵抗力时，可感受到个人差异。因此，也有人倾向于认为能够做到，针对不同的患者都能够准确地取得这个部位的印模的人，都是“高手”。

6-4 是否有必要延伸到下颌舌骨肌后窝

一般来说，牙槽嵴良好的病例延伸相对简单，而在牙槽嵴吸收明显的情况下则较难。如果牙槽嵴状况良好，没有必要为了提高固位力而硬要利用下颌舌骨肌后窝。另外，由于牙槽嵴状况不佳而需要延伸到下颌舌骨肌后窝时，取模非常困难。勉强延伸的话会造成舌头不能灵活地活动。

但是，这真的这么重要吗？在这里转换一下思路吧！下颌舌骨肌后窝是由于牙的缺损形成的义齿空间吗？

如果不是义齿空间，从一开始就不要延伸不是很好吗[14]？这样就不会出现过度延长，反而导致舌后退位的问题了。

作者在临床上的感受是，稍微延伸也不会对固位力的提高有太大影响。

下颌的边缘封锁在后述的舌下腺部最重要，只要按住这里，下颌舌骨肌后窝等就会变得无足轻重。优先顺序在临床上非常重要。

因此，这里建议果断无视，将形态简单化（图3-61）。即使印模采集时能延长到下颌舌骨肌后窝，在发挥功能时是否能接受则另当别论。与其在检查时花费时间，不如下定决心在垂直咬合平面处切断。原本作为适用对象的很多老年人，为了获取下颌舌骨肌后窝的印模，即使指示患者做功能运动也很难获得理想的效果。如果从一开始就认为不需要，就能轻松地、得心应手地采集印模。

Check!! 注意事项

6 转换思路！下颌舌骨肌后窝不是义齿空间

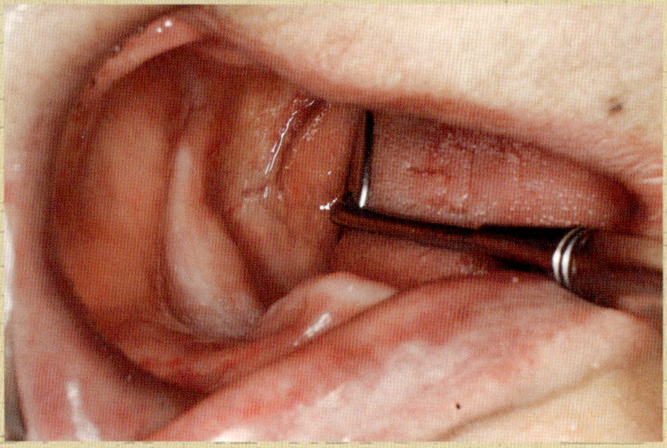

图3-58 下颌舌骨肌后窝的后外侧，受覆盖在咽上缩肌的后下颌舌骨筋膜的限制。

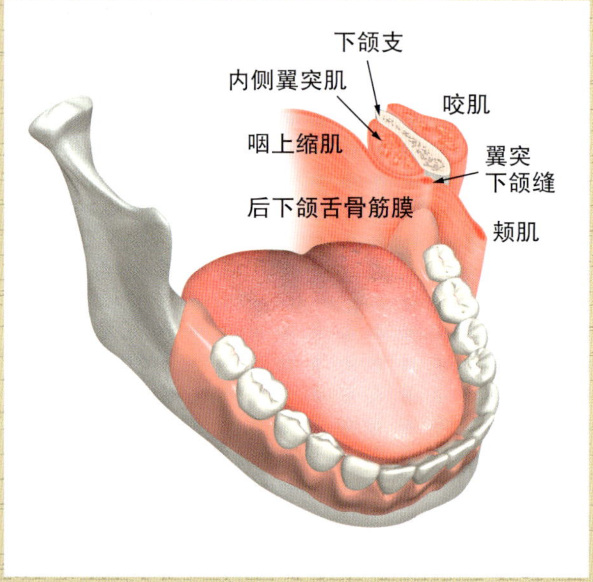

图3-59 下颌舌骨肌后窝的解剖模式图。伸舌和吞咽运动时，内侧翼突肌收缩，咽上缩肌被推向前方，导致后下颌舌骨筋膜向前移动（改编自Boucher图[6]）。

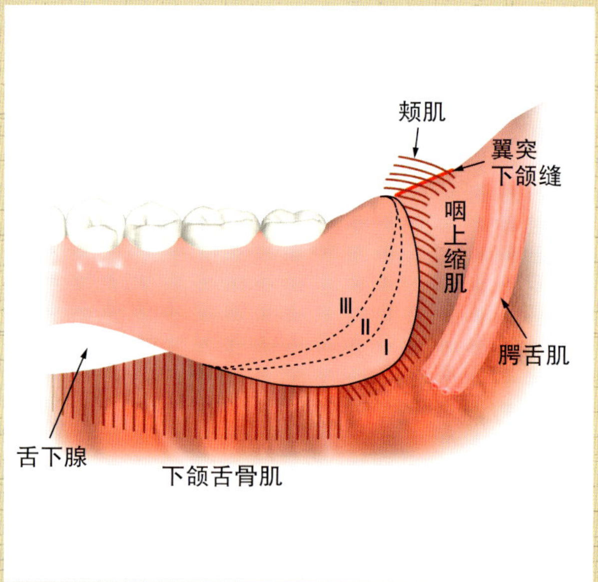

图3-60 后下颌舌骨筋膜的移动量存在很大的个体差异。Neil将后缘形态分为3类（改编自Levin图[5]）。

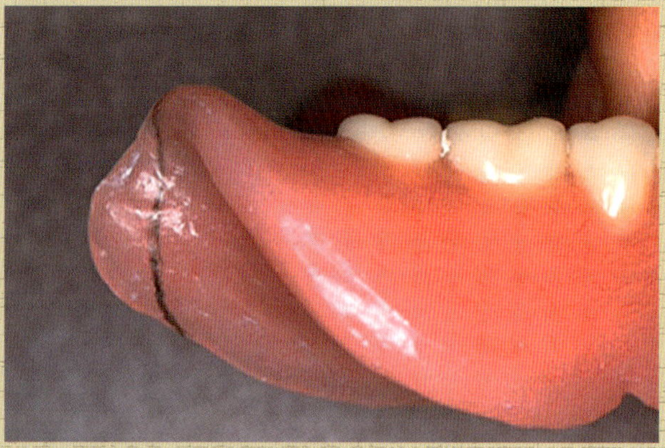

图3-61 即使可以延伸到下颌舌骨肌后窝，但是也不知道在功能活动时是否能被接受。与其在检查时花费大量时间，不如下定决心在垂直于咬合平面处切断。

预测试4　舌下腺部的基托边缘厚度是否合适

问题

在图3-62的病例中，什么地方有问题？颊棚过宽是一个问题，舌下腺部位的基托边缘的厚度也存在问题。

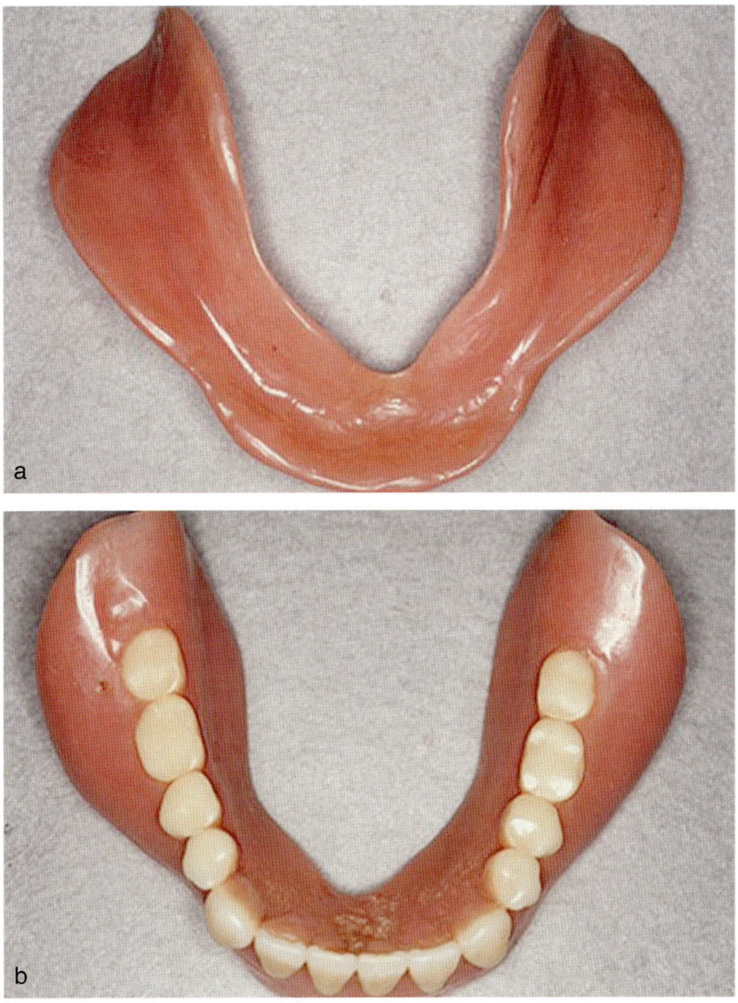

图3-62a，b

回答 **舌下腺部位的边缘薄、圆润度（厚度）不足，不能保证同部位的边缘封闭。另外，颊侧和后缘过度延伸。**

在图3-63a，b中用虚线表示不足的部位和过剩的部位。图3-64表示准确设定的舌下腺部的基托边缘形态。比较两个病例，可以明显看到其不同。

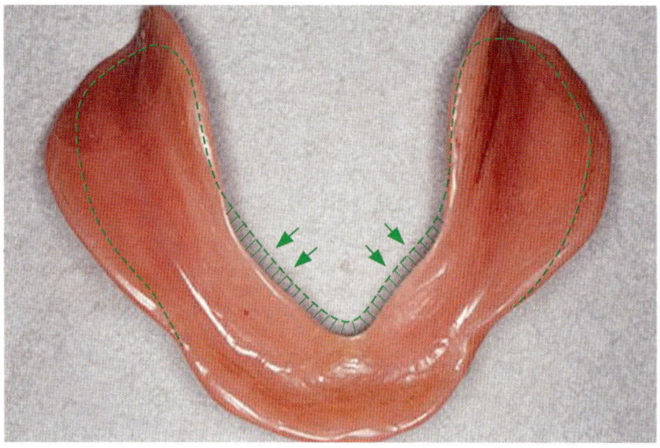

图3-63a 黏膜面观。舌下腺部位的厚度（斜线部分）不足，不能保证边缘封闭。

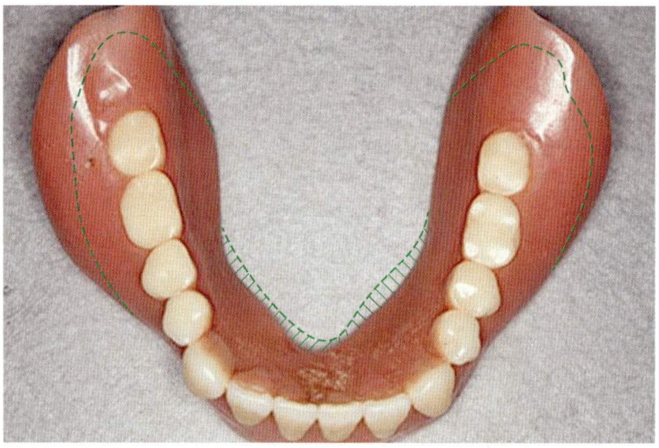

图3-63b 咬合面观。舌下腺部位的厚度不足，同时颊侧过度延伸。因此即使微微张口，义齿也会上浮。

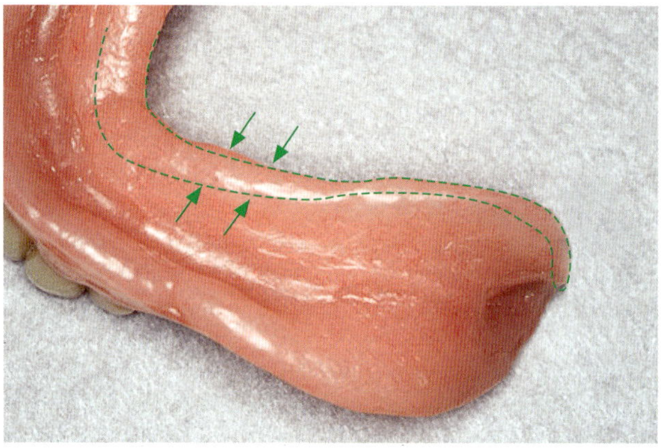

图3-64 准确设定的舌下腺部的基托边缘形态。与下颌舌骨嵴区域的厚度有差异。

解说　舌下腺部位基托边缘长度的考量。

6-5　舌下腺部的附着关键

舌下腺部（Sublingual Gland Region）必须要了解舌头的活动。舌头在静止时相对前伸，在张口时自然向后上方提起[7,14-15]（图3-65）。即在张口时，舌头从舌下腺部分离，使得该部位的边缘封闭变得困难。此时训练患者在张口时也保持舌头前伸，这样即使大张口，义齿也不会上浮（图3-66）。

义齿的使用技巧就在此，有专业推荐指导患者的书籍。特别对于舌头后退位明显的患者，可以在下颌前牙区舌侧抛光面制作刻痕和突起，让舌尖与其接触以帮助舌头保持前伸的方法以前就有[15-16]（图3-67）。

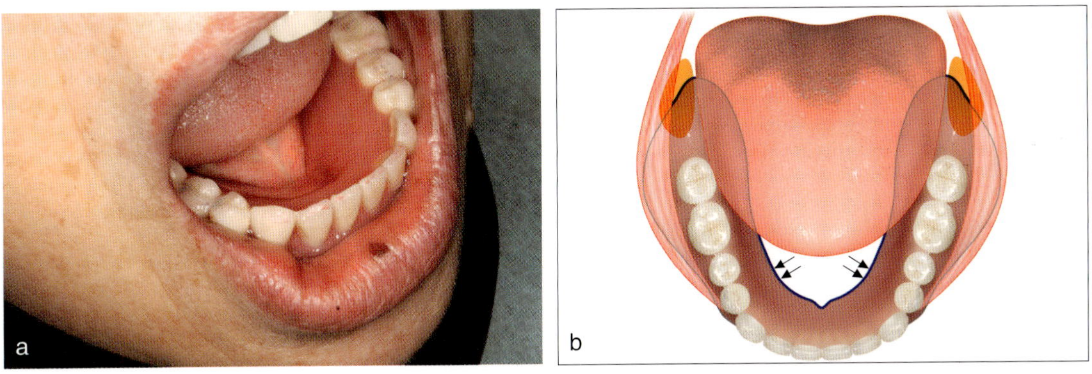

图3-65a，b　a：舌头在息止颌位时相对前伸，张口时自然向后上方提起。b：舌头从舌下腺部发生分离使得边缘封闭变得困难。粗线部的边缘封闭是附着的关键。

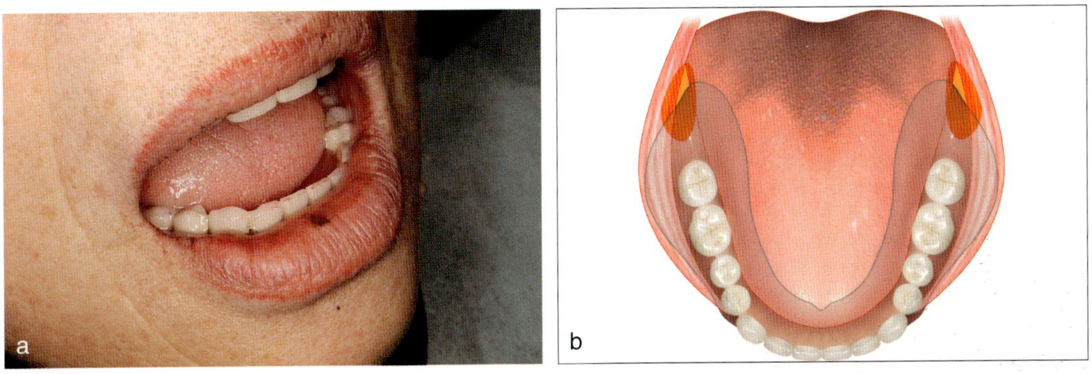

图3-66a，b　如果在张口时训练舌头保持前伸，那么即使在大张口时，义齿也不会上浮。

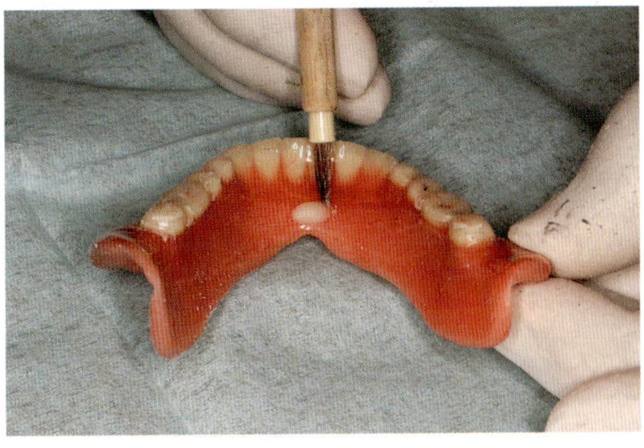

图3-67　对于舌头后退位的患者，在下颌前牙区舌侧抛光面制作刻痕和突起，让舌尖与其接触以帮助舌头保持前伸的方法以前就有。

但是，在实际张口时，保持舌头前伸非常困难。无论在闭口还是在张口时，保持义齿不上浮都非常重要。因此，舌下腺部位与下颌舌骨嵴区域不同，不能期待通过舌头获得边缘封闭[14-15]。

一定要认识到，必须确保基托边缘有独自的边缘封闭。幸运的是，舌下腺部的边缘下有受压时可变性极大的舌下腺。可以说犹如在海绵上一样，这一点可以很好地被用于边缘封闭。

以息止颌位时舌头的位置为基准，轻压舌下腺以获得边缘封闭（**图3-68**）。但是，边缘过薄、过尖的话，进食时会引起疼痛。而且也不能对应口腔底部的水平移动。因此，必须要确保边缘有一定的厚度（**图3-69**）。

在预测试4的病例（**图3-62**）中，与**图3-69**所示的病例相比，明显可以看出舌下腺部位的厚度不足。无关整体的大小，这样不能确保舌下腺部位的封闭。

解剖学基础

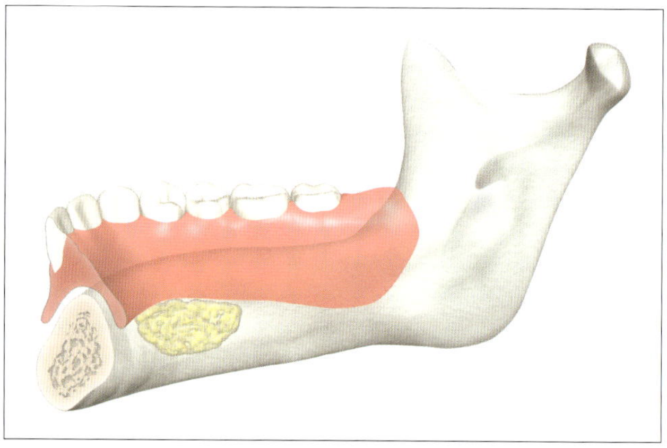

图3-68 以息止颌位时舌头的位置为基准，轻压，变性大的舌下腺可以获得边缘封闭（改编自早川图[3]）。

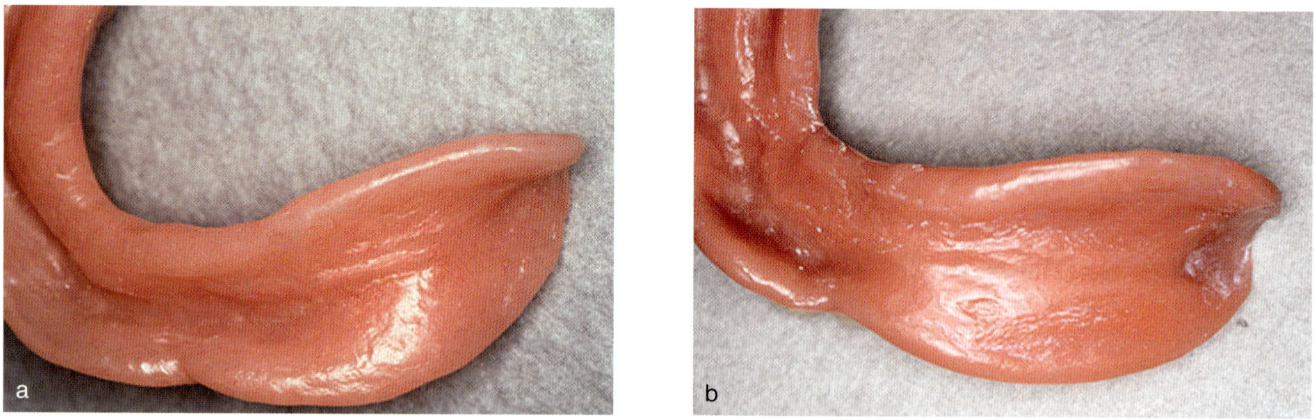

图3-69a，b 必须确保舌下腺部位边缘有一定的厚度。

6-6　舌下腺部位基托边缘的位置

我们已经知道，在吞咽过程中，由于下颌舌骨肌的活动，其上方的舌下腺也会随之上抬（图3-70）。如前所述，在下颌舌骨嵴区域，其基托边缘的位置是与吞咽时的形态相吻合的，所以在息止颌位时其基托边缘的位置应该也没有问题。对于相同的下颌舌骨肌活动，在下颌舌骨嵴区域和舌下腺部却要采取不同的对应方式，这确实让人感到困惑。

舌下腺部也与吞咽时的口底位置相吻合，在高位设置边缘会怎样呢？麻烦的是，在吞咽以外的情况下间隙也常常是空的[3]（图3-71）。

舌下腺部和下颌舌骨嵴区域不同，不能期待舌从外侧边缘封闭。因此边缘若有短间隙，张口舌后退时义齿上浮。

设置息止颌位的高度时，吞咽会使口底黏膜压住基托边缘。但是，口腔底部抬起时的压力并不大，舌下腺作为大的海绵体发挥功能时，义齿上抬的情况少见[3]。另外，在吞咽时为了保持颌位，上下颌的人工牙会形成咬合接触，义齿被压住，所以不会上浮[3]。

而且，在这个部位，有时可见舌下肉阜增高。如果舌下肉阜发达，即使口底的位置发生变化，基托边缘接触到舌下肉阜，也可以确保牢靠的边缘封闭[2,16]（图3-72）。

解剖要点

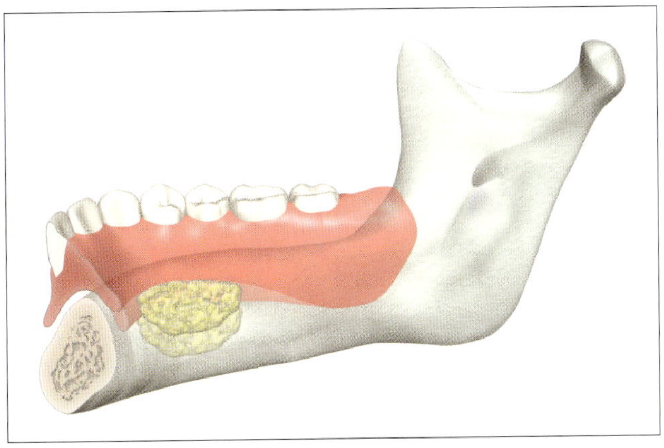

图3-70　吞咽时，由于下颌舌骨肌的影响舌下腺也上抬（改编自早川图[3]）。

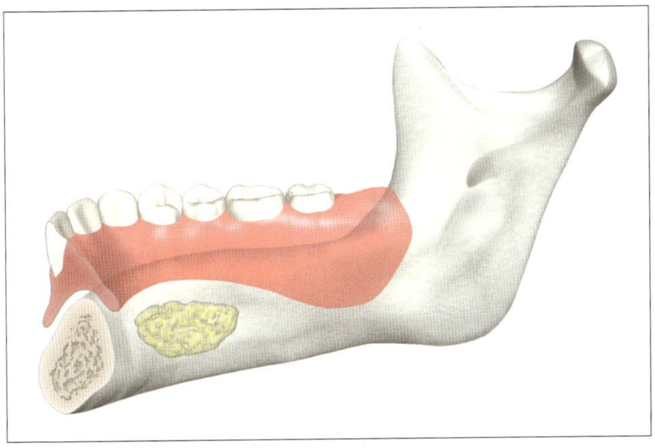

图3-71　舌下腺部也结合吞咽时的口底位置，若将边缘设定在高位的话，在吞咽以外的情况下间隙是空的状态（改编自早川图[3]）。

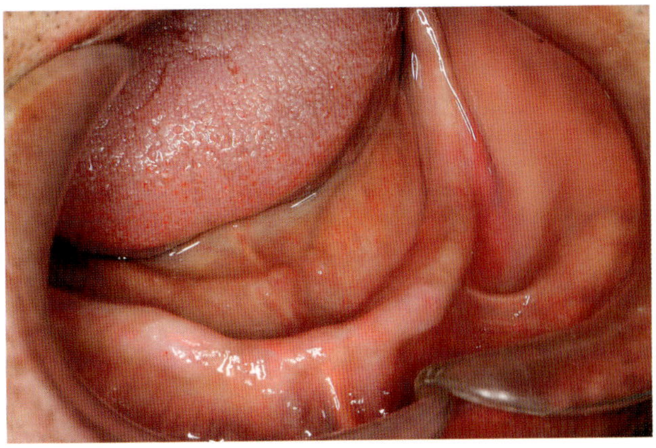

图3-72　如果舌下肉阜发达可确保牢靠的边缘封闭。

为了连接，舌下肉阜必须确保舌下腺部位边缘的厚度。但是当舌下肉阜不发达时会怎么样呢？被舌下肉阜的情况所束缚，抱怨也没有用。在这种情况下也不能放弃下颌义齿的边缘封闭。

尽管如此，舌下腺部位具有一定厚度和圆润度的边缘向息止颌位时的口底微微加力接触的话，张口时义齿完全有可能不上浮[17]。

在口内确认所完成的义齿舌下腺部位的基托边缘位置是否适当是非常容易的。让患者把舌头放松，以微微开口时舌下腺部位的口底部的高度为基准（**图3–73**）。此处是边缘封闭和吸附的最重要的部位，这个位置谁都可以简单直视，请一定确认。

在此，试着考虑一下为什么“刃状义齿”在口内咔嗒咔嗒后马上就脱落。“刃状义齿”的舌下腺部基托边缘不能到达口底，在其后方的下颌舌骨嵴区域被舌压住，翼部长度不足。义齿容易上浮是非常正常的（**图3–74**）。

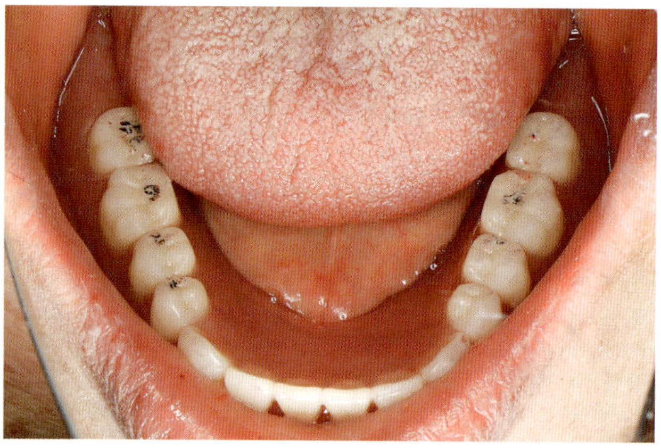

图3–73 让患者把舌头放松，以微微开口时舌下腺部位的口底部的高度为基准。

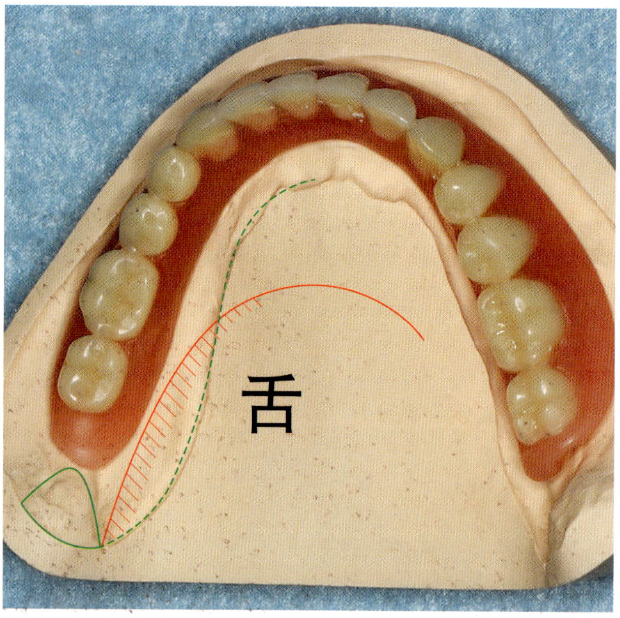

图3–74 “刃状义齿”的舌下腺部不能到达口底，其后方被舌压住，翼部长度不足，义齿就容易上浮。

7 义齿观察技能养成③

预测试5 下颌舌骨嵴区域的基托伸展是否合适

问题

从侧面观察义齿可以做出另外的判断。图3-75和舌下腺部比较，认为下颌舌骨嵴区域过长。那么以什么为基准判断更好呢?

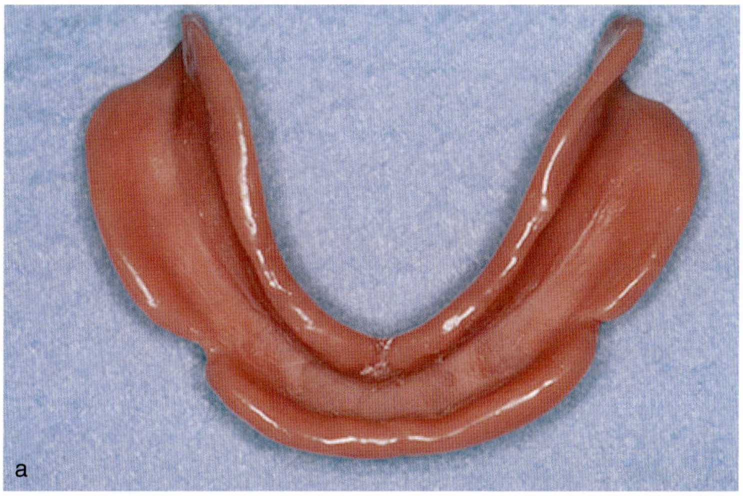

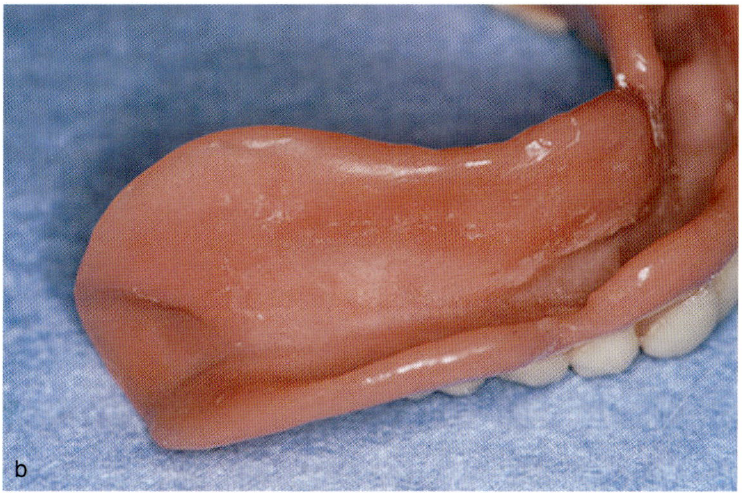

图3-75a，b a：从正上方观察的照片。b：从侧面观察的照片。

回答

下颌舌骨嵴区域的基托边缘过长。以在上下颌和口内可以直视的舌下腺部位为基准，制取从这里水平过渡至下颌舌骨嵴区域的印模非常重要。

一般情况下，在牙槽嵴状况良好的病例中，下颌舌骨嵴区域容易做长。从侧方观察下颌义齿时，下颌舌骨嵴区域的基托边缘和颌下腺部的基托边缘几乎可以水平过渡（图3–76）。

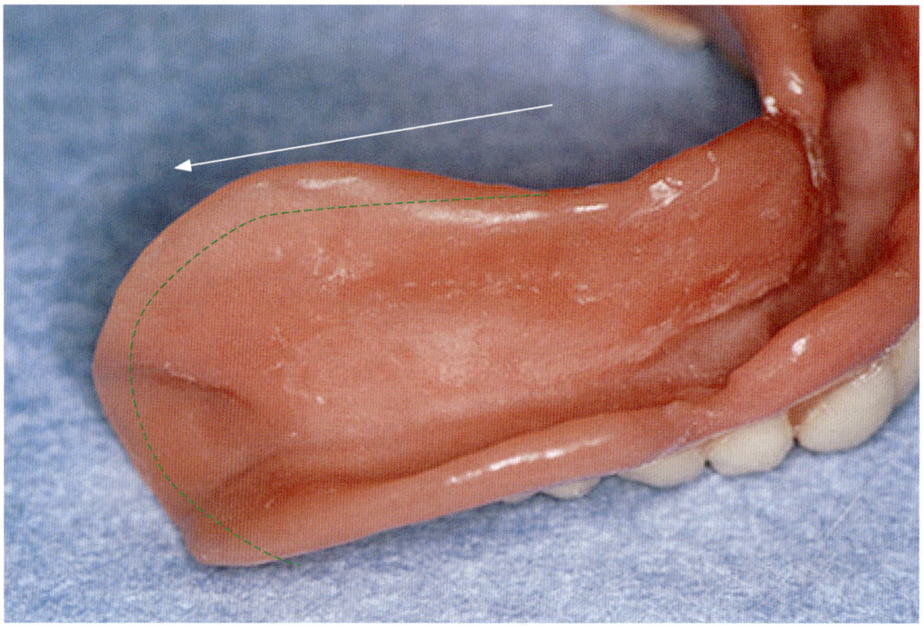

图3–76　从侧方观察义齿印模面的照片。与舌下腺部相比，下颌舌骨嵴区域的基托边缘较长。呈水平过渡状，必须切除到虚线部。

解说 针对下颌舌骨嵴区域相对长度的考量。

7-1 从侧面观察的义齿图像

首先，从侧方观察舌侧基托边缘。在前方的舌下腺部和后方的下颌舌骨嵴区域的分界处有在口内被称为下颌舌骨肌前窝（Premylohyoid Fossa）（图3-77）的凹陷，通过触诊可以感受到。

在印模上和义齿的相应区域出现隆起（下颌舌骨肌隆起）（图3-78）。如前所述，可以直视判断舌下腺部的基托边缘，而下颌舌骨嵴区域的判断较为困难。

夹着前下颌舌骨肌隆起的舌下腺部和下颌舌骨嵴区域的基托边缘几乎呈水平状态，这也是判断下颌舌骨嵴区域长度的标准之一[18]（原则8）（图3-79）。

相对于舌下腺部，如果下颌舌骨嵴区域膨隆，则怀疑下颌舌骨嵴区域是否过长，相反如果凹陷则怀疑下颌舌骨嵴区域是否过短（图3-80）。

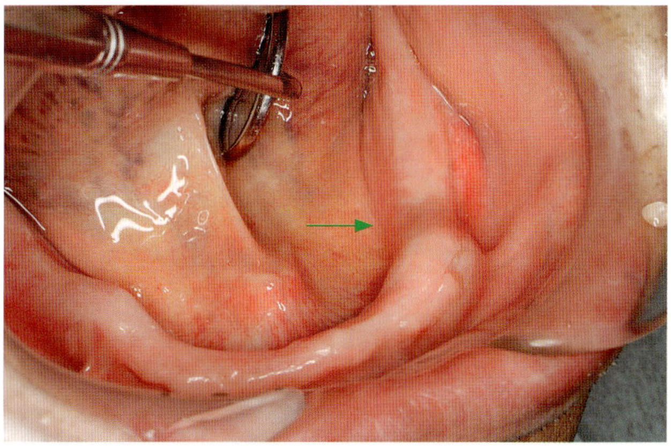

图3-77　下颌舌骨肌前窝。

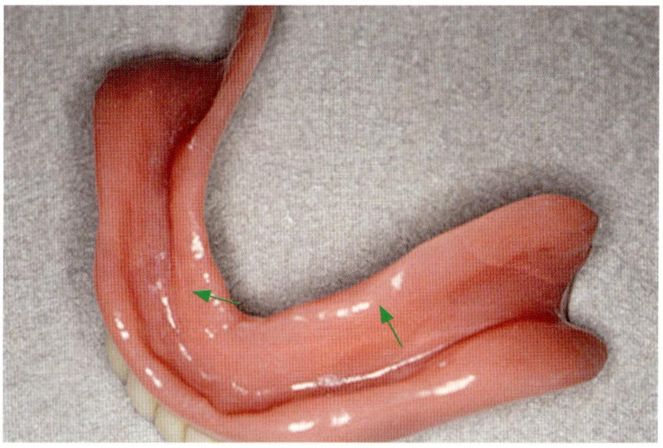

图3-78　出现在义齿上的前下颌舌骨肌隆起。

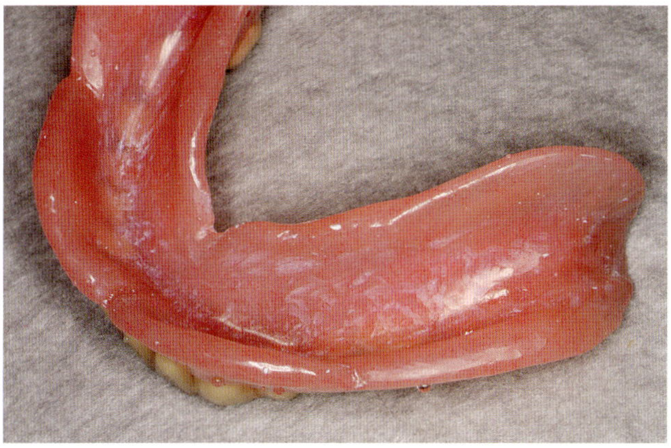

图3-79　与舌下腺部几乎水平，这也是判断下颌舌骨嵴区域长度的标准之一。

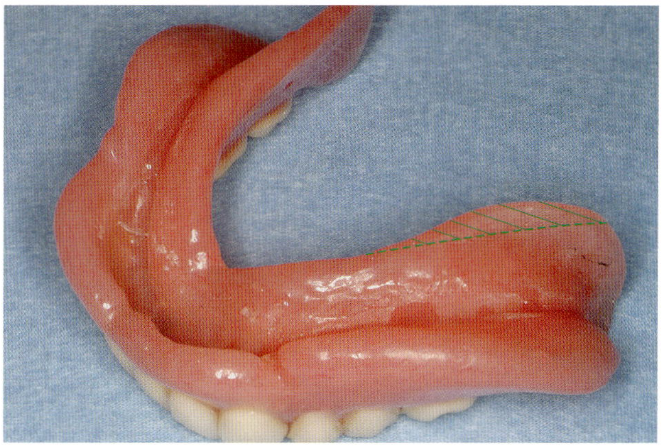

图3-80　相对于舌下腺部，如果下颌舌骨嵴区域膨隆，则怀疑下颌舌骨嵴区域是否过长。

原则8

下颌舌侧基托边缘：水平原则

舌下腺部和下颌舌骨嵴区域几乎呈水平过渡。同时，假设咬合平面与下颌骨下缘平行。

如前所述，下颌舌骨嵴向后、向斜上方走行。在前方的前磨牙附近，下颌舌骨肌位于黏膜下相对较浅的位置，收缩时，抬高到与下颌舌骨嵴相同的高度[19]（**图3-81**）。

但是，在第一磨牙、第二磨牙和后方，即使在下颌舌骨肌收缩时，也在比下颌舌骨嵴区域更下方的位置。因此，越向后方，舌侧基托边缘越是延伸到下颌舌骨嵴的更下方。

下颌舌骨嵴的基托边缘应设置成与下颌骨下缘及假设的咬合平面都平行。如果你用CT看这个区域，你会发现很有趣（**图3-82**）。

最重要的原则是义齿基托边缘越过下颌舌骨嵴并能够缓冲。因此如**图3-83**中的蓝线所示，向后方即使边缘稍短，也没违背原则。但是，舌从外侧伸过去，为了容易按住义齿，需要确保有相应的接触面积。

在那里保持水平就足够了，再深的话异物感会很强。

解剖学基础

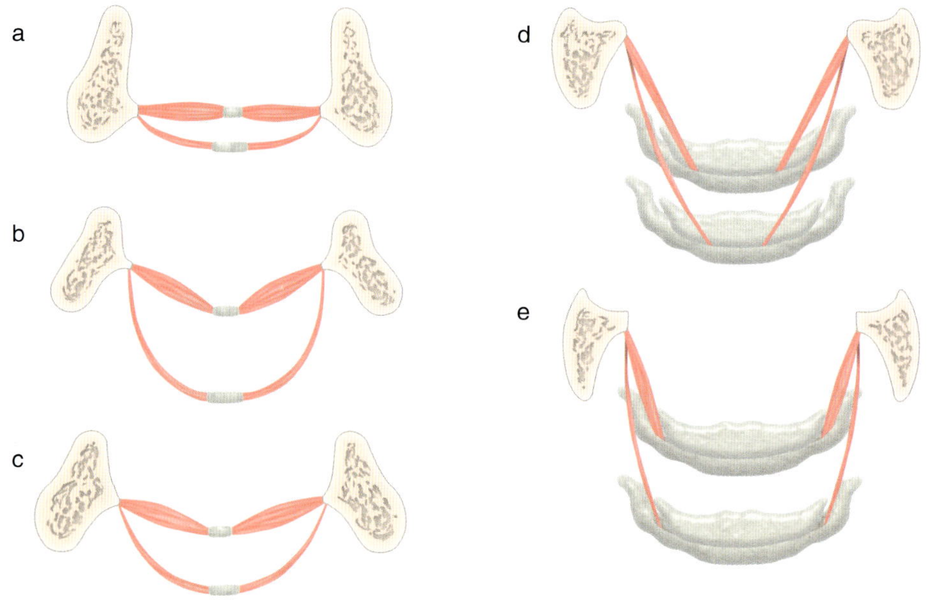

图3-81a～e 下颌舌骨肌收缩时和松弛时的关系。a：第一前磨牙远中部。b：第二前磨牙远中部。c：第一磨牙远中部。d：第二磨牙远中部。e：第三磨牙远中部。越往后方，越可以使舌侧基托边缘从下颌舌骨嵴往下延伸（改编自Schreinemarkers图[19]）。

图3-82a，b 无牙颌的CT图像。

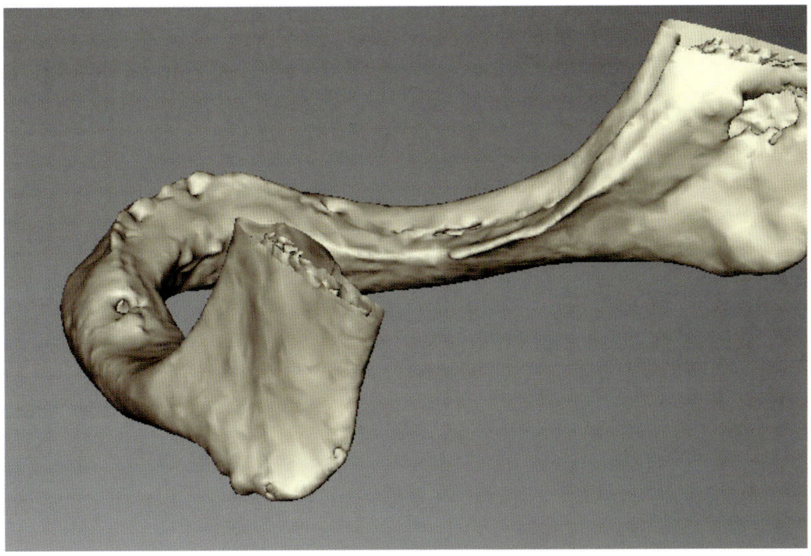

a：下颌舌骨嵴向后方延伸，并向斜上方走行。

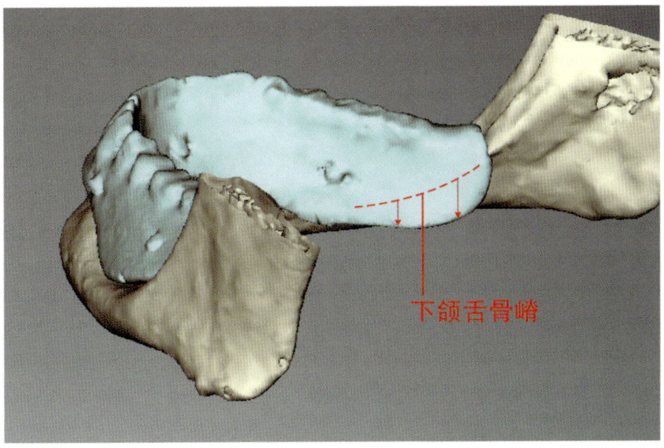

b：越向后方，舌侧基托边缘从下颌舌骨嵴向下方延伸。舌侧基托边缘与下颌骨下缘和假设的咬合平面基本保持平行。

因此

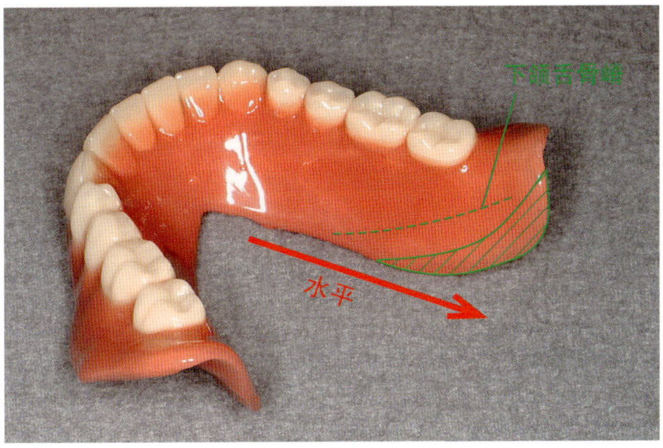

图3-83 从舌下腺部开始水平成为基准。但是，削除斜线部分，向后方即使边缘稍短，也没有违背原则。

（1）比较–局部义齿的考量–

那么对于下颌游离端缺损的病例，义齿应该如何设计呢？原则上与全口义齿一样。首先，舌侧基托边缘必须超过下颌舌骨嵴。但是，局部义齿的前方有基牙，通过基牙基台装置确保了足够的固位力。

因此，不一定非要在意通过舌头维持固位。如果患者主诉有异物感，只要越过下颌舌骨嵴，后方缩短也没有问题（图3–84）。

（2）技巧–制作个性化托盘–

知道了这个水平原则，可以通过制作个性化托盘来弥补糟糕的预备印模。通过多次重复，谁都可以轻松地获取舌下腺部的印模。但是，后方有舌妨碍，印模容易取短。

使用这个短的研究用模型直接制作个性化托盘很难获得终印模的成功。在前一章已经提到，最应该避免的是从较短的边缘作为印模材料的追加部分，制作成再缩短数毫米的个性化托盘主体部。

不能取好初始印模的病例，也很难获取最终印模。因此，我们回想起水平原则，如图3–85所示，用车针切削模型至水平的深度[20]。

再进一步，考虑到下颌舌骨肌的运动，为了制作稍稍外展状，用大的蜡块进行封闭延长也是一个技巧。这样制作的个性化托盘，如果确保足够的长度，就能够轻松地获得终印模。

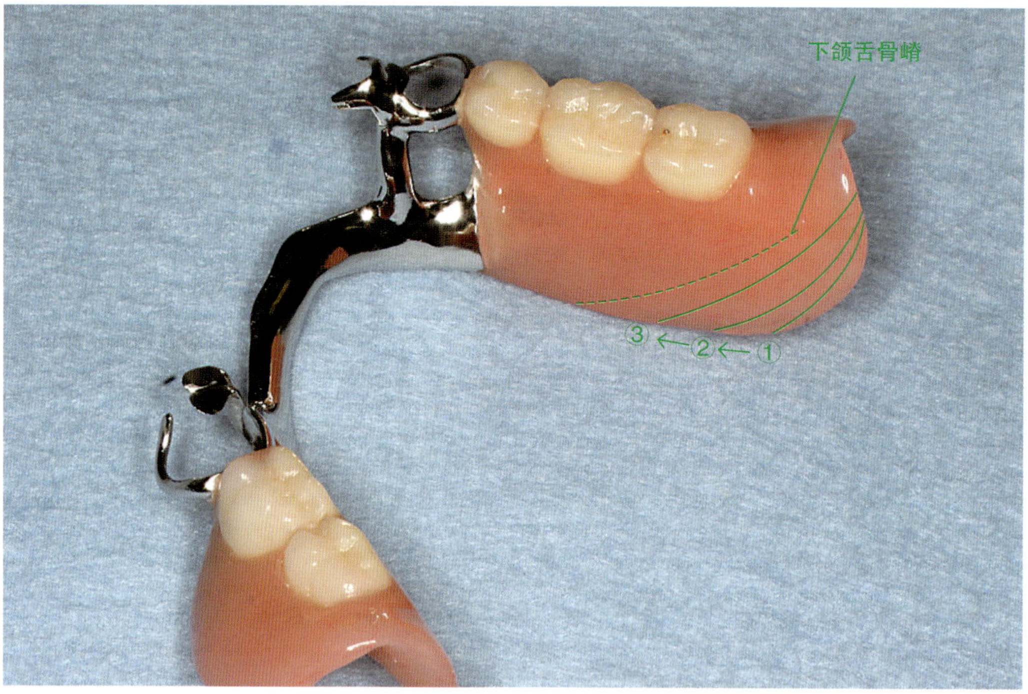

图3–84　通过在基牙放置卡环固位的局部义齿，当患者主诉有异物感时，只要越过了下颌舌骨嵴，①→②→③向后方慢慢缩短也没有问题。

图3–85a～c　战略性地制作个性化托盘的技巧。

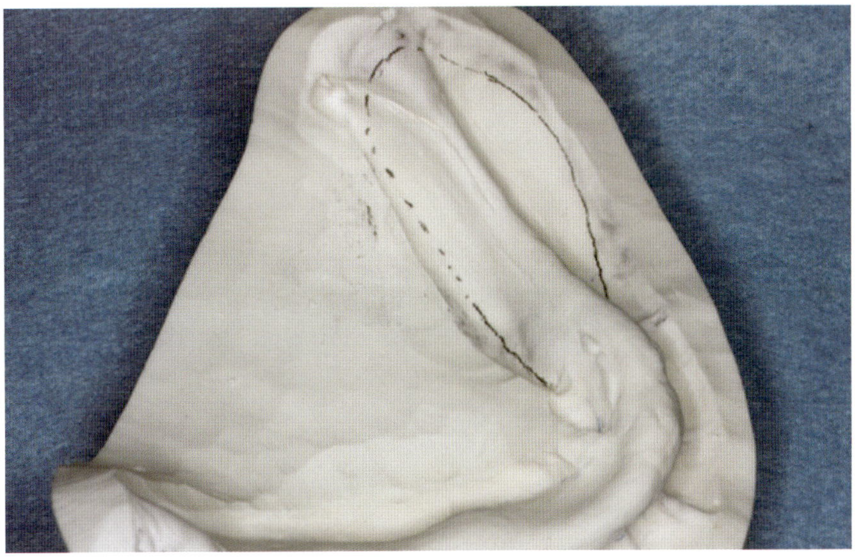

a：初始印模中舌侧后缘的印模不足。

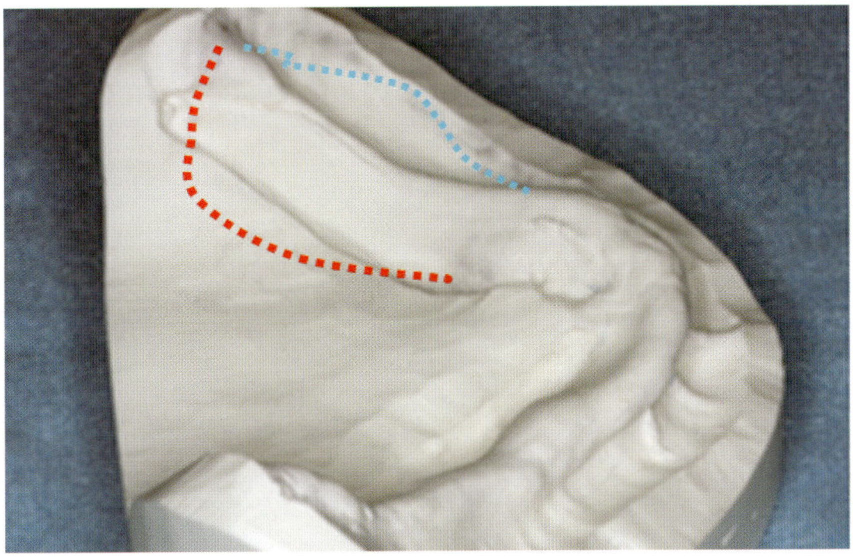

b：根据水平原则，想象一下基托的外形。

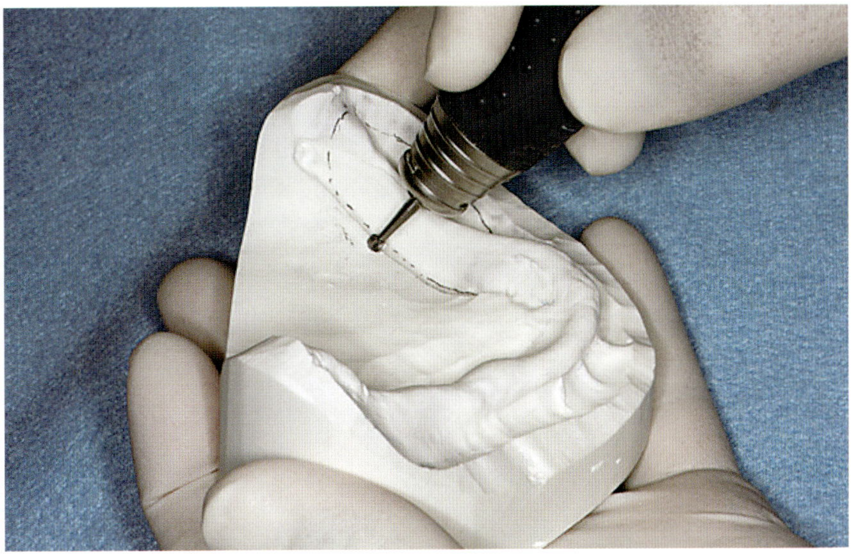

c：用车针切削模型至水平的深度。

预测试6　颊舌侧的深度是否合适

问题

接下来的确认点是比较颊舌侧的深度（图3-86）。你认为舌侧过深吗?

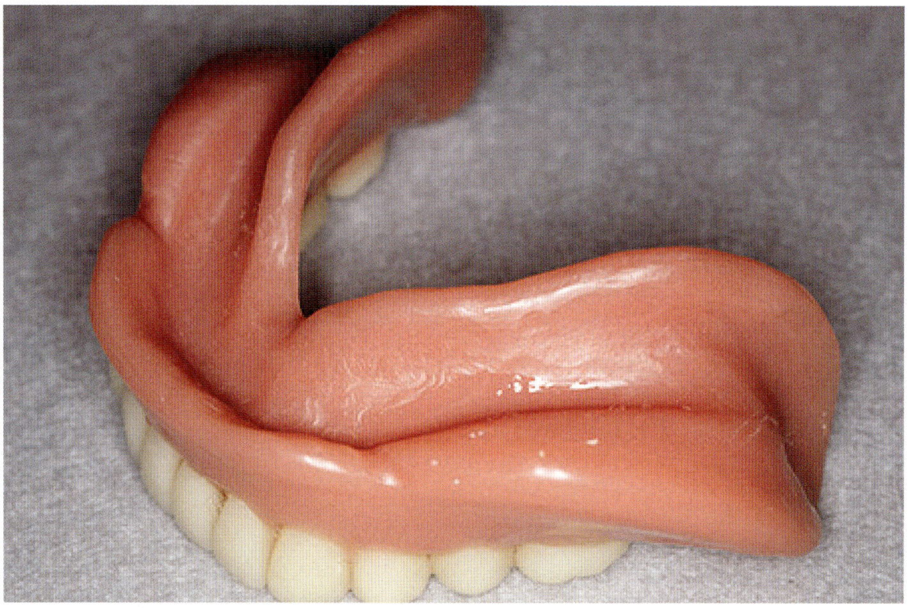

图3-86　比较颊侧和舌侧的深度。

回答

对比颊侧，舌侧过深。观察舌下腺部附近，下颌义齿的颊侧和舌侧的基托边缘深度几乎相同。

图3-88是具有适当基托外形的不同病例。用这个外形与图3-87比较，差异就很明显了。如果舌不是特别的后退位，颊侧和舌侧的深度没有太大的差异。义齿装入口内，确认舌在息止颌位时舌下腺部的深度。

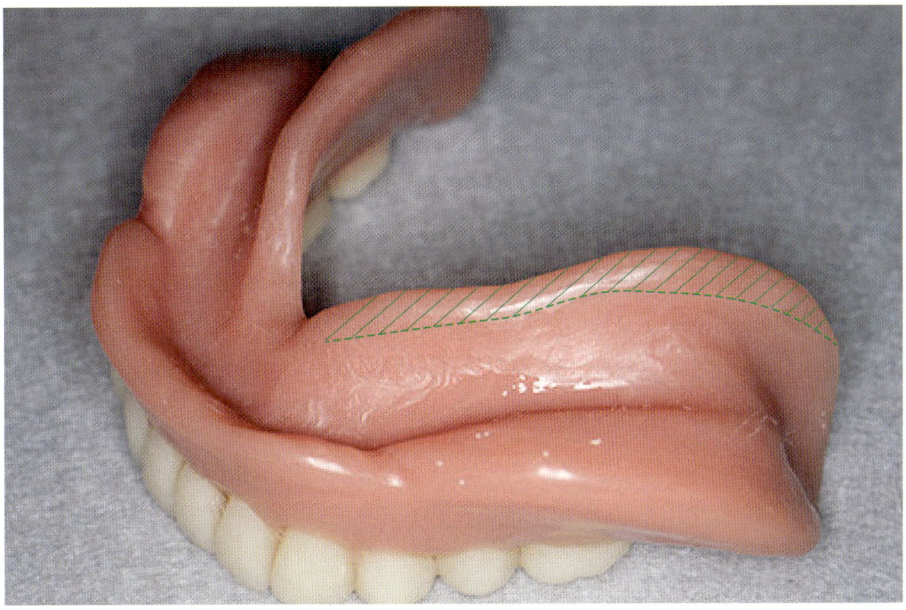

图3-87　舌侧比颊侧深。斜线部分不需要。

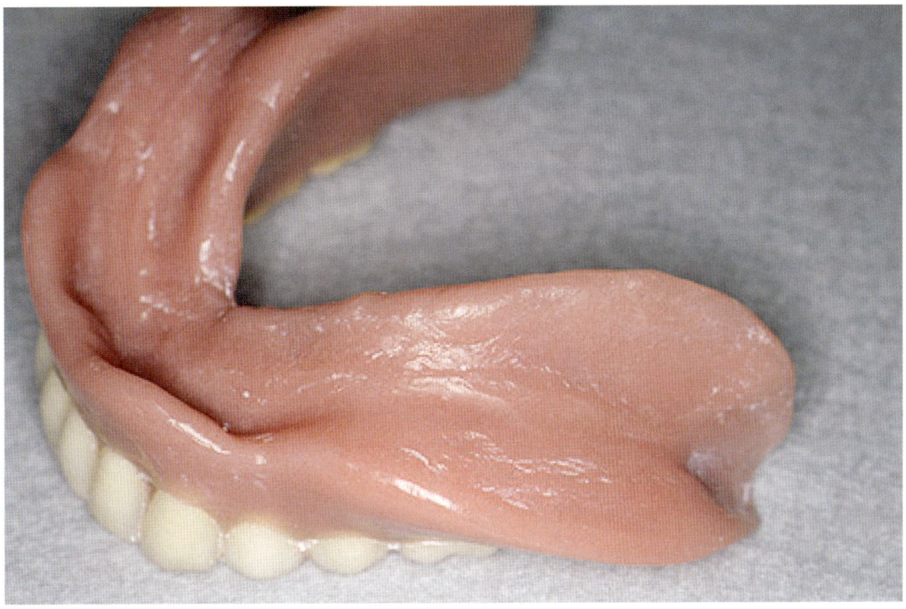

图3-88　具有适当基托外形的义齿。观察舌下腺附近，颊舌侧的深度几乎相同。

解说 对下颌义齿颊舌侧相对深度的考量。

7-2 颊舌侧的深度比较

在舌下腺部附近判断颊舌侧基托边缘，一般是深度几乎相同（**原则9**）。如**图3-89**所示舌侧深的话，应该怀疑基托边缘过长。当然，偶尔也有在舌后退位舌侧深的病例。由于口底的深度随舌的位置、运动而发生各种各样的变化，所以判断起来比较困难。即使这样，观察义齿时，一边想“会不会太长了”，一边看口内的话，就非常容易判断了。

头脑中先有个印象，如果义齿形态偏离了这个印象，就要考虑是否有什么错误，这样在口内观察就会看起来更清晰。这样就能立刻判断出**图3-89**有点奇怪。在牙槽嵴吸收明显的病例中，好像有很多医生抱着一定要把舌侧取得深一点的观念。

图3-90为再次观察的CT图像。舌侧边缘从下颌骨明显分离的情况很清楚。从义齿空间的概念看，这个部分未来是多余的。特别是考虑到下颌舌骨嵴区域在息止颌位状态时软组织也有空间，应该将其控制在必要的最小限。另外，因为舌侧边缘没有下颌骨衬底，你应该也能理解，无论怎么延长，支撑咬合力的支持能力都不会增强。

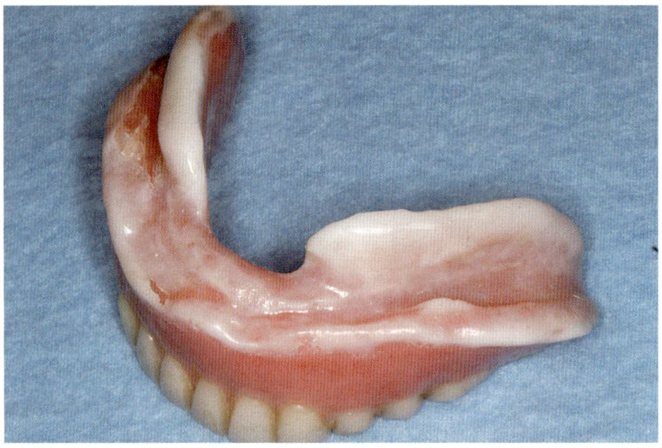

图3-89 舌侧基托边缘明显比颊侧深。能够明显判断很奇怪。

原则9

下颌颊舌侧的判断

下颌义齿颊舌侧基托边缘深度几乎相同。

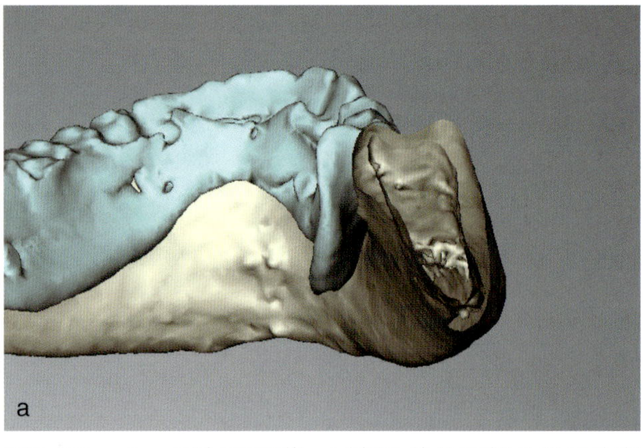

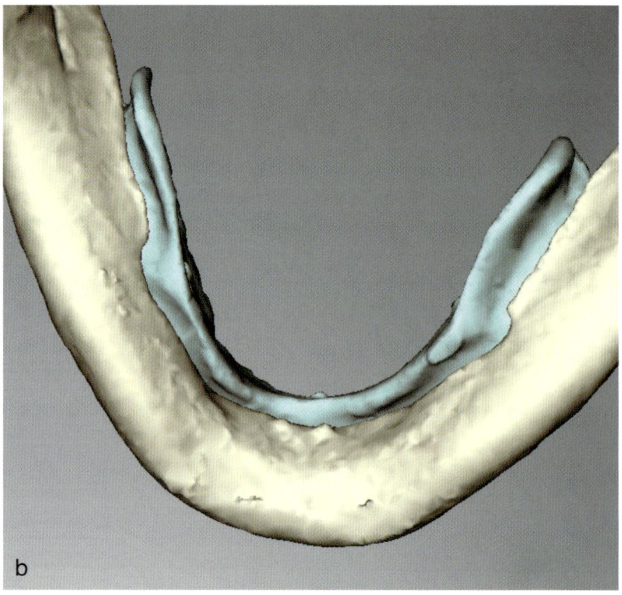

图3-90a，b 观察CT图像，舌侧边缘从下颌骨明显分离的情况很清楚。舌侧无论怎么延长都不会增强支持。

8 追求更高层次、更精巧的义齿

预测试7　S形曲线有改善的余地吗

问题

观察图3-91和图3-92的两个病例，它们共同的问题是什么？虽然没有什么特别不好的地方，但如果以追求更高层次的义齿为目标，便还是有改善的余地。乍一看，S形曲线很明显。

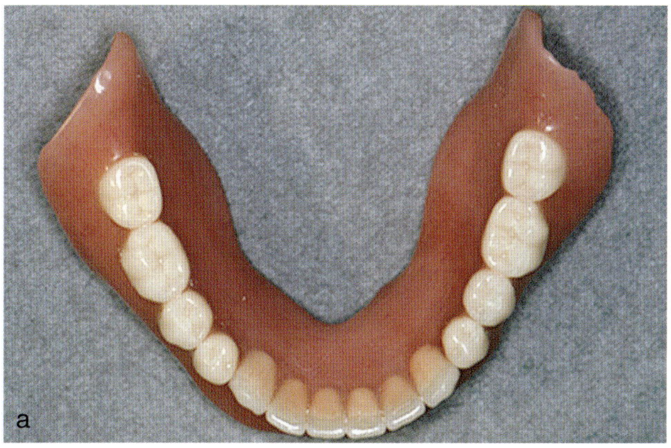

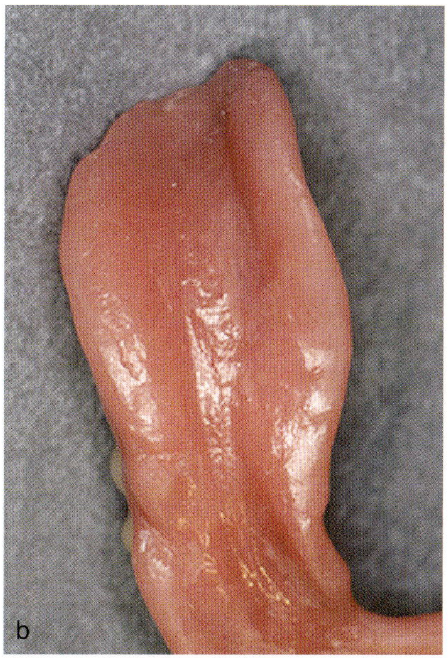

图3-91a，b　预测试7-1病例的义齿。

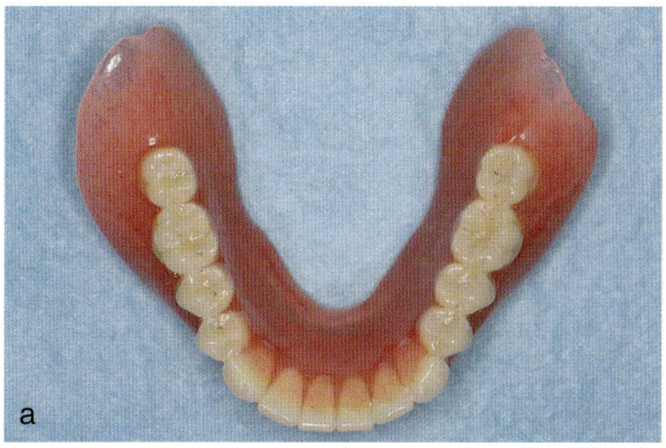

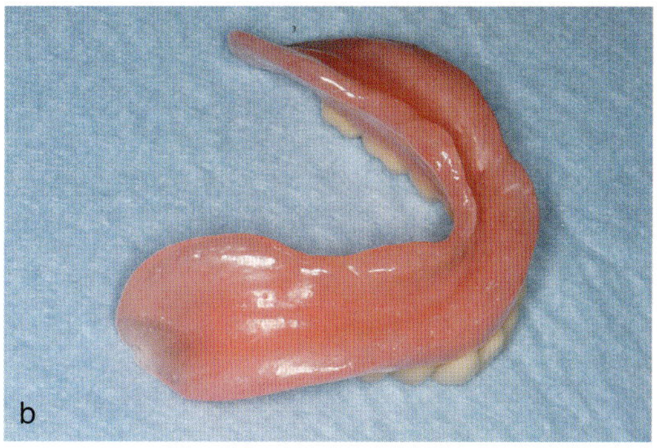

图3-92a，b　预测试7-2病例的义齿。

回答　在S形曲线明显的情况下，下颌舌骨嵴区域后方还有很大可能更短。

义齿的大小应该保持在必要的最小尺寸。因此不是义齿空间的部分尽可能地缩小。下颌舌骨嵴区域变长，S形曲线明显。通过削除从黏膜面看起来向外卷曲的部分，成为更精巧的异物感少的义齿（图3–93）。

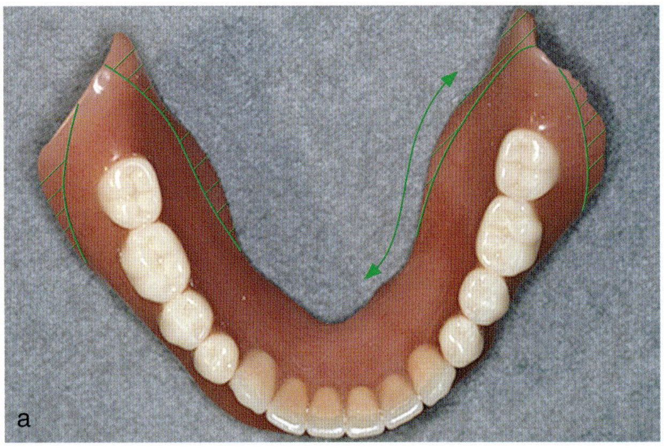

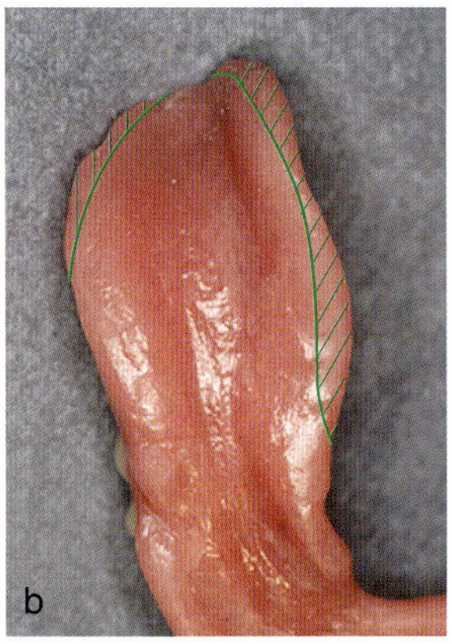

图3–93a，b　调整前的新义齿。S形曲线稍强。从黏膜面观察，在下颌舌骨嵴区域外侧存在看起来卷曲的部位。

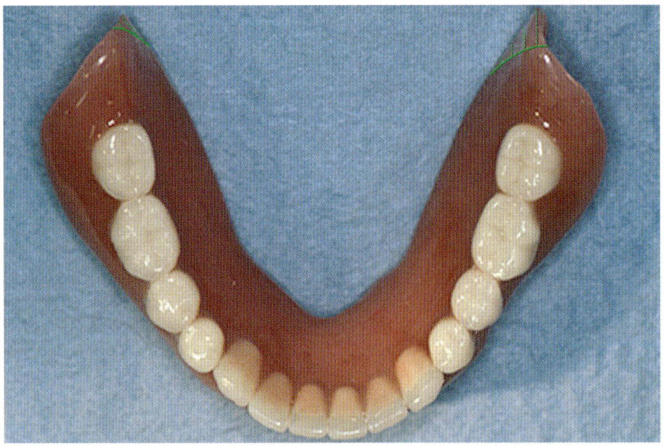

图3–93c　调整后的新义齿。S形曲线已经缓和。只是，下颌舌骨肌后窝还有削除的余地。

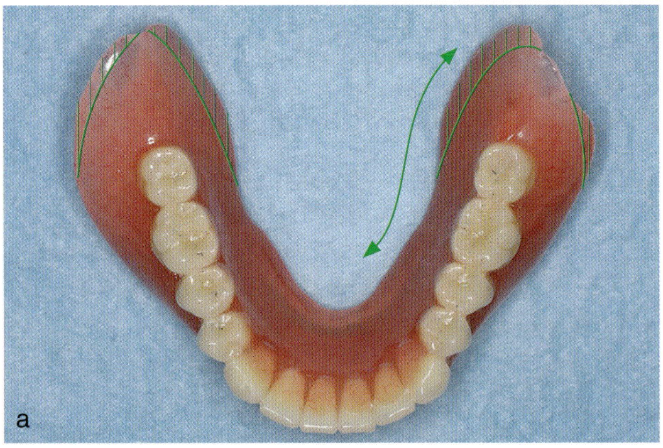

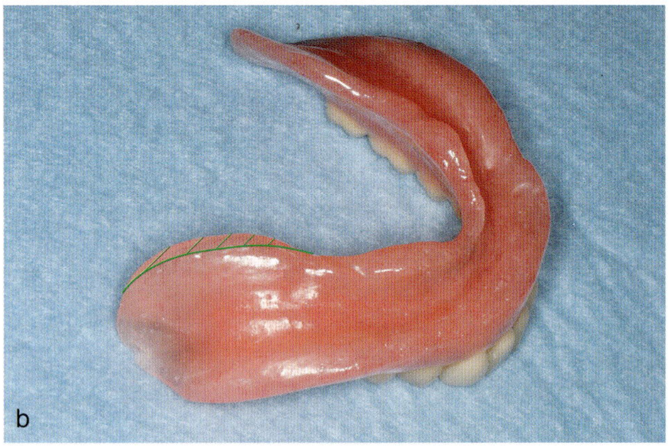

图3–94a，b　预测试7–2病例的义齿。S形曲线稍强。从侧面观察黏膜面，下颌舌骨嵴区域在舌下腺稍深处，并向口底方向水平延展。斜线部分是不需要的。

解说　根据S形曲线的强度重新考虑边缘的长度。

8-1　S形曲线的强度

如前所述，S形曲线在下颌舌骨嵴区域，为了不妨碍吞咽，舌骨肌的运动向舌侧伸展。

另外，牙槽嵴吸收越大，S形曲线越明显。牙槽嵴吸收严重时，吞咽可见口底接近牙槽嵴顶，上抬的压力也增加。因此，基托边缘比一般的病例倾斜得更厉害，应在水平方向上延长。

在此，让我们关注和思考越过下颌舌骨嵴的基托边缘的长度。该部位的长度越长，就好比杠杆的"力臂"越长，因此在下颌舌骨肌收缩和松弛时，受到的影响就越明显。当下颌舌骨肌收缩时，义齿所呈现的S形就需要形成更明显的弯曲（**图3-95**）。

然而，如果该部位的长度较短，S形曲线就会变得相对平缓（**图3-96**）。正如前面提到的，这个地方本身在松弛时就存在一定间隙，因此没有必要将其设计得过长。此外，如果口腔底部的抬升压力较大，那么更应该将其设计得短一些，以尽量减少其受到的影响（**图3-97**）。

如**图3-98**和**图3-99**所示，从黏膜面观察在水平方向的展开，如果我们削除那些看起来卷曲的部分，义齿就变得更加精巧。像这样S形曲线明显的情况下，舌侧边缘有变得更短的可能性，可以追求更优质的义齿。

反过来想，正是因为下颌舌骨嵴之后的部分在口内视野不佳，许多医生才会感到不安。但实际上，这一部分并不需要过度干预[21]。

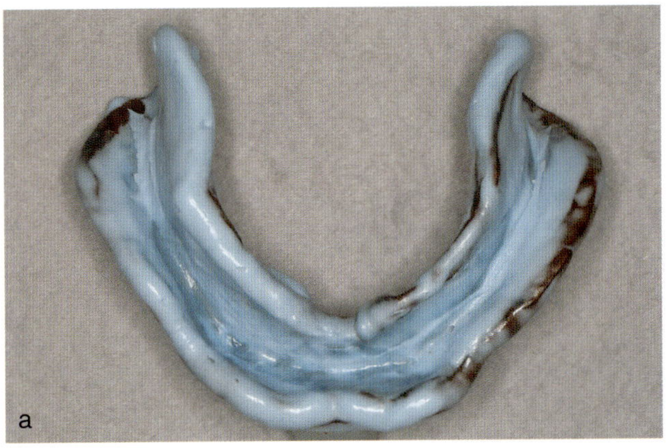

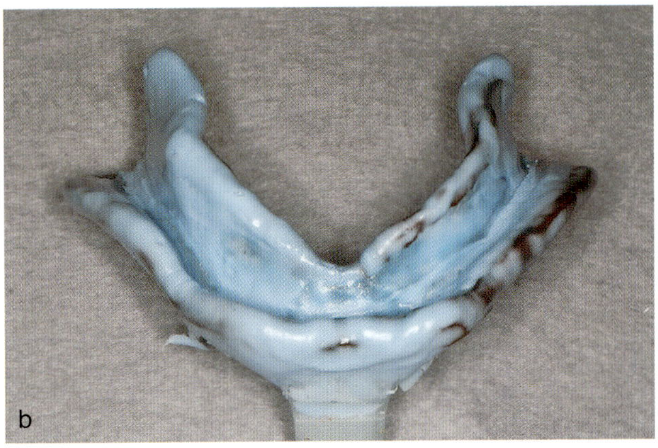

图3-95a，b　下颌的精密印模。下颌舌骨嵴区域面向口底大开，因此S形曲线明显，还有改善的余地。

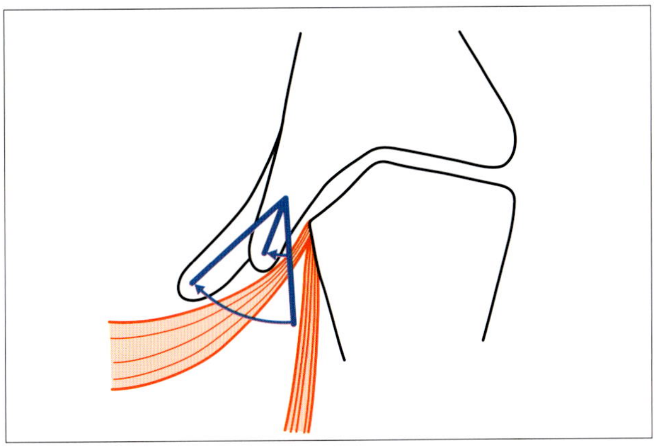

图3-96　为了避免下颌舌骨肌收缩时的影响，下颌舌骨嵴区域的边缘长度对其功能影响显著。如果边缘较长，为了避免下颌舌骨肌收缩时的影响，需要将其向外侧大幅扩展。相反，如果边缘较短，下颌舌骨肌收缩时（如在吞咽时）的影响较小，相对而言，即使不向外侧扩展，也不会出现太多问题。

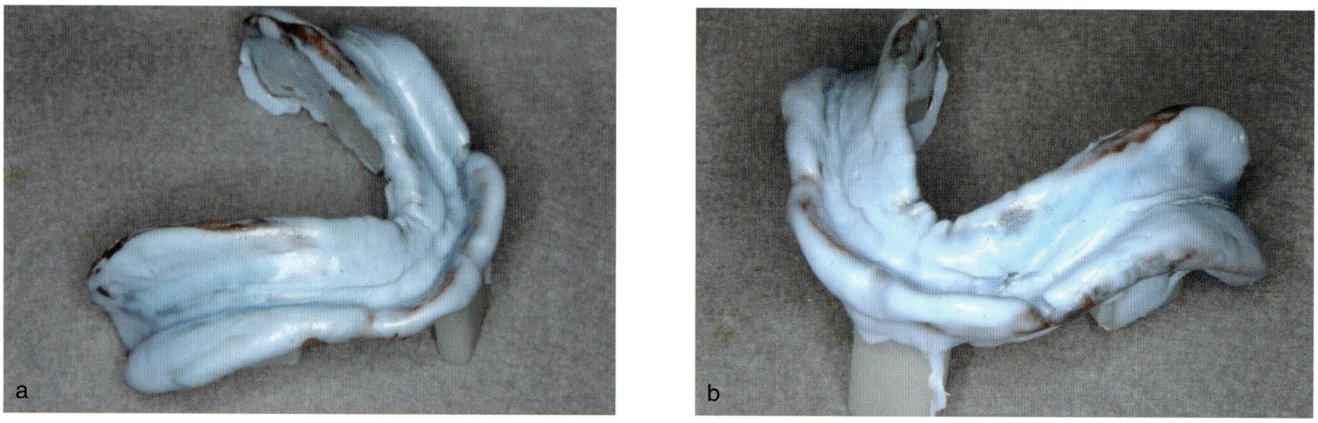

图3–97a，b 如果下颌舌骨嵴区域的延长被控制在最小限，当形成肌肉压力时，即使指示患者做功能运动，获得的印模的S形曲线也比较平缓。

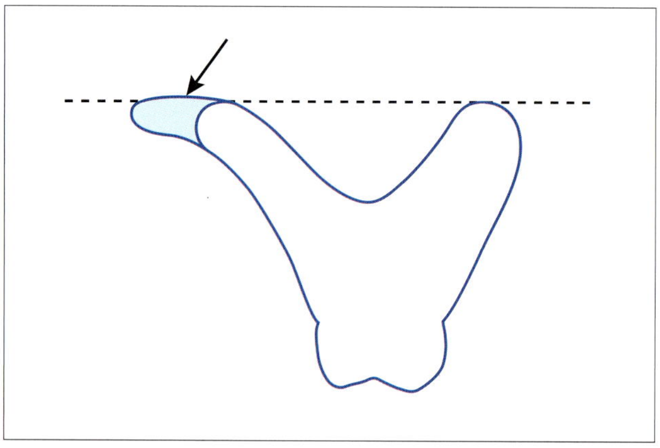

图3–98 下颌舌骨嵴区域的边缘，如斜线部（如箭头所指），从黏膜面观察水平方向上那些看起来卷曲的部分是可以削除的。

图3–99a，b 预测试7–2病例的义齿。削除水平方向上延伸的部分。

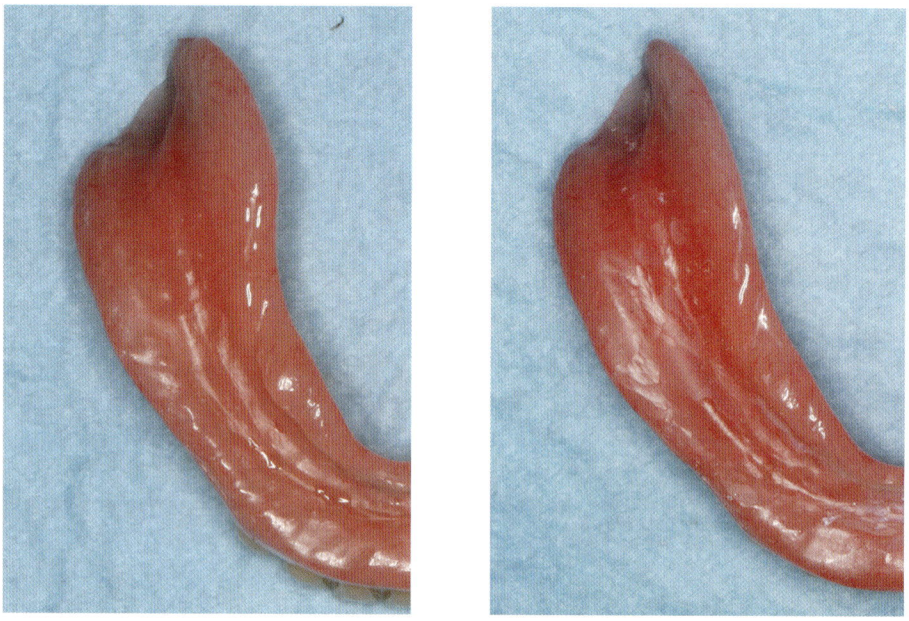

a：调整前。

b：调整后。

如图3-100所示的病例，牙槽嵴吸收明显。可见口底高于牙槽嵴顶，就好像口内被巨大的舌填满了一样。这个病例由临床经验丰富的牙医所做，误解了下颌的牙槽嵴吸收导致舌侧基托边缘异常增厚。如前所述，在脱离了骨支撑的舌侧基托边缘不要过厚。相对的，下颌唇侧过短，基托边缘没有延长到颏结节。比较新旧义齿，可以理解，他们是如何强行采取了不必要的部分（图3-101，图3-102）。

需要反复强调，并不是因为牙槽嵴不好就要过度处理舌侧。

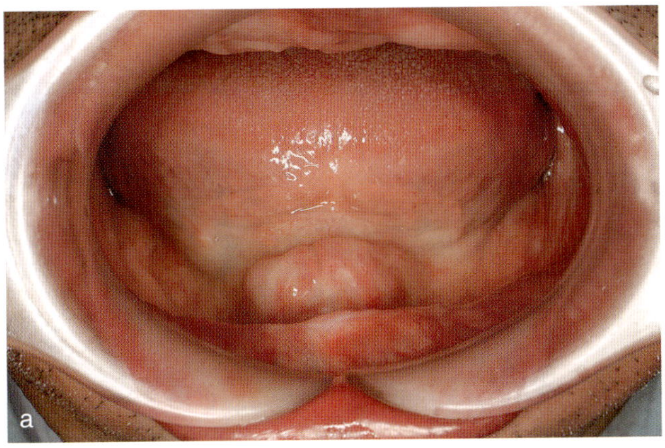

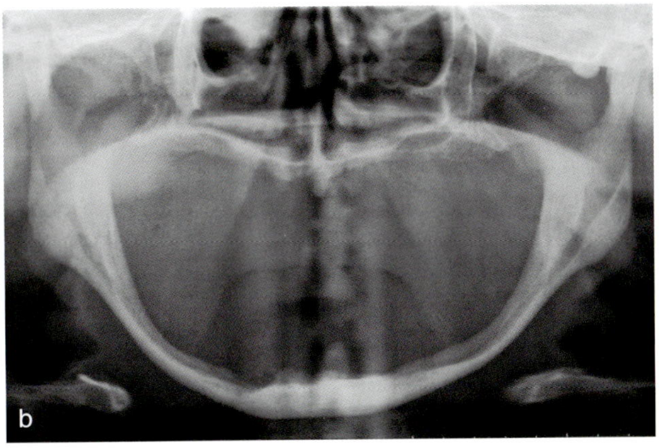

图3-100a，b　牙槽嵴吸收明显的病例。a：口内照片，b：全口曲面断层片。

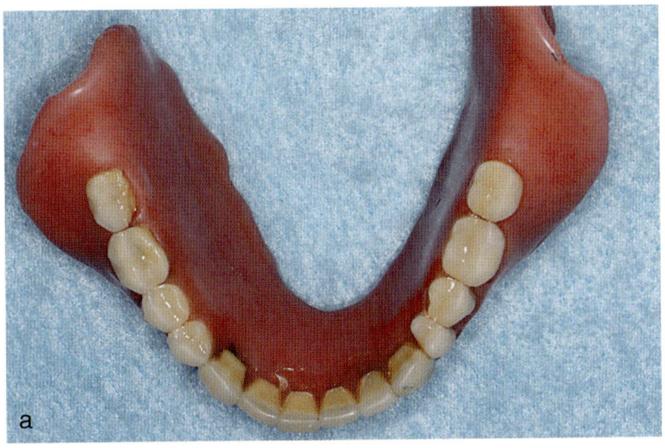

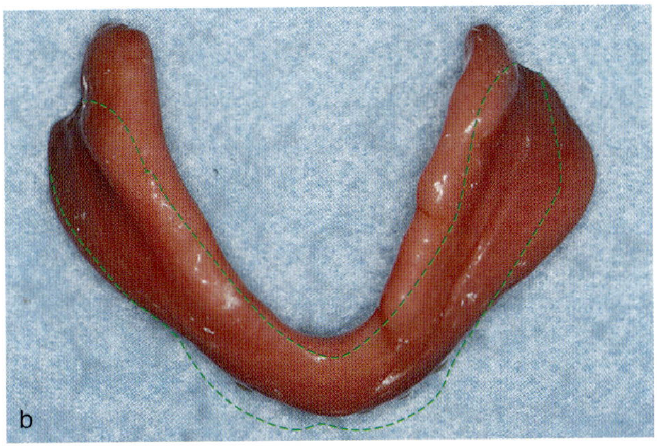

图3-101a，b　旧义齿的照片。虚线是合适的外形。舌侧太大，唇侧延长不足。

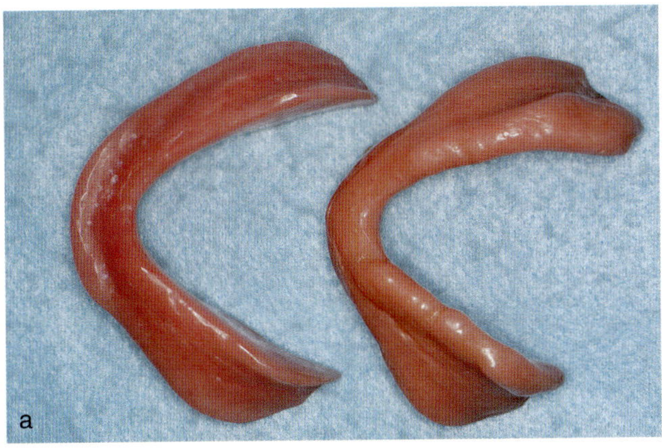

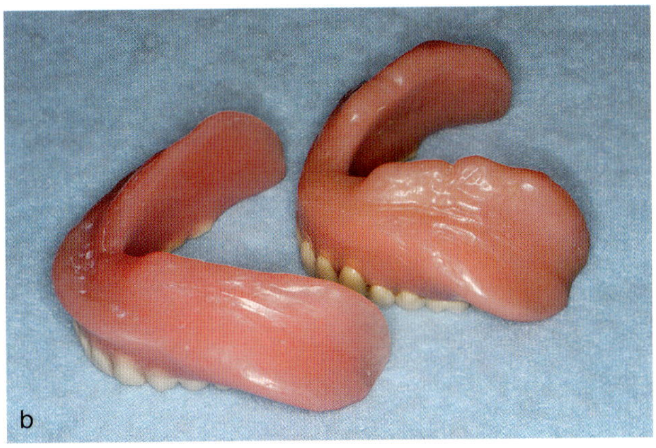

图3-102a，b　新旧义齿的对比照片。a：黏膜面观（左：新义齿；右：旧义齿），b：义齿的侧面观。旧义齿的舌侧边缘异常增厚，并且变长。

9 ▶▶▶▶ 舌系带和颏结节

9-1 舌的运动方向决定舌系带

位于下颌舌侧正中的舌系带（Lingual Frenum），在安静状态下位置较低且不明显，但在舌运动时会以较宽的皱褶形式显现（图3-103）。由于舌的运动非常活跃，有必要准确避开这里。

但是，过分避开会导致舌下腺的基托边缘短而不能确保边缘封闭。例如，取模时让舌过于前伸会造成边缘过度短缩。因此，用舌尖抵住上腭，像这样把舌头抬起来比较好[21]（图3-104）。在印模和义齿上舌系带形成宽带的情况多（图3-105）。

舌系带在下颌附着部的黏膜下方是颏结节（Genial Tubercle）。这里也是颏舌肌和颏舌骨肌的起始点。颏舌肌呈扇形，广泛分布于舌背形成舌。随着牙槽嵴吸收的加剧，颏结节也多见于高于牙槽嵴顶的位置。此处的基托边缘又短又薄，每次义齿活动时都会碰撞，产生疼痛。

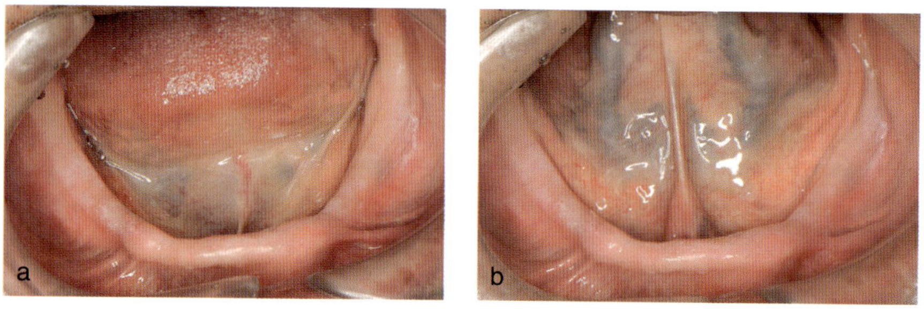

图3-103a，b　舌系带在安静状态下位置较低且不明显，但在舌运动时会以较宽的皱褶形式显现。

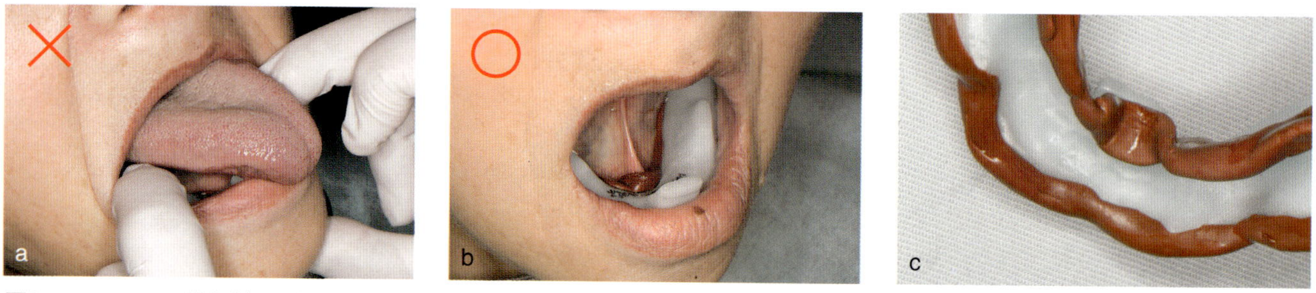

图3-104a～c　下颌舌侧正中部的取印模方法。a：舌过于前伸会造成边缘过度短缩。所以不能过度前伸。b：用舌尖抵住上腭，像这样把舌头抬起来比较好。c：完成。

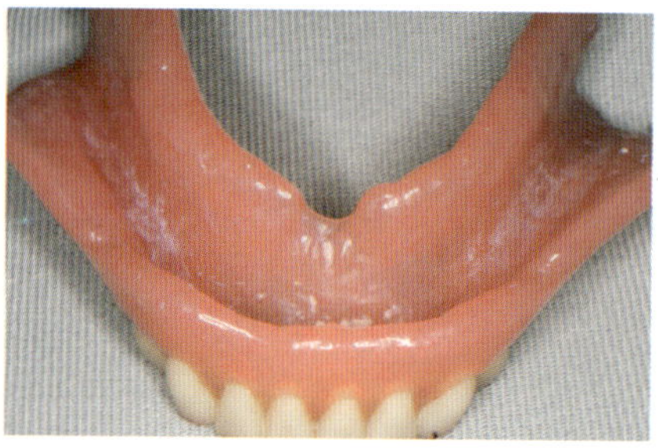

图3-105　在印模和义齿上舌系带形成宽带的情况多。

图3-106为牙槽嵴吸收明显加剧的病例。颏结节部可见创伤性溃疡。全口曲面断层片显示不清，CT图像可见明显的骨突起。使用中的义齿尽管从前磨牙往后的舌侧边缘相当长，但到颏结节就戛然而止了。

新义齿的舌侧浅，用舌抵住上腭使其运动，将颏结节视作墙壁，沿着这面“墙壁”向上，细心地获取具有一定厚度的印模。

图3-106a～f 牙槽嵴吸收明显加剧的病例。

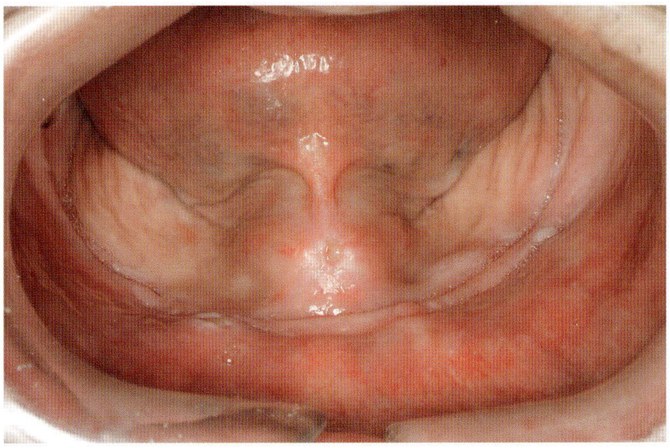

a：在颏结节部可见创伤性溃疡。

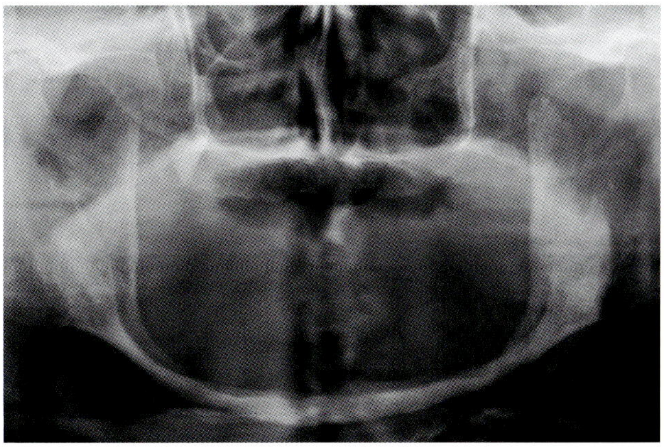

b：全口曲面断层片上颏结节不明显。

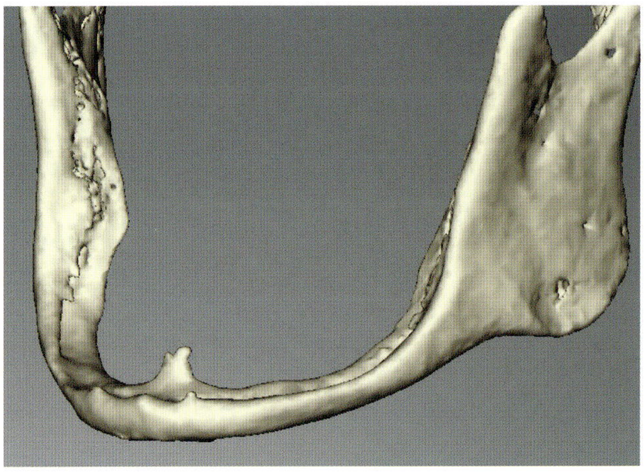

c：在CT图像上，颏结节部可见清晰的骨突起。

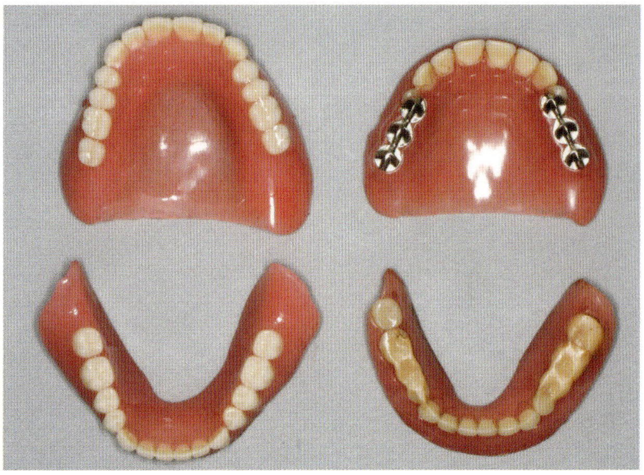

d：新旧义齿的咬合面观。

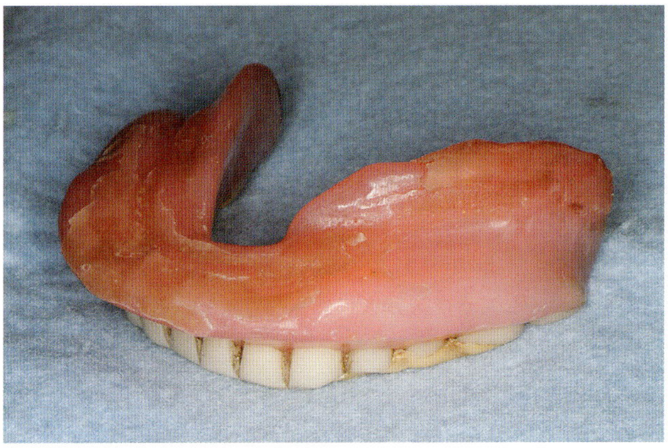

e：旧义齿的舌侧边缘过长。

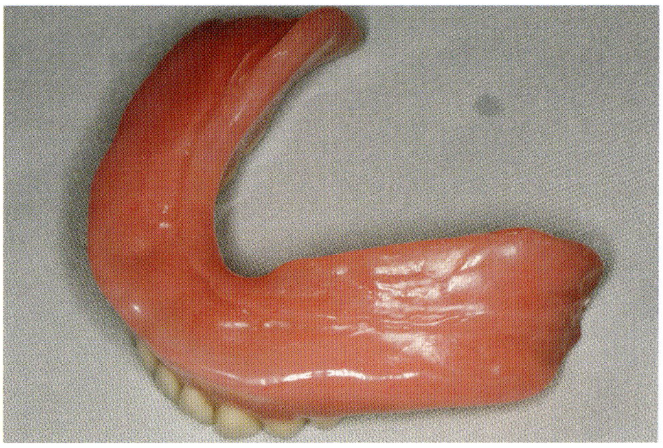

f：新义齿。

10 下颌义齿外形总结

检查义齿形态时，按照这样的流程进行：先从后缘部开始，比较左右颊侧的形态，检查向唇侧延长的程度。接下来检查舌侧，首先确认舌下腺的长度和厚度，以此为基准检查后方的下颌舌骨嵴区域的形态。

以下内容，请一边看图3–108，一边复习下颌义齿的特征。

后缘延伸到磨牙后垫的1/2～2/3。

颊棚的后方2/3处最宽，向着磨牙后垫的方向大约45°切入（图3–108）。

外斜线可作为颊棚宽度的参考，有时可以延伸至该线，有时则不必，即使在它之前的位置也是可以接受的。

在唇侧以覆盖左右的颏肌的起点为标准。

在舌侧，舌下腺部是维持固位的关键。以静止时舌头的位置为基准，轻压舌下腺以获得边缘封闭。在这里要确保有一定的厚度。

下颌舌骨嵴区域越过下颌舌骨嵴，且吞咽时为了不阻碍下颌舌骨肌的运动而外展。因为这里是不受牙槽嵴吸收影响的部位，厚度控制在最小限。舌从外侧盖住，必须确保舌侧有足够的研磨面以维持固位，但要避免过度延伸，应该从舌下腺部开始几乎水平地过渡作为目标。向下颌舌骨肌后窝的延伸控制在最小限。舌侧全部呈现出平缓的S形曲线。另外，全口义齿由义齿空间和非义齿空间两部分组成（图3–107）。将非义齿空间的部分控制在必要最小限是最重要的。

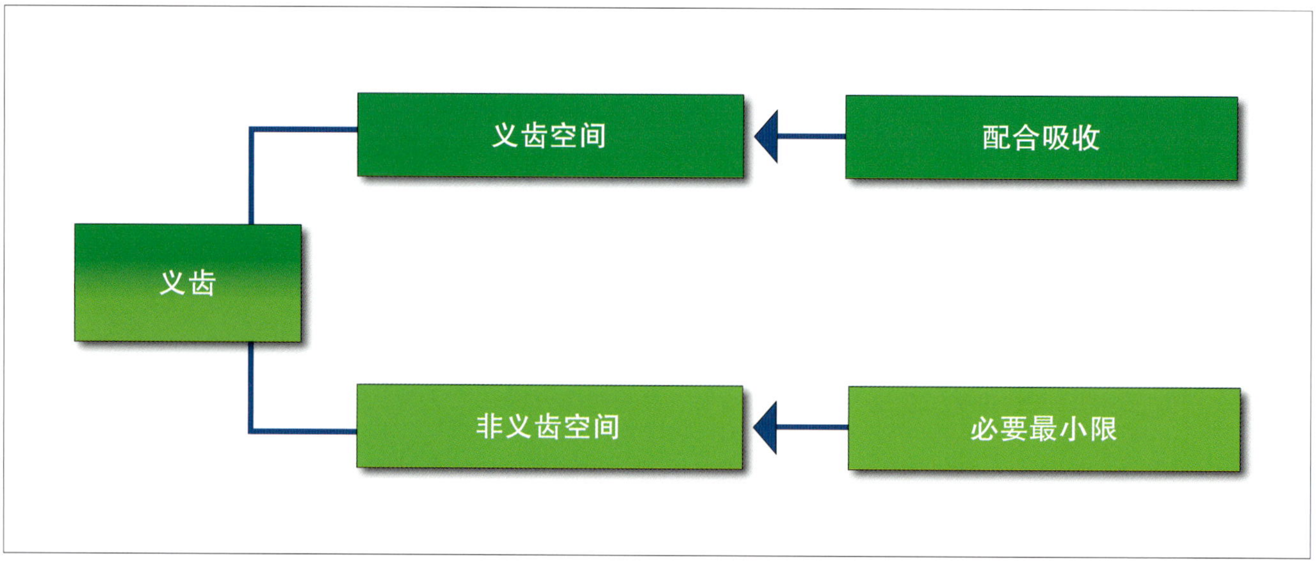

图3–107　全口义齿的构成要素[22]。

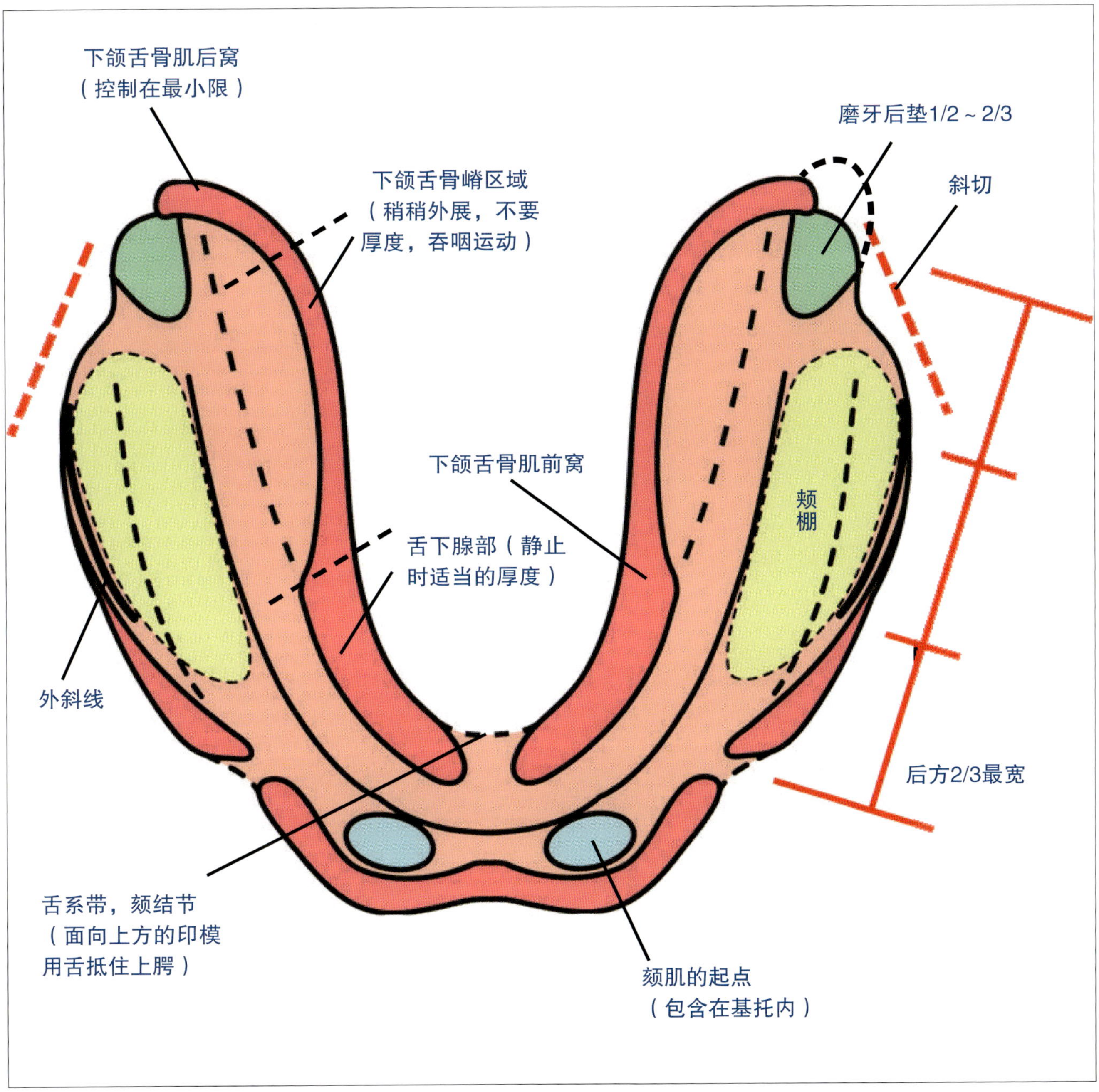

图3-108　下颌义齿的特征。

参考文献

[1] 長尾正憲，小林賢一，鈴木哲也.無歯顎の印象.東京：口腔保健協会，1993.

[2] 小林賢一.総義歯臨床の押さえどころ.東京:医歯薬出版，2001.

[3] 早川　巖.コンプリートデンチャーの理論と臨床−総義歯をイメージする−.東京：クインテッセンス出版，1995.

[4] DuBrul EL. Sicher's oral anatomy 7th ed. St. Louis:CV Mosby Co, 1980.

[5] Levin B. コンプリートデンチャーの印象（長尾正憲監訳）. 東京：クインテッセンス出版，1985.

[6] Zarb, GA and Bolender CL. Prosthodontic Treatment for Edentulous Patients:Complete Dentures and Implant-Supported Prostheses. 12th ed. St. Louis:CV Mosby Co, 2004.

[7] 阿部二郎，小久保京子，佐藤幸司.4-STEPで完成　下顎吸着義歯とBPSパーフェクトマニュアル. 東京:クインテッセンス出版，2011.

[8] 上条雍彦.口腔解剖学２　筋学.東京:アナトーム社，1966.

[9] Watt DM, MacGregor AR. Designing complete dentures. W.B. Saunders:Wrigh, 1976.

[10] Block MS, Kent JN, Guerra LR. Implant in Dentistry. St. Louis:CV Mosby Co, 1997.

[11] 上条雍彦.口腔解剖学１　骨学.東京:アナトーム社，1965.

[12] 阿部晴彦.診査・診断に基づく総義歯の臨床.東京：クインテッセンス出版，2009.

[13] Beresin VE, Schiesser BS. The Neutral Zone in Complete Dentures. St. Louis:CV Mosby Co, 1973.

[14] 鈴木哲也，古屋純一.シンプルに決める下顎総義歯の印象採得.前編　理論編.QDT Art & Practice 2011；36:499-509.

[15] 松本直之　編.無歯顎補綴の臨床Q&A　成功のための問題点と対策.東京:医歯薬出版，2006.

[16] Levin B.総義歯の臨床−Question & Answer−.東京:書林，1978.

[17] Lawson WA. Influence of the sublingual fold on retention of complete lower dentures. J Prosthet Dent 1961; 11:1038-1044.

[18] 小林賢一. チェアサイドにおける義歯修理の押えどころ.東京: 医歯薬出版，2007.

[19] Schreinemarkers J（都留・監訳）：シュライネマーカスのシステマティックコンプリートデンチャー　東京：クインテッセンス出版，1981.

[20] 市川哲雄，北村清一郎. 総義歯を用いた無歯顎治療−口腔解剖学の視点から−. 東京：クインテッセンス出版，2004.

[21] 古屋純一，鈴木哲也. シンプルに決める下顎総義歯の印象採得　後編　実践編. QDT Art &Practice 2011;36: 643-655.

[22] 鈴木哲也，大木明子. 全部床義歯補綴の床形態に関する統一見解. 日補綴会誌　2016;1:18-23.

第4章

实践：义齿的安装和调整的原则

1 义齿调整的必要性和妥当性

1-1 义齿基托的调整是应该羞耻的行为吗

被誉为名医的牙科专家曾自信地表示："我制作的义齿在安装后，即便偶尔需要调整咬合关系，但无须修改义齿边缘和组织面。"另外，也有医生说："由于在形成肌肉压迫时就决定了边缘的长度，所以试戴后不需要再去打磨基托边缘。"若试戴时需要调整基托边缘，说明在制作过程中出现了问题，所以很多医生认为调整基托是难接受的行为。

但是，作者认为即使中途的步骤妥当、合适，也需要调整。现在MMA树脂已经出现半个多世纪了。尽管有加热固化、室温固化和光固化等不同的固化方法，但它们的物理性质与50年前基本完全相同。遗憾的是，由于材料本身的限制，我们无法将材料固化时的变形完全控制到零。另外，虽说是功能印模，也不过是印模材料固化过程在口内捕捉到的某一瞬间的形态。

在这里，我们不讨论无压力和选择性加压的理论。但可以肯定的是，无论使用多少组织调节剂来获取功能印模，我们都无法完全控制基托下黏膜的变形。

基托下黏膜对患者的身体状况非常敏感，并且会每日发生变化。此外，从更长的时间跨度来看，牙槽嵴吸收等在口内的经时变化也是不可避免的。

原本为了采集功能印模需要指示患者做各种动作，但是不能期待高龄患者能够按照医生的指示活动舌、脸颊和口唇。

如前所述，如果患者拥有较为丰满的下颌牙槽嵴、口腔黏膜也有足够的厚度，并且是相对年轻的无牙颌患者，即使不进行调整也是可行的。但是，对于黏膜菲薄、唾液减少、牙槽嵴明显吸收等有很多问题的现代高龄无牙颌患者来说，调整是不可避免的[1-2]。

然而，即便必须进行义齿边缘或组织面调整，情况也是完全不同的：①是将其视为理所当然的常规操作而大刀阔斧地进行修改；②还是因为中间步骤不熟练而懊恼地修改；③抑或是盲目地修改；④又或者是因为认为患者有问题而直接放弃。

本书的主题是在有限的时间内取得最大的效果。这样一来，如后述的舌系带部等能够简单地合在一起的部位，如果在安装时确定为进行调整，则在取模时只需考虑整体的平衡即可。

不拘泥于细微之处，而是力求缩短印模采集时的椅旁时间，这种做法更具实用性。包括调整在内，首先确定自己的方法很重要。

以下是义齿安装的基本原则，按照：①安装前准备、②安装时的调整、③安装后调整的顺序进行介绍。

2 义齿安装前的准备事项

2-1 不要过于自信于自己的取模技术

技工室出厂的义齿是不能直接戴入患者口内的（图4-1）。首先要仔细观察义齿的整体外观，回想一下前一章的原则，检查基托外形的长度和基托边缘的形态，估计基托厚度是否有大的问题。

那些边缘明显过长或部位明显过厚的地方要提前修整。不同的取模方法及印模材料的使用可能会导致基托某些部位过厚。

采用功能印模法和流动性差的印模材料时需要特别注意（图4-2）。即使是取模时获得的印模，也要削除明显不妥当的部分（图4-3）。

义齿戴入前的准备

1. 调整边缘的形态、厚度：采用功能印模法，使用流动性差的印模材料时尤其要注意
2. 去除义齿组织面的微小突起：再现口内微细的褶皱、印模面和石膏面的粗糙

图4-1　义齿戴入前的准备。

图4-2a，b　使用中的义齿采用的功能印模法。

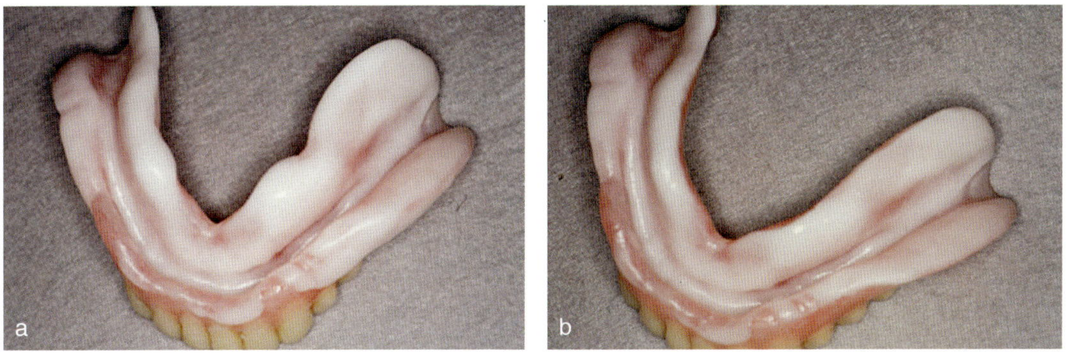

a：单纯依赖组织调节剂所获得的印模容易偏大、偏厚。b：术者调整成适当的厚度。

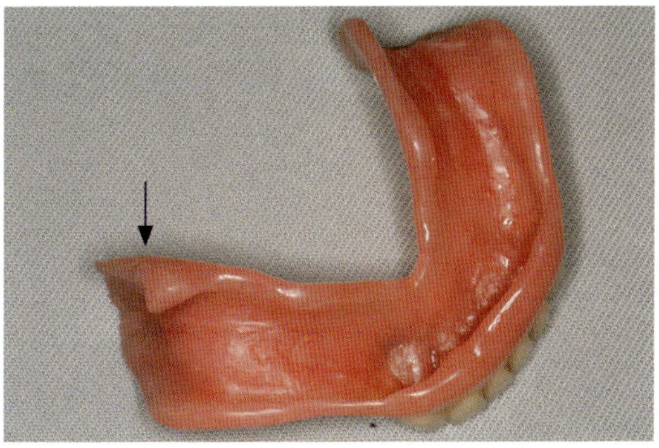

图4-3　即使是取模时获得的印模，也要削除不妥当的部分。箭头所示是印模材料进入下颌舌骨嵴下的倒凹部形成的突起，影响吞咽。

2-2 义齿组织面应相对光滑

接下来用手指仔细触摸义齿的边缘和组织面，检查是否有尖锐的凹凸和细小的突起（图4-4）。印模表面和石膏模型上的粗糙或气泡，几乎是导致这些问题的主要原因。必须削除掉以实现平滑过渡。这些凹凸中确实有一些是再现口腔中真实的微小皱褶（图4-4）。

不过，即使在这种情况下，也没有必要保留。考虑到树脂的聚合变形，我们认为树脂表面的凹凸很难与口内的褶皱完全吻合。而且义齿在口内发挥功能时一定是移动的。

众所周知，义齿在口腔中发挥作用时会发生移动，即使义齿组织面只有微微尖锐的地方，也会像砂纸一样，在义齿每次移动时摩擦黏膜而引起患者疼痛。

因此，义齿组织面应该是光滑的。说到这里，一定会有人问："义齿组织面可以抛光吗？"答案是"是"。当然，过度抛光会导致适合性下降，应该简单地用硬毛刷快速地刷一下。

与其思考，不如用指腹触摸是否有尖锐感作为判断标准。尖锐的地方一定要修整圆润（图4-5）。

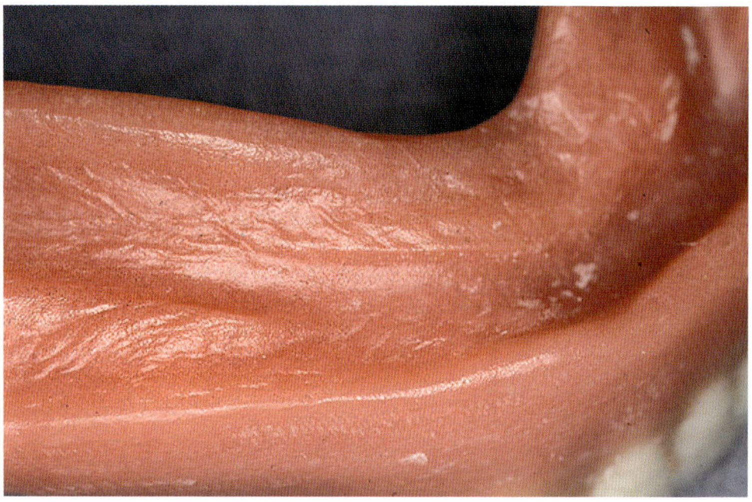

图4-4 即使再现了口腔中逼真的细微褶皱，但由于树脂的聚合变形，义齿也不可能与黏膜面完全吻合。

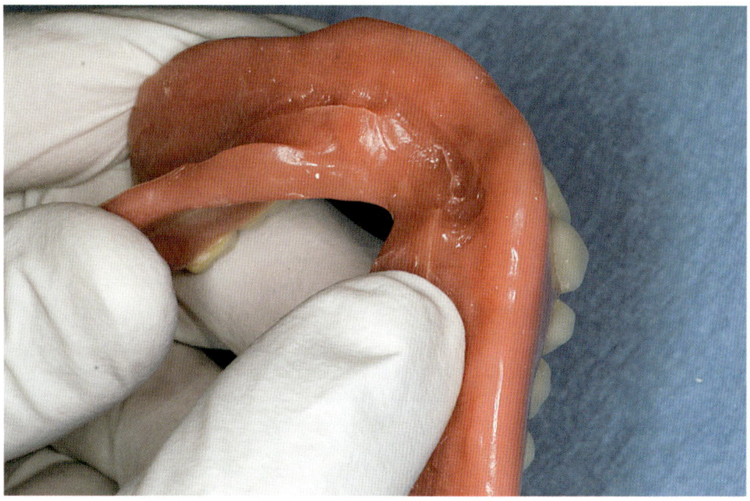

图4-5 用指腹触摸到的尖锐部分必须修整圆润。

3 患者戴入新义齿时的原则

3-1 确认义齿基托外形

建议从上颌开始试戴，容易获得信心。最先确认后缘部。在上颌唇侧和颊侧存在一个界限明确的黏膜反折部，可以根据它来判断。但是，没有黏膜反折部的义齿后缘必须由术者自己决定（**原则10**）。

确认Ah-线和后缘保持一致，不要过长（**图4-6**）。检查基托边缘是否被延伸超过翼上颌切迹（**图4-7**）。内侧翼突肌压痕部等也是过长的部位。

对下颌而言，同样从后缘开始确认。基本原则是，检查后缘是否达到磨牙后垫的1/2～2/3，检查从磨牙后垫到颊棚的过渡区是否适合（**图4-8**）。再确认是否如第3章所述，过度延伸到下颌舌骨肌后窝（**图4-9**）。

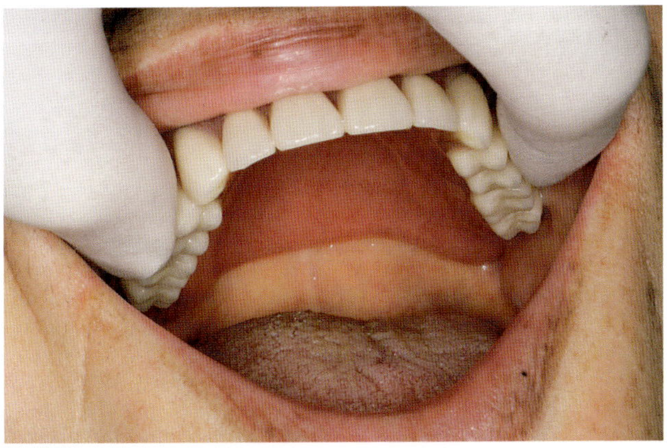

图4-6 确认上颌义齿的后缘。检查是否与Ah-线一致。

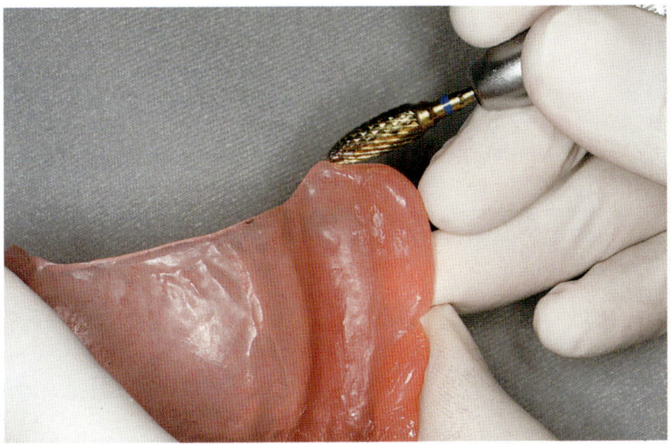

图4-7 检查基托边缘是否被延伸超过翼上颌切迹、是否可见内侧翼突肌压痕部等过长的部位。

原则10

义齿的大小由后缘决定

没有Ah-线、没有磨牙后垫、没有黏膜反折部的义齿，后缘由术者自己决定。

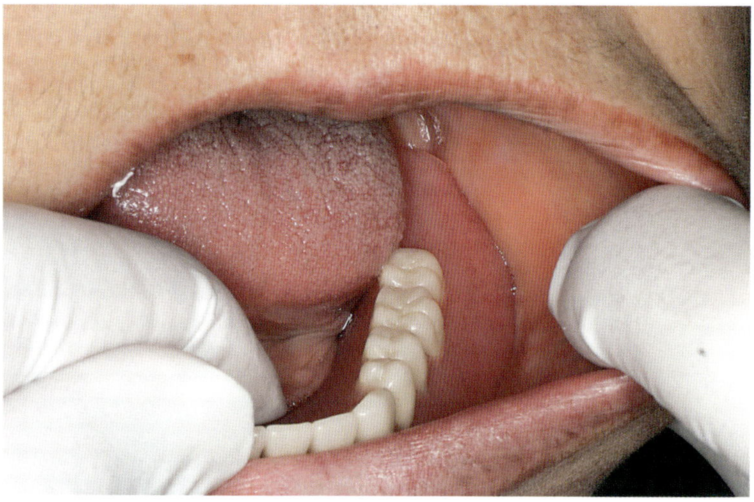

图4-8 下颌也从后缘开始确认。检查后缘是否到达磨牙后垫的1/2～2/3，以及从磨牙后垫到颊棚的过渡区是否适合。

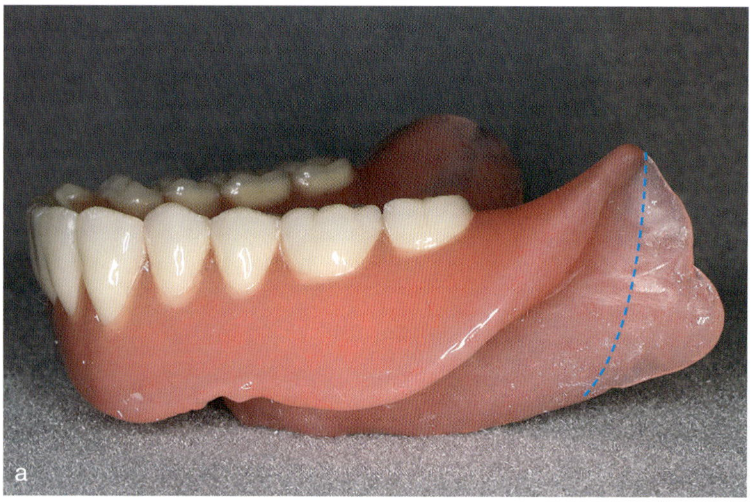

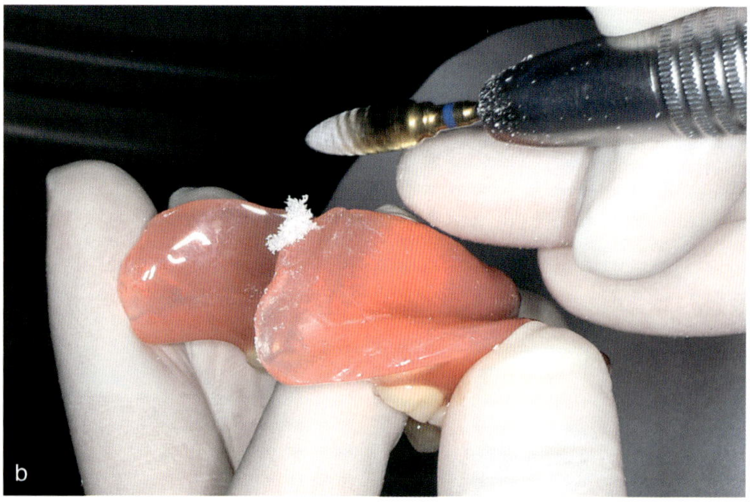

图4-9a，b 可见向下颌舌骨肌后窝的过度延伸。不需犹豫地削除。

3-2 义齿组织面的调整

接着使用组织调节剂检查义齿基托组织面的适合状态，并调整。义齿基托下黏膜厚薄不均匀，被压后位移量的多少取决于组织部位。

同时，在黏膜下即使仅有少量的骨尖或者隆起，也会造成咬合压力集中于此，夹在骨和义齿间的黏膜会产生疼痛和溃疡（图4-10）。

取模时，如果过度按压托盘，最终印模材料被弹开，使得印模面上部分露出个性化托盘体部，这种情况很可能意味着在取模过程中同样对基托下黏膜施加了过度的压力（图4-11）。需要仔细检查这些部位，并进行必要的调整。

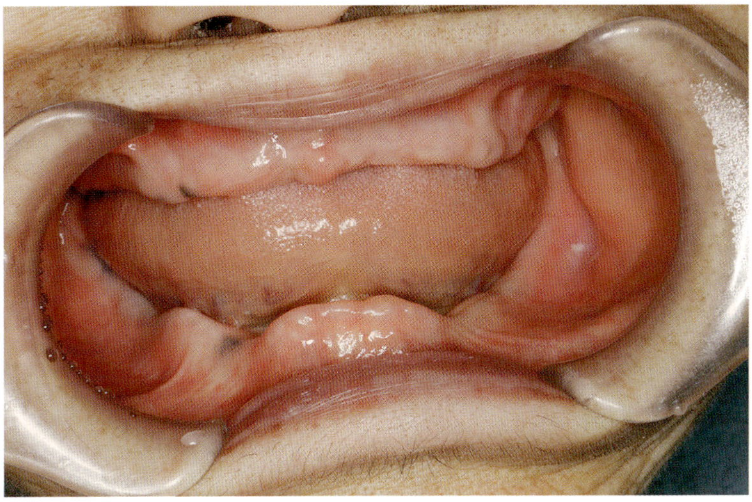

图4-10　在黏膜下有尖锐的骨尖或者隆起，会造成咬合压力集中于此，夹在骨和义齿间的黏膜会产生疼痛与溃疡。

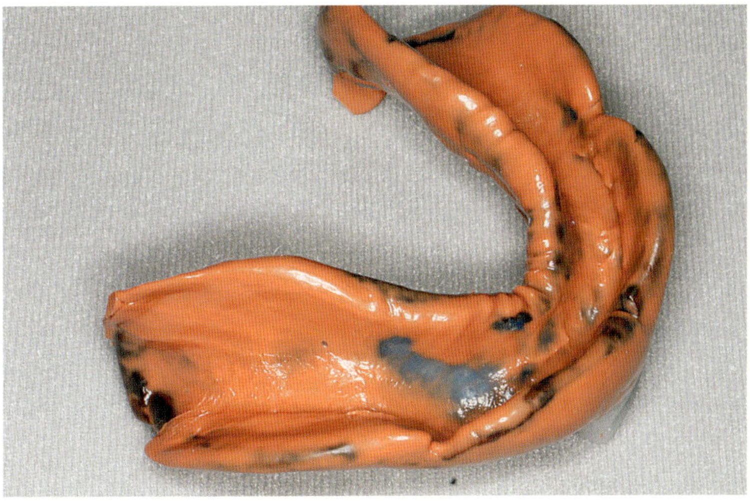

图4-11　个性化托盘体部的暴露部位很可能是由于过度按压基托下黏膜造成的。

首先分别检查上下颌，不宜一开始就上下颌咬合。适合度检查材料大致分为Fit Checker Advanced®、Fine Checker®等硅胶类适合度检查材料（图4-12）和pip®（Pressure Indicating Paste）、Dentspot®等膏型适合度检查材料（图4-13）。首先要理解各自的特征，适当区分使用。

图4-12a～d　硅胶类适合度检查材料。

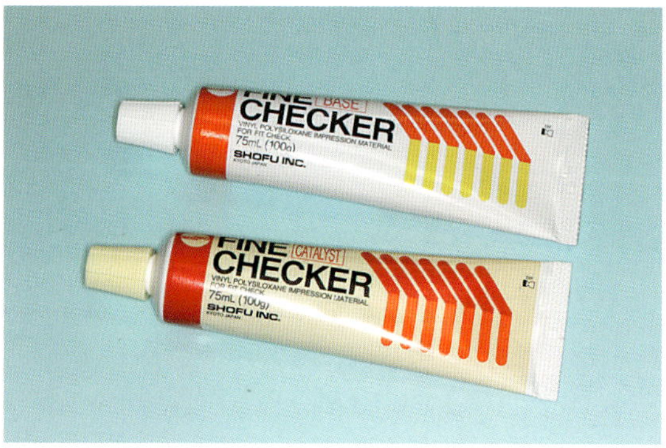

a：Fine Checker®（松风）。

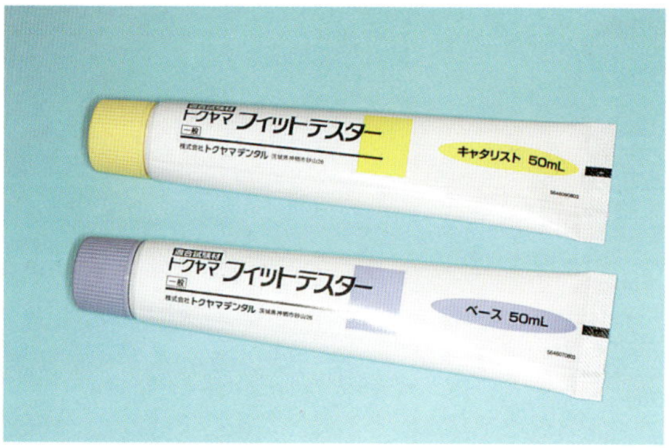

b：Fit Test®（德山）。

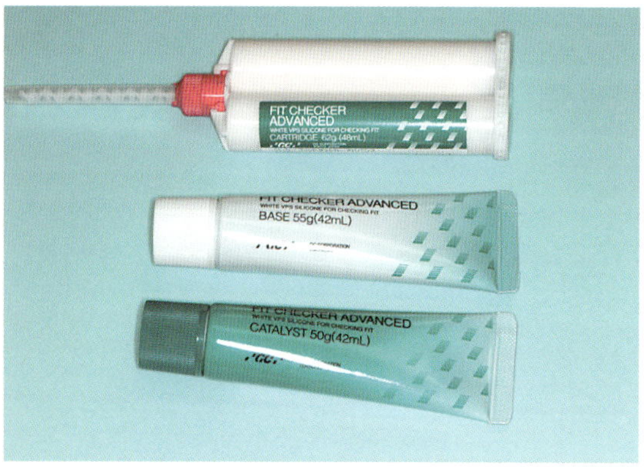

c：Fit Checker Advanced®（GC）。

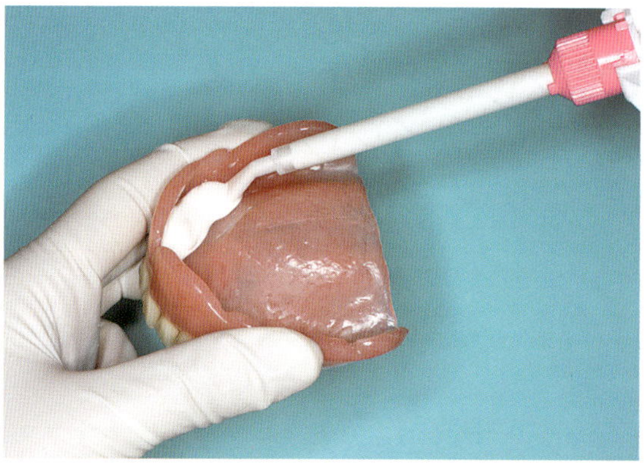

d：枪式Fit Checker Advanced方便使用。

图4-13a～c　膏型适合度检查材料。

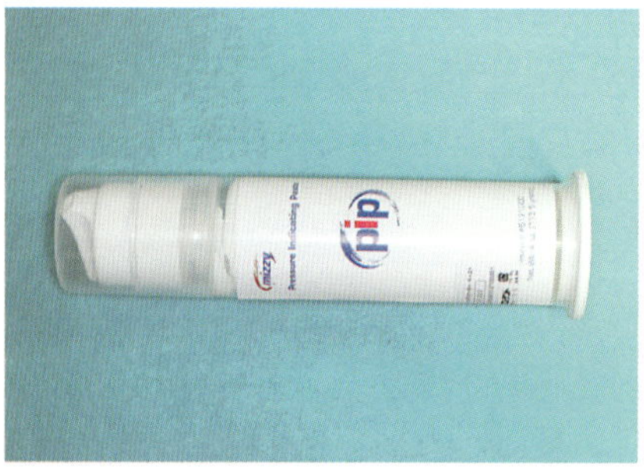

a：pip®（Pressure Indicating Paste）。

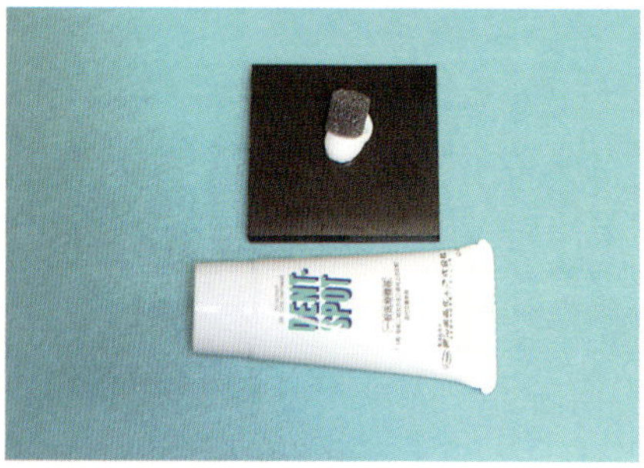

b：Dentspot®（昭和药品化工）。

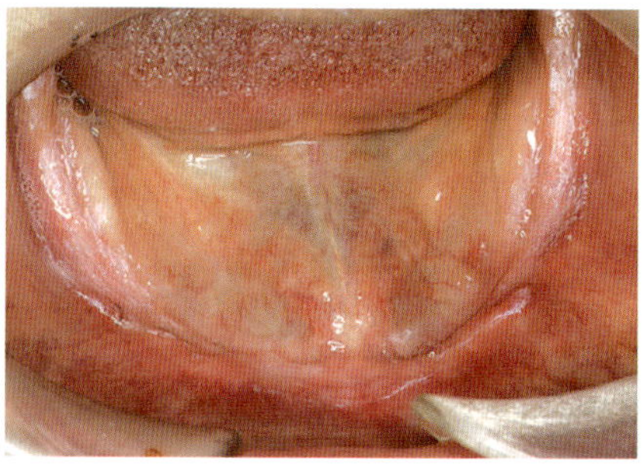

c：Dentspot灵敏度好，但容易残留在黏膜上。

（1）硅胶类适合度检查材料

硅胶类适合度检查材料能够检查两项内容。第一，检查义齿基托和黏膜的适应性（图4-14）。固化后的硅胶层厚度可以定量评估义齿组织面和牙槽嵴黏膜之间的空间。

也可以说只是记录了硅胶固化前义齿在口内的某一瞬间。与pip®等膏型适合度检查材料不同，此类材料不适合记录义齿活动时的情况。

第二，检查边缘的长度和厚度。让舌系带部等

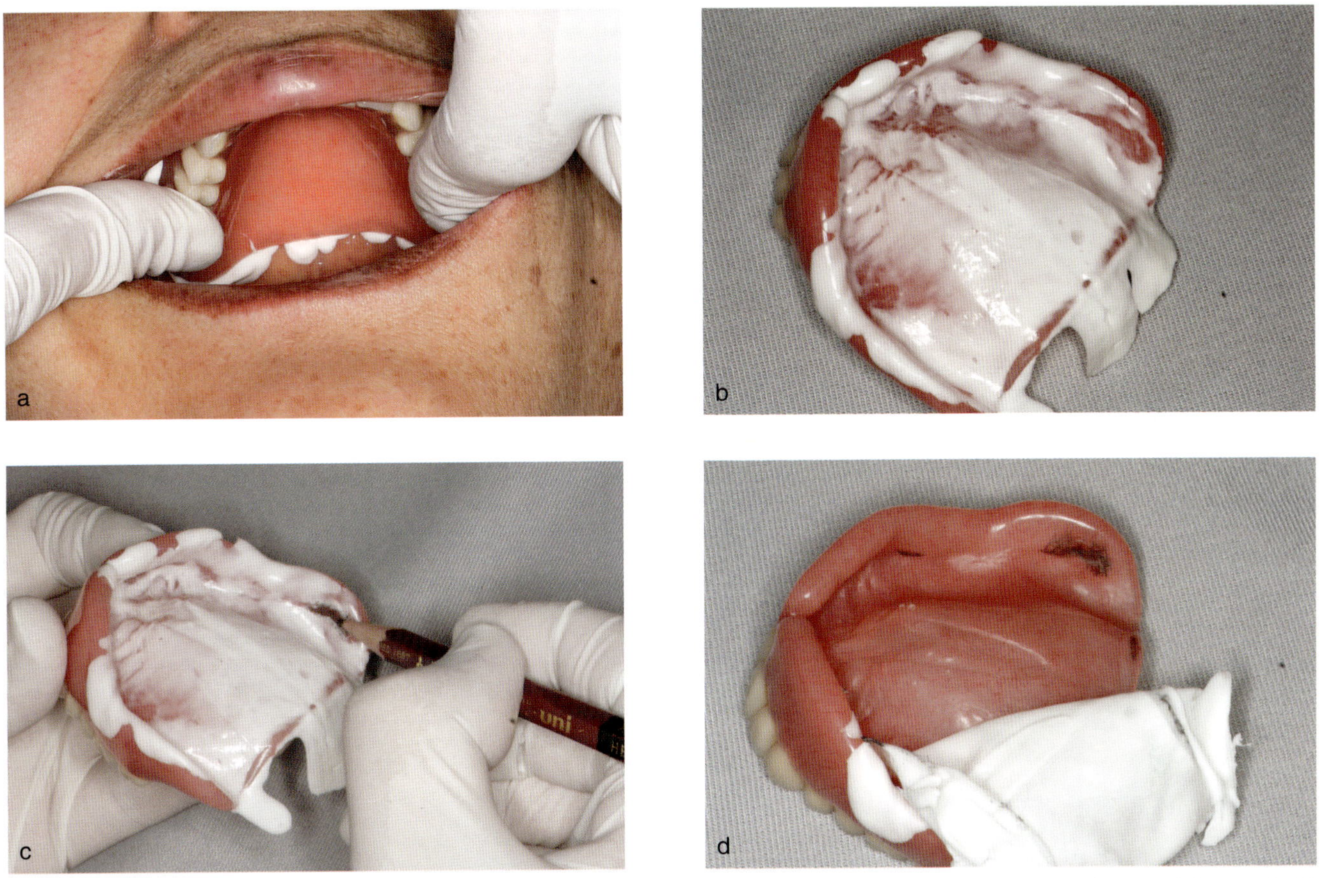

图4-14a~d　硅胶类适合度检查材料的使用方法。a：将硅胶放在义齿内面，用手指垂直按压。b：观察是否适合。c：用铅笔标记硅胶遗漏的部分。d：削除标记的部分。

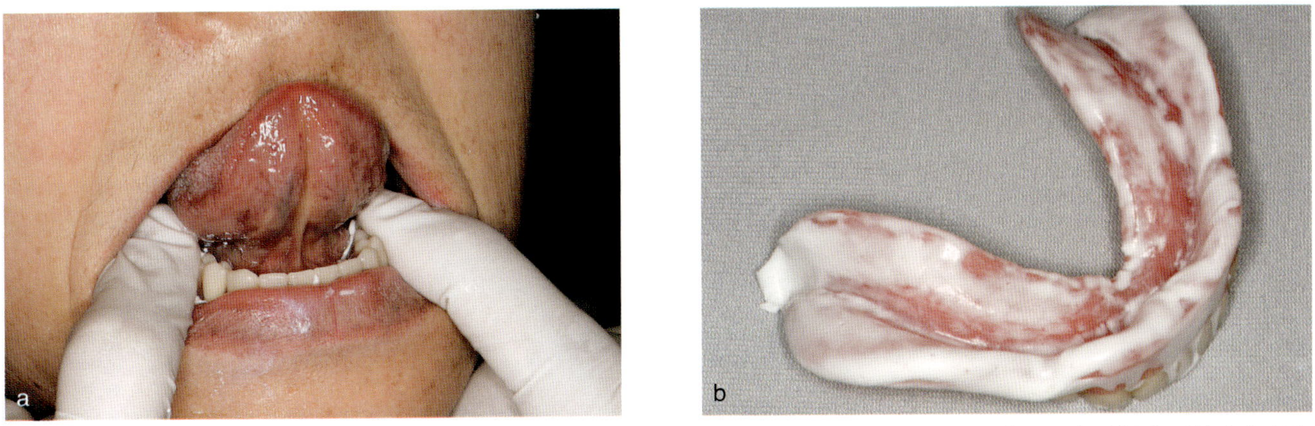

图4-15a，b　在下颌的使用方法。a：用手指垂直按压，接着指示患者舌大幅运动。b：可以确认义齿基托内面的适合度和边缘的长度。

大幅度运动，便于判断过长的区域（图4–15）。

另外，硅胶类适合度检查材料较膏型适合度检查材料价格高，调拌时需要一定的时间，在经济层面上稍稍有劣势。

（2）膏型适合度检查材料

由于pip®作为膏型适合度检查材料是最早被使用的，知名度也高，所以pip®被称为膏型的代表。

但是，作者使用更多的是比pip®灵敏度更高的Denspot。只是Denspot的缺点是容易在口腔黏膜上残留膏型痕迹。

pip®是观察与义齿组织面密合度的检查材料。使用方法为首先将膏体用毛笔或海绵均匀涂抹在义齿组织面（图4–16）。然后将义齿戴入口内，用手指将义齿向牙槽嵴方向压紧（图4–17）。

图4–16a，b　pip®的使用方法。

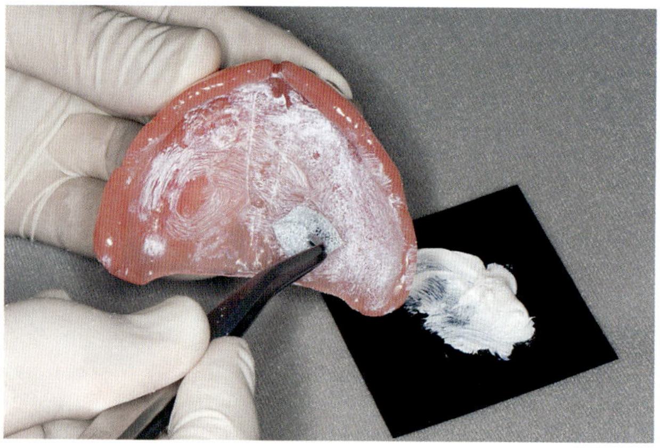

a：将膏体用毛笔或海绵均匀涂抹在义齿组织面上。

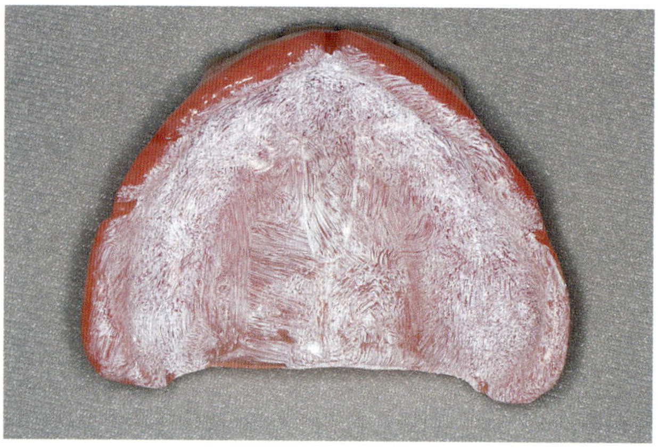

b：确认刷纹和海绵的痕迹是否均匀。

图4-17a～d 上颌义齿的检查方法。义齿戴入口内后，用手指将义齿向牙槽嵴方向压紧。根据咬的部位不同，义齿的下沉程度也不同。因此，改变按压的位置，模拟咀嚼时义齿的各种移动。

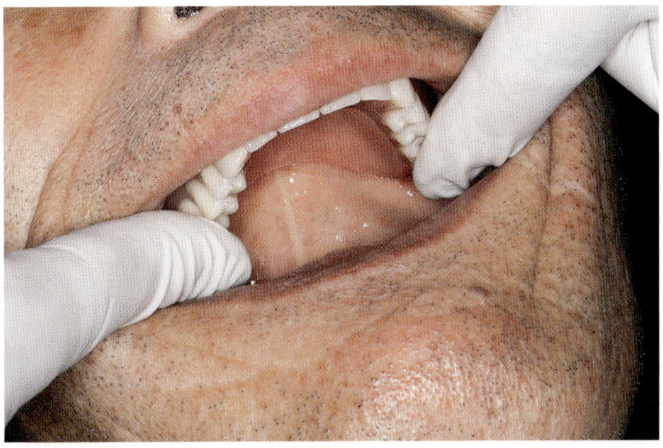

a：首先是第一磨牙附近。

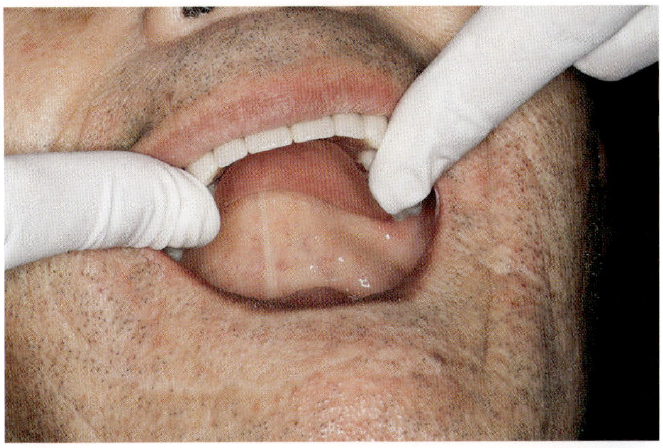

b：接着是第一前磨牙区域。

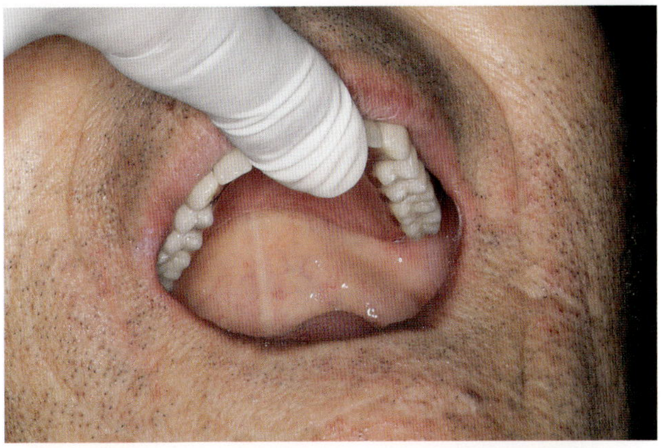

c：然后是向前牙区施压使其改变位置。

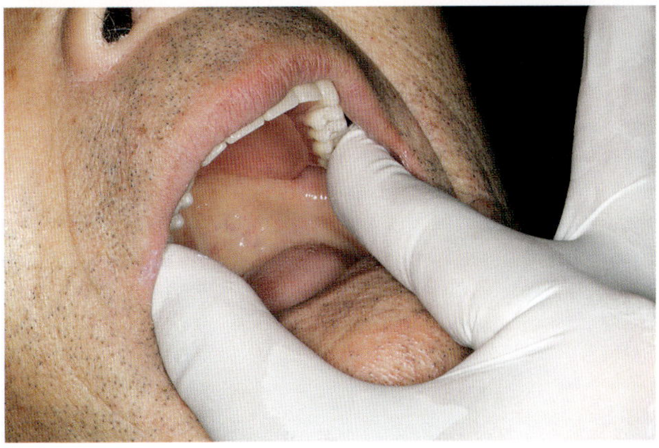

d：最后，扭动义齿。

取出义齿，仔细观察义齿组织面的刷纹和海绵痕迹是否脱落，判断形成斑点的部位（高应力点到义齿的异常受力区域），并将斑点用车针磨除。咀嚼时义齿活动度大。另外，咬的部位不同，基托下黏膜的受力位置也不同。

因此，必须考虑功能状态时或晃动时的高应力点部位。用手指依次按压第一磨牙附近，第一前磨牙区域及前牙区域（图4–18）。

然后分别按压左右两侧，或者像扭转一样施加力量来摇晃义齿，检查摇晃时的高应力点部位（图4–19）。

另一个原则是，用车针磨除后，用干的棉卷向同一个方向擦拭。这样，义齿组织面的凹凸和小突起被棉卷的纤维缠住，很容易被发现（图4–20）。用车针简单地修整圆润。

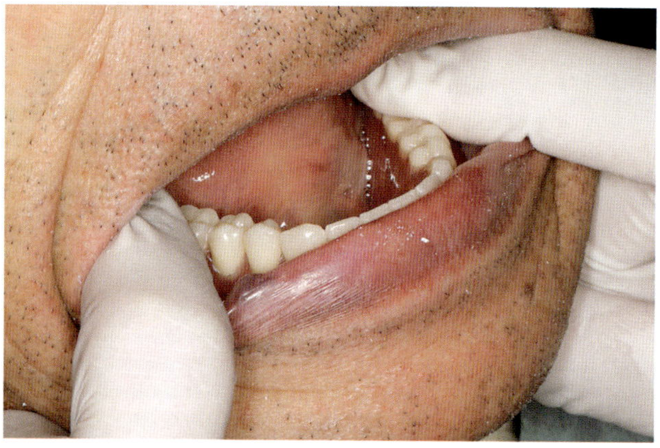

图4–18a～c　下颌义齿的检查方法。

a：用食指和大拇指夹住，按压磨牙区。

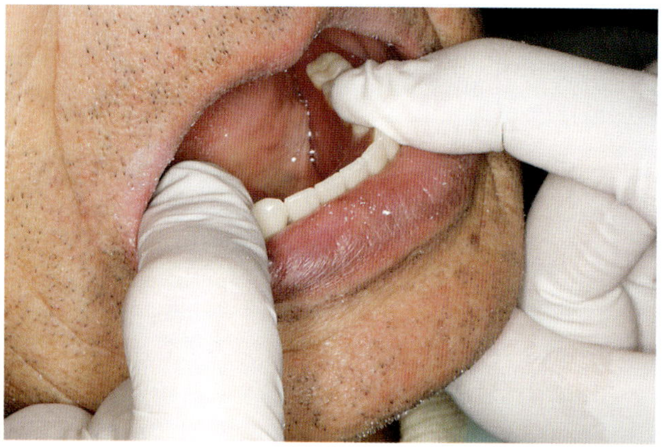

b：依次按压前磨牙及前牙区。

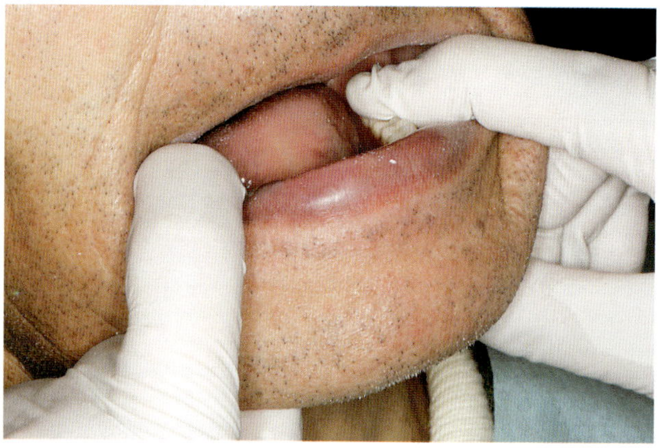

c：右侧和左侧交替加力，晃动义齿。先轻轻按压，如果患者未诉疼痛，可以逐渐加力。考虑到咬合力的话，手指的力量并不大。用力按压，直到疼痛和斑点消失为止。

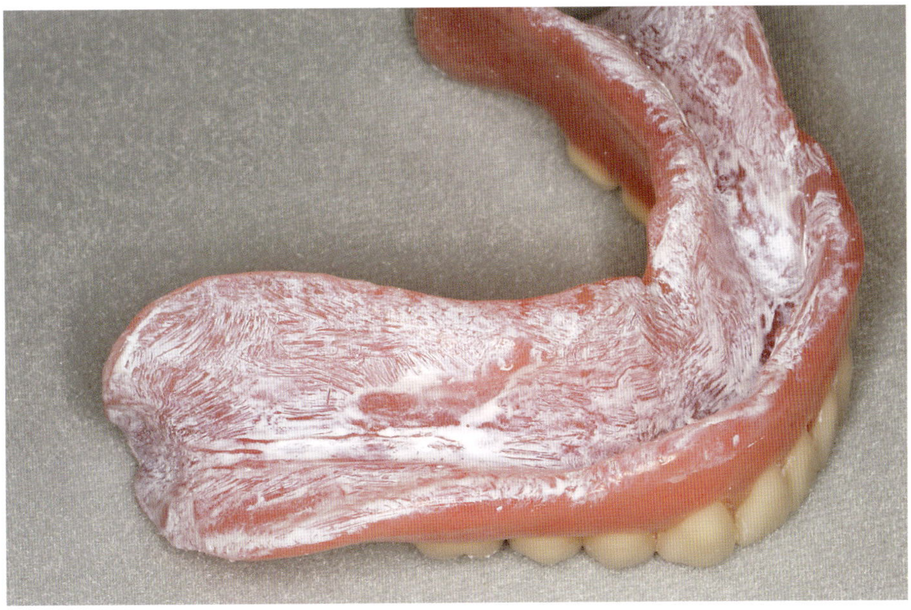

图4-19　海绵痕迹消失的部位就是高应力点的部位，要削除。

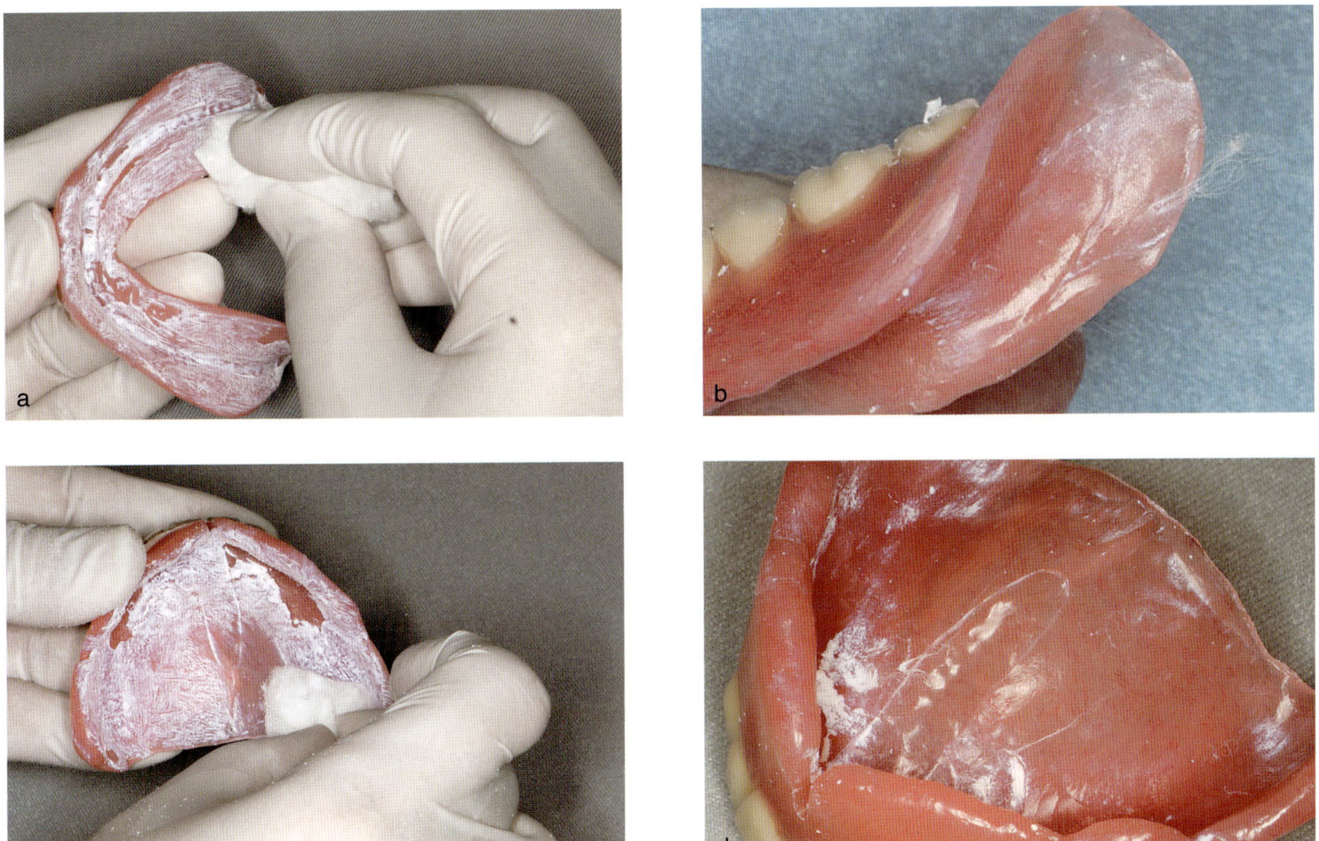

图4-20a～d　磨除后，用干的棉卷向同一方向擦拭。义齿组织面的凹凸和小突起被棉卷的纤维缠住，很容易被发现。

综上所述，考虑到如果能一起检查晃动时的高应力点，使用pip®会更方便。在最后阶段，也有指示患者双侧或单侧咬住棉卷的使用方法（图4-21）。

只是，pip®膏体的刷纹脱落，即使知道高应力点的部位，也不知道其他部位的情况。也就是说，仅凭on或off，就可以进行定性评价。

另外，pip®涂抹后戴入口内过程中触碰到嘴唇和舌时，刷纹就消失了。因此，必须要判定材料消失区域是否是真正的高应力点。用手指的指腹仔细触摸牙槽嵴部，确认刷纹脱落处是否有突起或隆起，这种方法也是有效的。

图4-22是戴入新义齿检查时的照片。因为是新义齿所以适合状态当然很好。比较硅胶类适合度检查材料和pip®的照片，pip®所显示的疑似高应力点的细节更明显。

因此，戴入时建议第1次先选用硅胶类适合度检查材料进行初筛，第2次以后用pip®检查，这是从成本上考虑比较合适的方法。另外，如果是佩戴过一段时间的旧义齿病例，若怀疑牙槽骨有吸收，不能忽视先用硅胶类适合度检查材料检查适合性。

然而，在义齿装入当天，适可而止地调整基托外形和黏膜面反而更加重要。如果过分调整，原本好不容易获得的密合度反而会受到损害。

图4-23主诉下颌右侧前磨牙区牙槽嵴疼痛的患者。从pip®观察来看，确实是前磨牙区域材料有脱落。但是，用硅胶类适合度检查材料检查却呈现不一样的结果。与其说是前磨牙区域有高应力点，不如说是因为前牙区域的牙槽嵴吸收破坏了适合度。当然，如果有溃疡出现在前磨牙区域的义齿黏膜面上，则需要进一步缓冲该区域。对于前牙区域，则需要重新衬垫。

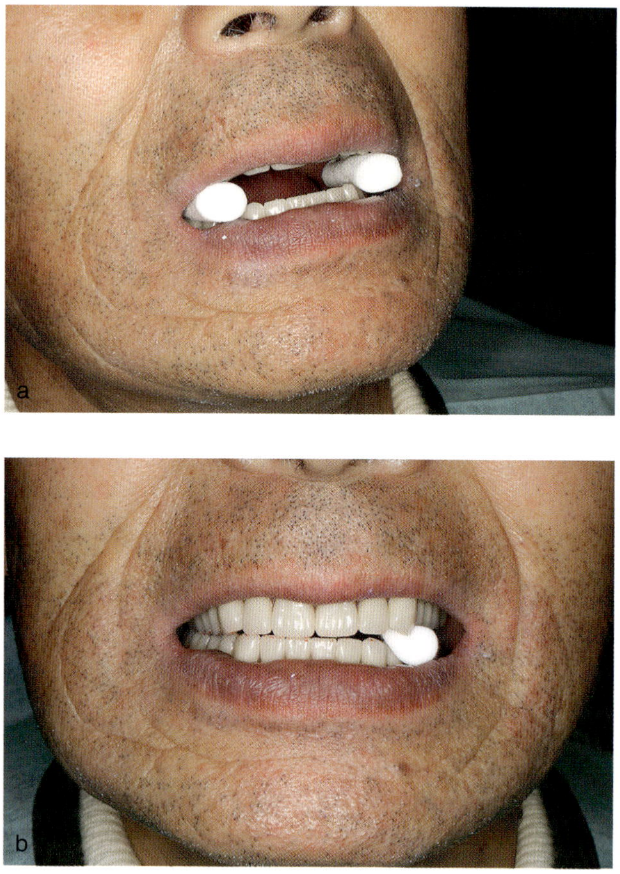

图4-21a，b　咬住棉卷。开始两侧咬，接下来单侧咬。

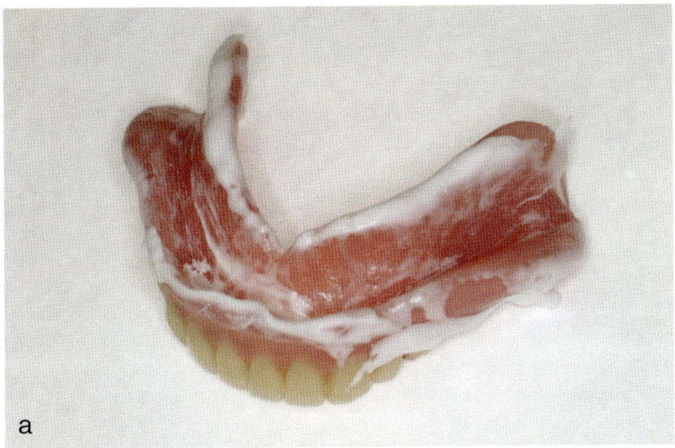

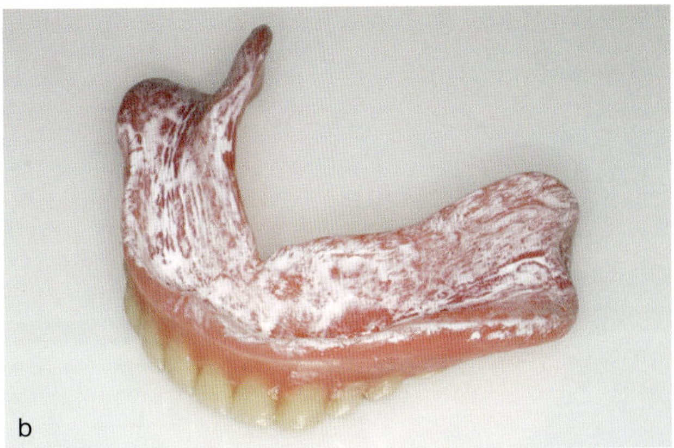

图4-22a，b　同一义齿在初戴时的适合度检查试验。a：硅胶类适合度检查。因为是新义齿，适合度良好。b：pip®的适合度试验。使用pip®时更容易清晰地知道哪里是应该削除的“高应力点”。

图4-23a～c　主诉下颌右侧前磨牙区域牙槽嵴疼痛的病例。

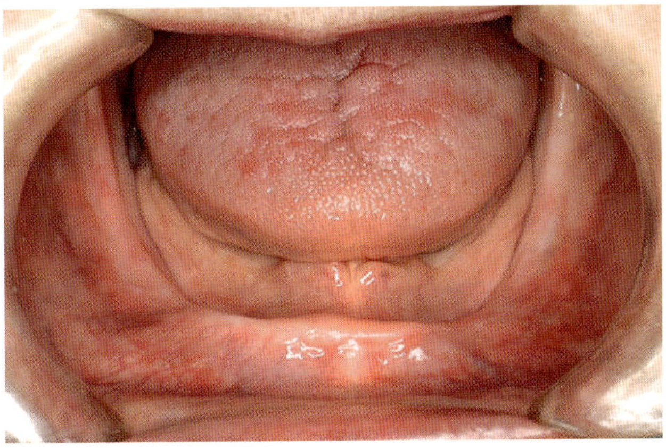

a：口内照。

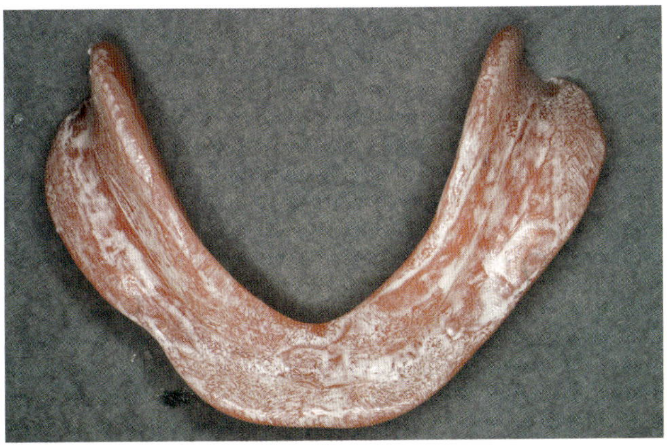

b：用pip®检查。

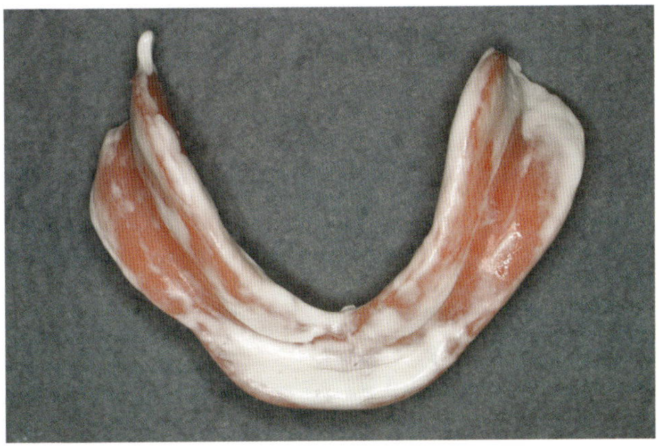

c：用硅胶可以判断前牙区域的适合度是否不佳。

像这样，“义齿碰撞时，是因为此处高而发生碰撞，还是其他地方低”的判断很重要（**原则11**）。如果是长期病例，更是如此（**图4-24**，**图4-25**）。

硅胶类适合度检查材料与pip®的特点和使用区别

1. pip® →观察碰撞的部位
   - ・定性的，晃动时的记录
   - *改变按压位置。摇晃义齿
2. 硅胶 →①观察适合性
   - ②观察基托的长度和厚度
   - ・定量、某一瞬间的记录
   - *让舌、颊、下颌运动

图4-24 硅胶类适合度检查材料与pip®的特点和使用区别。

义齿戴入时的使用顺序

义齿戴入时
- ・第1次选用硅胶
- ・第2次以后用pip®

但是，如果调整天数增加时，回到硅胶。

图4-25 义齿戴入时的使用顺序。

原则11

义齿受到碰撞时

此处高，还是其他地方低？

原则3-b（参照第2章）

硅胶类适合度检查材料

①材料使用；②材料放置的部位；③用手压，还是指示患者咬合？结果完全不同。

3-3 调整咬合面

（1）调整咬合前的准备

当用手指分别按压上下颌不痛的时候，首先戴入上下颌义齿，观察咬合情况。但是，在此之前让患者在左右磨牙部咬棉卷5～6分钟（图4-26）。

这样做可以消除之前使用的义齿在嵌合位置上肌肉的记忆，同时让义齿在口内稳定下来，便于进行咬合调整。

（2）检查下颌位

虽说是调整咬合，但是与下颌位错误和咬合接触关系轻微不协调时的处理不同。因此，不要急于让患者完全咬住，而是要试着让他轻咬（图4-27）。此时，如果正中线有偏移，就要引起注意。

按如下方法引导下颌骨，检查设定的嵌合位是否正确。用左手的拇指与食指的指腹和指尖从颊侧按压上颌义齿磨牙部，将义齿稳固地固定在上颌牙槽嵴上（图4-28a）。

接着，左手拇指和食指向下，从颊侧按住下颌义齿磨牙部，再用右手的拇指和食指夹住颏部，确保下颌义齿能够稳定地贴合在下颌牙槽嵴上（图4-28b）。

用右手拇指轻轻地向后方引导，再嘱患者轻轻地闭口（图4-28c）。此时，最重要的是不要勉强地向后方引导。由于紧张，下颌容易前伸的患者可以让其大张口，一边按压颏部，一边让其闭口，这样下颌就容易后退。

在这一步，不要让患者一下子咬到底，而是通过按压颏部的拇指感觉到下颌的紧张感缓解后，在上下人工牙接触的前一刻（开口量2～3mm），让下颌保持在这个位置（图4-28d）。

下颌能不能停留在人工牙接触的前一刻非常重要，如果能掌握这一点，就说明具备了一定的临床能力。

接着放松右手拇指，指示患者：“请轻轻合上牙齿。”在微微开口的位置，左手的拇指和食指的指腹上方是上颌人工牙，下方在接触到下颌人工牙时停止。最终，轻轻地滑动左手按压义齿的指腹，让患者轻轻地闭口。

另外，与左手相同，也有使用右手食指的方法（图4-29）。在进行咬合检查（Check Bite）时，可以通过将手指轻触上颌前牙，让患者保持轻微的开口状态，等待咬合材料固化。

如上所述，在引导下颌的状态下，检查下颌位，看上下颌正中线有无偏移，覆殆、覆盖是否如设定的那样。

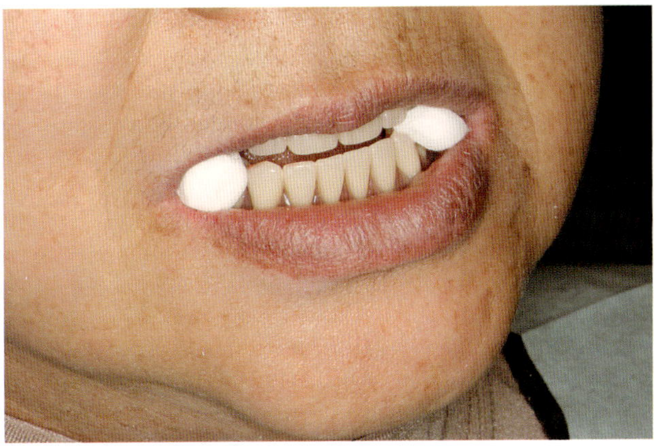

图4-26　在进行咬合调整前，让患者在左右磨牙部咬棉卷5～6分钟。

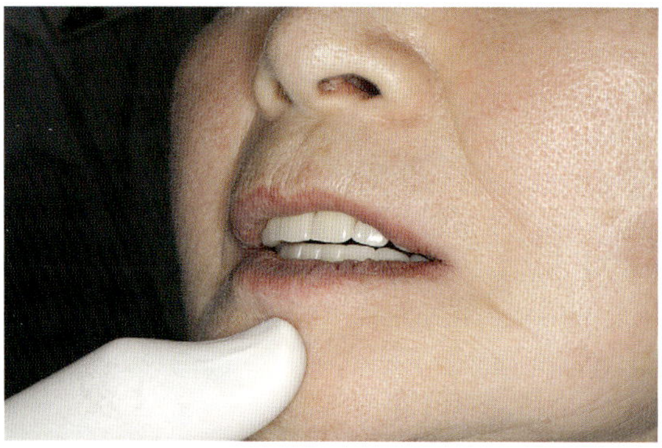

图4-27 不要让患者一下子咬到底，嘱患者轻咬。如果上下颌的正中线有偏移就要注意。

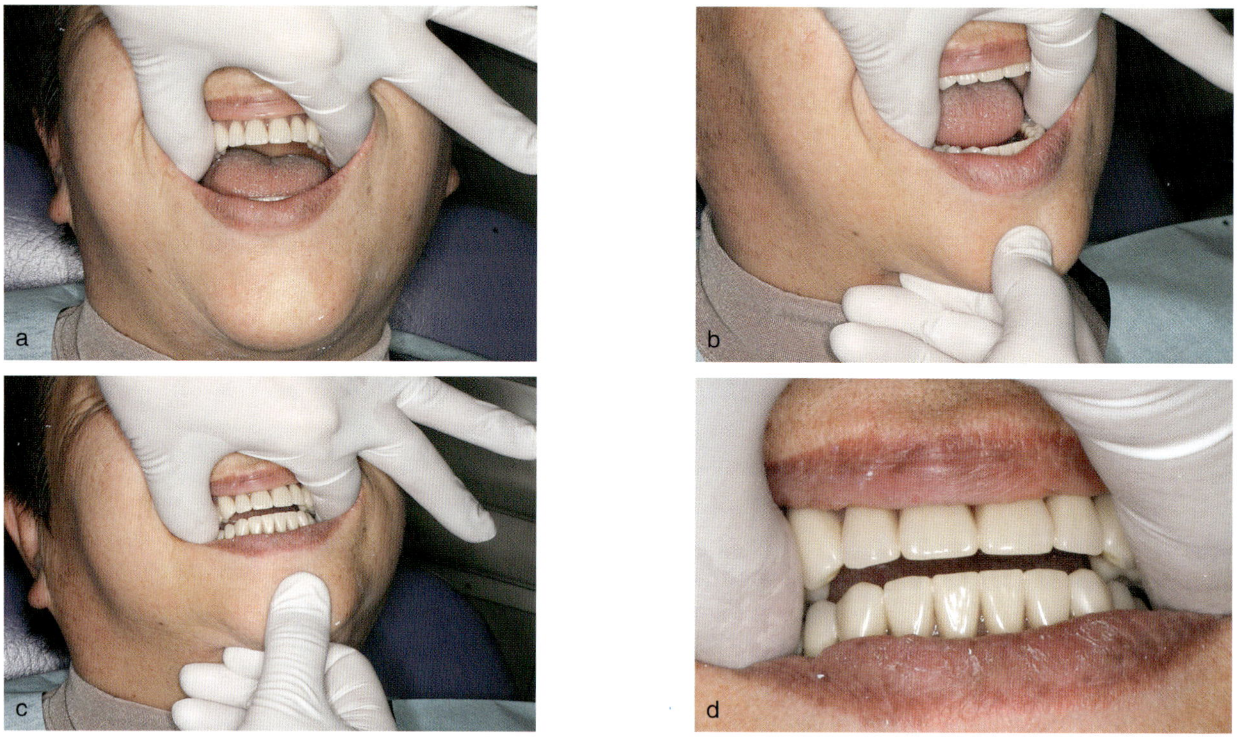

图4-28 下颌的引导法。a：用左手的拇指与食指的指腹和指尖从颊侧按压上颌义齿的磨牙部，将义齿稳固地固定在上颌牙槽嵴上。b：将左手的指尖向下颌移动，从颊侧按压下颌义齿磨牙部的抛光面。再用右手的拇指和食指夹住颏部，确保下颌义齿能够稳定地贴合在下颌牙槽嵴上。c：指示大张口后，用右手拇指轻轻地向后引导，再嘱患者轻轻闭口。d：在上下人工牙接触的前一刻（开口量2～3mm），让下颌保持在这个位置。

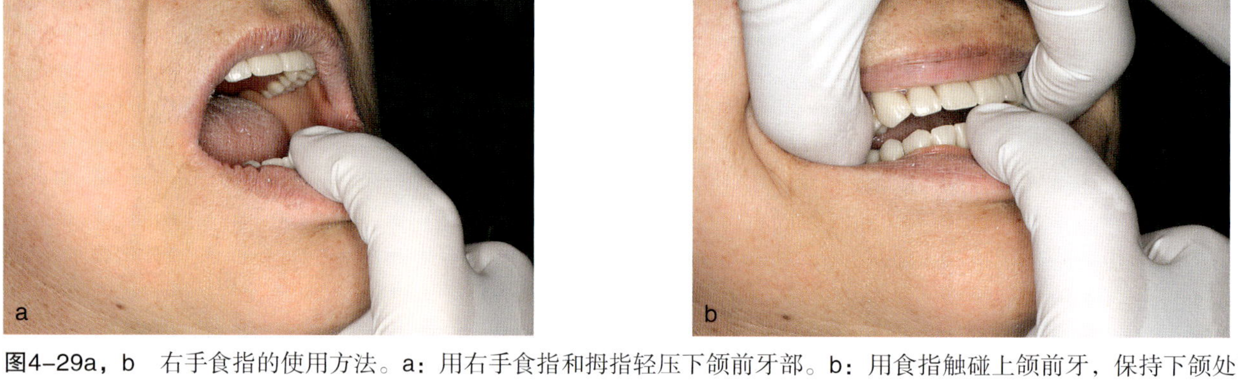

图4-29a，b 右手食指的使用方法。a：用右手食指和拇指轻压下颌前牙部。b：用食指触碰上颌前牙，保持下颌处于微微张口的状态。

（3）咬合接触关系的调整

如果确认下颌位置无误，接下来就可以让患者尝试咬合。但是，如果像图4-30中那样直接使用单侧咬合纸进行咬合测试判断是否存在早期接触，可能会比较困难。

全口义齿就像漂浮在水面上的小船，稍微施加一点力就可能使其偏移。即使存在早期接触点，义齿也可能因为人工牙的牙尖倾斜引导而发生移动，从而在表面上掩盖了问题。咬合纸留下的印记并不一定就是需要调整的部位。

因此，必须用左手手指沿着人工牙的颊侧面，触摸并判断哪里有较强的碰撞（图4-31，图4-32）。

在有牙颌患者装戴冠桥时，戴入前后一般也用手指触诊。尽管如此，在全口义齿试戴时，不用上述触诊手段的医生似乎出乎意料地多。不能只局限于在人工牙上标记咬合纸的颜色（原则12）。即使有咬合纸的颜色，也要慎重考虑应该削除上下颌的哪个部分。削除时，从口内取出义齿，用左手同时握住上下颌是必需的（图4-33）。

还有，取出的上下颌义齿通过用手模拟咬合动作，可以获得大量有用的信息（图4-34）。如果在口外不咀嚼的话，在口内就更不会咀嚼。试着用手移动义齿，模仿侧方运动和前伸运动。你会发现有不少义齿因为尖牙卡住而无法进行侧向运动。从后方观察义齿的嵌合状态可以更清晰地了解情况。这只有全口义齿才能做到。如果有明显的间隙，不要勉强，暂时放弃。在安装当天，闭口位首先要确保左右两侧的咬合接触几乎是均等的。

另外，在为义齿设定咬合模式时，无论是选择全平衡殆（Full Balanced Occlusion）还是舌侧集中殆（Lingualized Occlusion），重要的是要实现双侧平衡殆[5-6]。在调整的便捷性方面，舌向集中殆可能更具优势，但在咀嚼感觉方面，全平衡殆可能更胜一筹。

因此，作者通常倾向于使用舌侧集中殆的方式，使得颊侧间隙接近于0mm，并称之为“全平衡式舌侧集中殆”[7]（图4-35，图4-36）。

此外，如果要简便地赋予双侧平衡殆，推荐使用Bella-C-IA SA®（松风）这种人工牙（图4-37）。

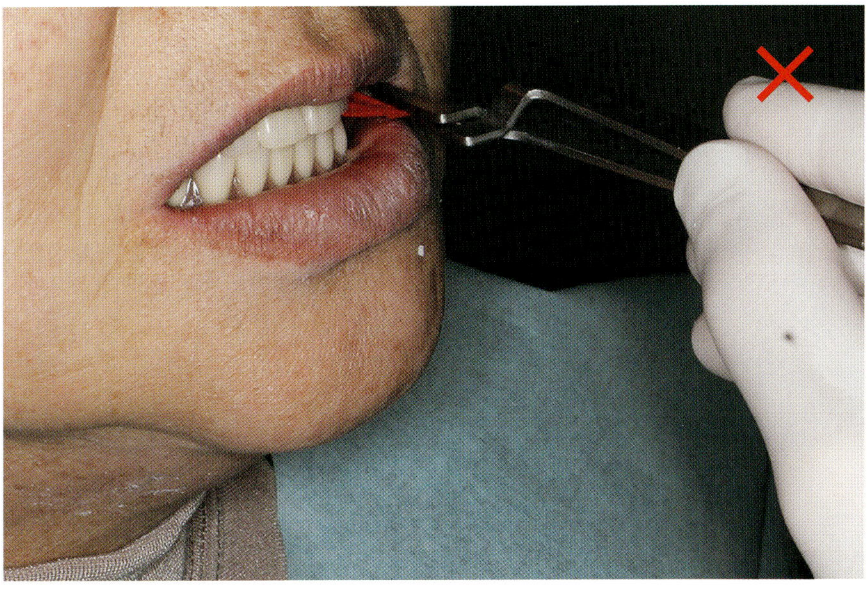

图4-30　直接使用单侧咬合纸进行咬合测试判断是否存在早期接触，可能会比较困难。

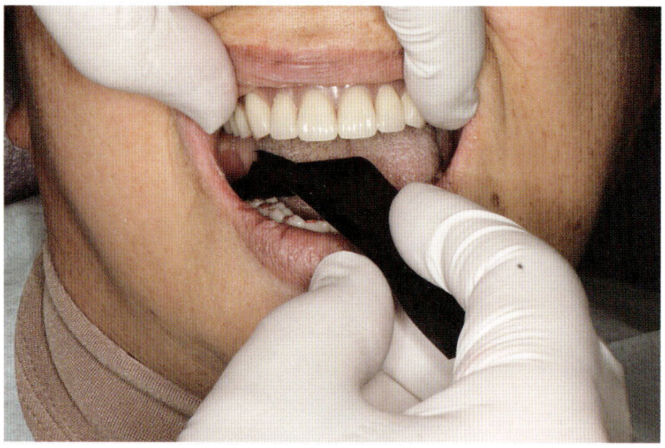

图4–31 一定用左手的手指按压上颌，插入咬合纸。

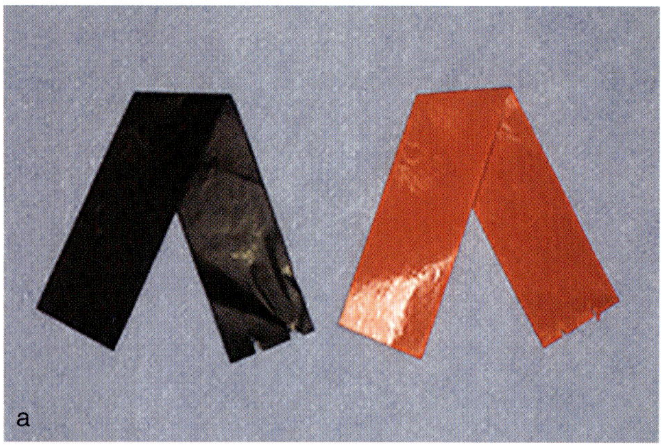

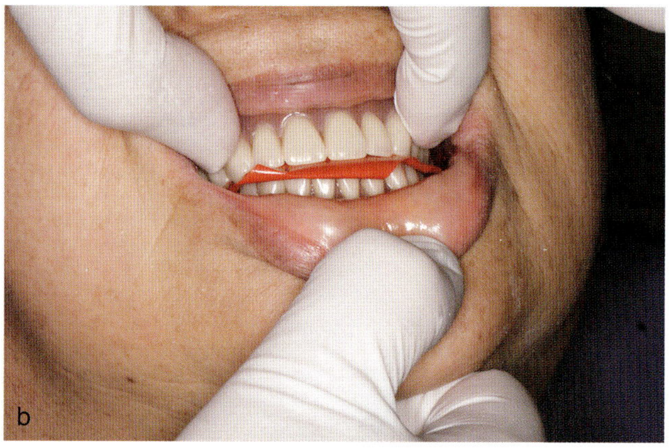

图4–32a，b a：咬合纸预先折叠成人字形便于同时评价双侧咬合。b：用左手手指触摸并判断哪里有较强的碰撞。

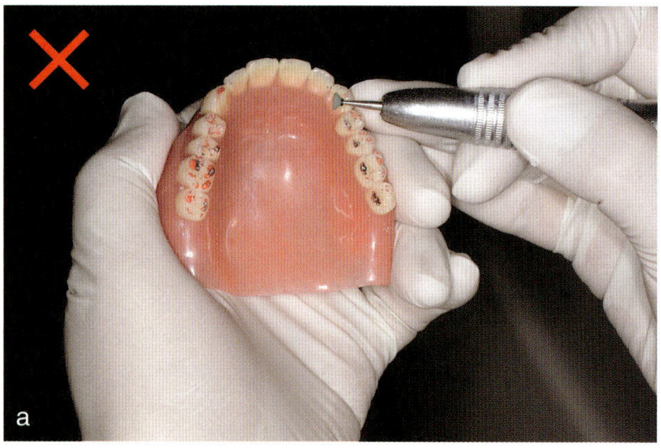

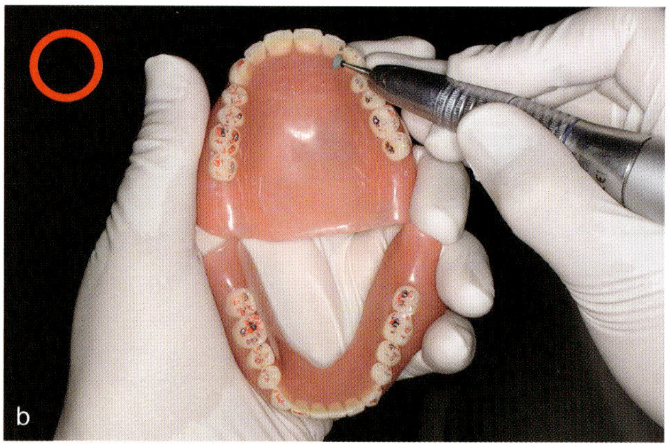

图4–33a，b 手持义齿的方法。a：不能只拿单侧义齿。b：用左手一起握持上下颌义齿是必需的。边考虑磨改上下颌哪一处，边进行操作。

原则12

咬合纸留下的印记并不一定就是需要调整的部位

不要完全依赖咬合纸颜色，用触摸确认。

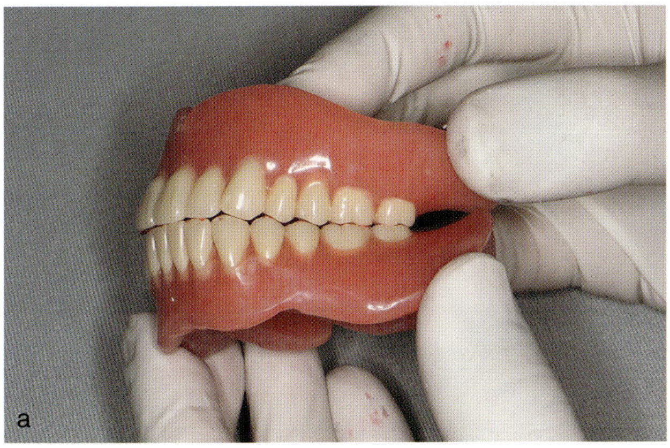

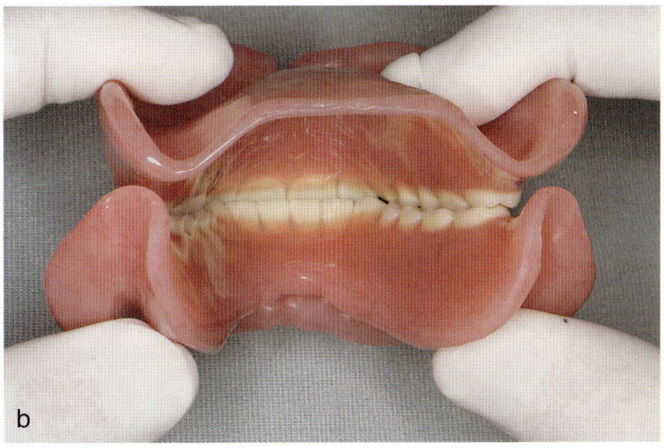

图4-34a，b　在口外判断咬合情况。a：通过用手模拟上下颌义齿的咬合动作，可以获得大量的信息。b：从后方观察义齿的嵌合状态可以更清晰地了解情况。

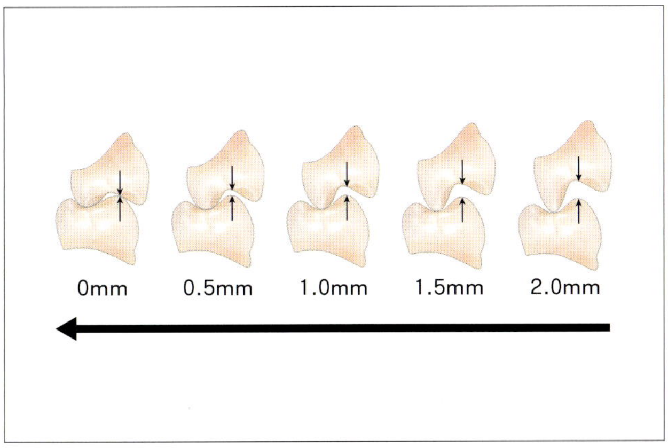

图4-35　多使用舌侧集中𬌗使得颊侧间隙接近于0mm的咬合模式（改编自小出图[8]）。

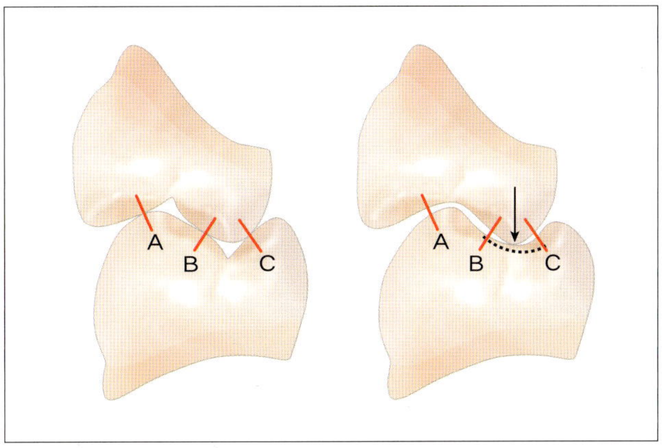

图4-36　与天然牙的ABC接触不同，BC接触是松散的，只与上颌舌尖嵌合[7]。

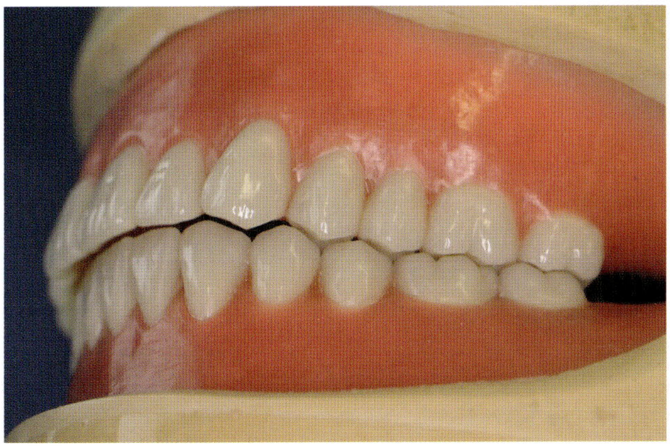

图4-37a　用Bella-C-IA SA®（松风）排列。是一种即使不特别削除也能简便地赋予双侧平衡𬌗的人工牙。

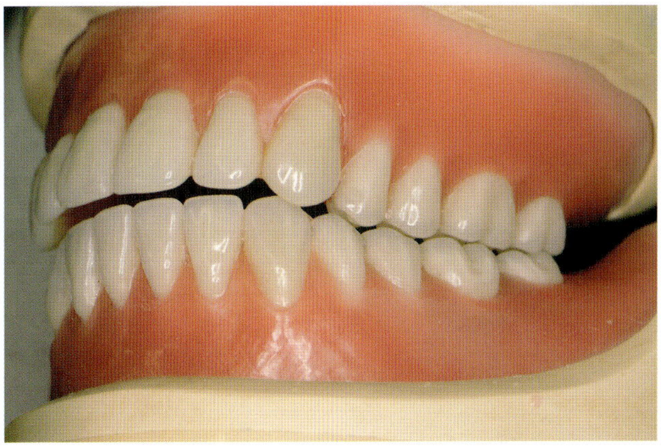

图4-37b　使用Endura®（松风）进行排列。侧方运动时可能会碰撞到尖牙。

3-4 不要忽视对患者的指导

（1）日本修复牙科协会的指南

佩戴义齿后，必须指导患者如何进食、营养指导、义齿的使用、义齿和口腔清洁以及定期检查的必要性[9]。这些都应符合日本修复牙科协会制定的《活动义齿修复治疗指南》（2009年修订版）[10]。

牙医认为是理所应当的事情，但老年患者并不知道，他们可能会做一些我们意想不到的事情。

图4-38是一副持续用热水煮沸消毒的义齿。义齿在很短的时间内就发生了老化。图4-39是患者将义齿戴在口内直接用牙刷刷的病例。可见义齿发生了异常磨损。应该提醒患者不能使用热水浸泡，由于义齿干燥后易变形，摘下义齿后必须浸泡在水中保管，告知患者推荐使用不损伤义齿的机械和化学清洁方法（图4-40，图4-41）。不要认为有义齿使用经验的患者当然知道而不用告知。

义齿修复学会于1967年首次提倡在夜间不佩戴义齿[11]。

原因是有人认为夜间佩戴义齿会导致牙槽嵴过早吸收，也有报告显示白天使用与牙槽嵴吸收没有相关性[12]。

另外，有人认为义齿口内炎与佩戴义齿有关联，摘掉义齿后黏膜的异常和义齿口内炎明显减少[13-14]。

暂且不论证据水平如何，如果一直佩戴着义齿，那么义齿和口腔被污染的风险都很高。不过，也有不少患者想在睡觉时佩戴义齿，因为如果半夜发生地震时会很不方便。对于这类患者，医生不会强迫他们摘下义齿，而是会指导他们在晚上洗澡时摘下义齿1～2小时，让基托下的黏膜得到适度休息，并在此期间清洁义齿。

但是，对于局部义齿的病例，反而会指导患者在夜间佩戴义齿（图4-42）。

例如，只残留少数牙的病例，只有几颗牙有咬合接触时。如果夜间摘除义齿，有可能在睡眠时对剩余牙齿施加过大的咬合力，这种情况下则可以佩戴义齿以确保咬合支撑，并防止对剩余牙齿造成咬合创伤。

根据日本修复牙科协会的指南，有4种情况应在夜间佩戴义齿：①磨牙症导致残留牙负担过重时；②残留牙损伤对颌牙槽嵴时；③颞下颌关节负担过重时；④义齿是作为稳定松动牙为目的“夹板”时（图4-43）。

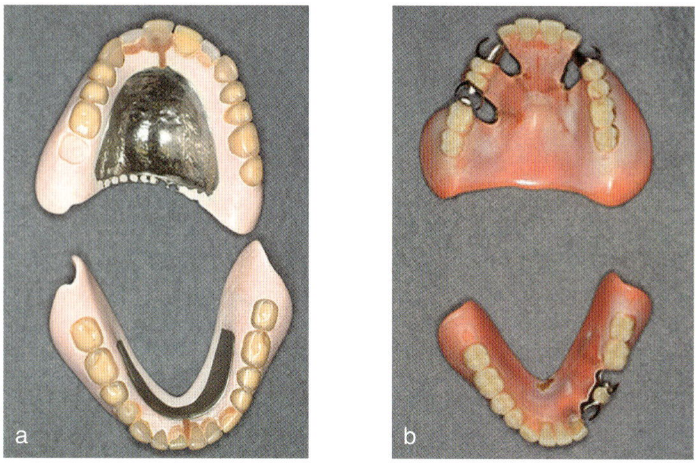

图4-38a，b　长时间用热水煮沸消毒的义齿。

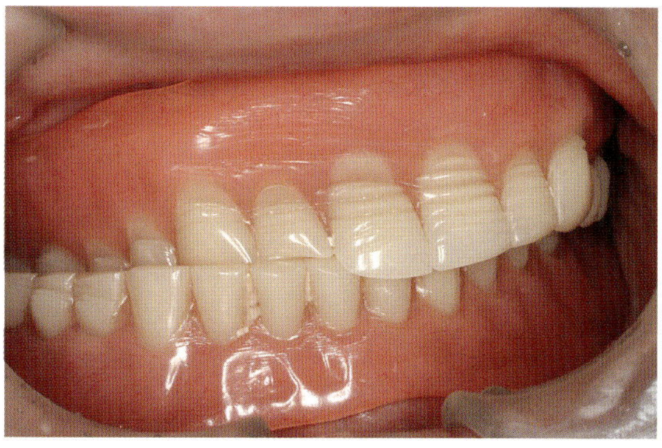

图4-39　将义齿戴在口内直接用牙刷刷，导致发生异常磨损的病例。

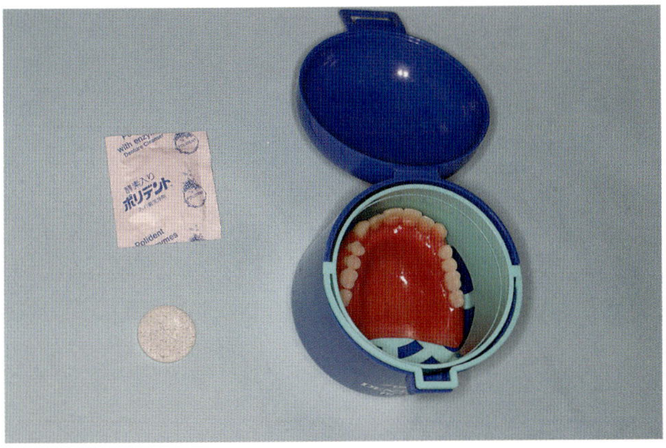

图4-40 指导患者使用义齿清洁剂。过去，推荐每周使用2～3次，现在建议每天使用。

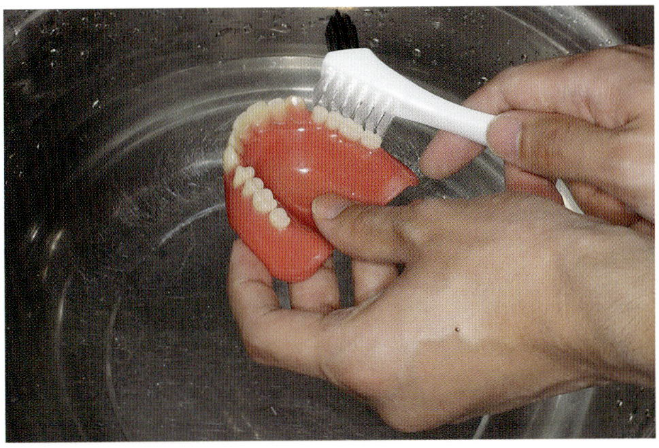

图4-41 清洁时在洗脸盆中放些水或在下面铺条毛巾，以防义齿脱落时摔坏。

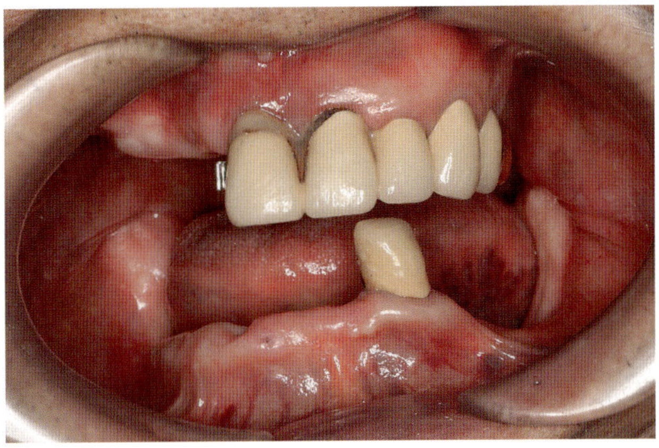

图4-42 对局部义齿的病例，如果有对残留牙造成过度负担的风险，则应在夜间佩戴义齿。

图4-43 夜间佩戴义齿时。摘自日本修复牙科协会的局部义齿修复治疗指南。

夜间佩戴义齿时

1. 磨牙症导致残留牙负担过重时
2. 残留牙损伤对颌牙槽嵴时
3. 颞下颌关节负担过重时
4. 义齿作为稳定松动牙为目的“夹板”时

（2）义齿调整的间隔

所有的调整和患者宣教结束之后，主治医生通常会提示患者："刚开始佩戴可能会不舒服，但如果坚持佩戴，你就会习惯的。"

然而，对于新的义齿，有些人能够习惯，有些人则不能。的确，对于异物感和发音等大部分患者可能会逐渐习惯。

然而，疼痛是完全不同的问题。因此，一定要请患者第二天来复诊，对义齿的过长边缘等明显问题进行修正[3]（**原则13**）。

如果有点疼仅持续1天左右，患者能忍受。但是，如果忍受1周后复诊，不合适的地方就会形成大的溃疡，或者因为太痛了而完全不能使用而摘掉义齿，到那时再调整就困难了，医患之间的信任关系就会动摇。

第2天来复诊的话，如果义齿有部分过长，戴着义齿的话，就会在义齿相应的口腔黏膜处发现发红或轻微溃疡。只需去除这些部分，问题就可以轻松解决。

患者也会觉得来医院的话马上就好了，以后也会更加听从牙医的指示。

第2天的调整结束后，指导患者慢慢地试着吃一些硬的食物。没有疼痛的话，会更加用力地咬，这样义齿就会下沉，如果存在黏膜较薄、骨头较硬的部位，那么这些地方就会在义齿组织面产生压迫感。

佩戴3天后再复诊调整。通过这些调整，黏膜面的碰触点和异物感消失，患者的原始咬合状态变得清晰。因此，咬合调整安排在1周后进行。

原则13

义齿的调整
第1天、第3天、1周后再来复诊
第2天不能来复诊的话不要佩戴

① **一定要请患者第2天来复诊，对义齿的边缘过长等明显问题进行修整。**

② **从戴牙第3天开始，可能由于义齿下沉而产生碰触应力集中点。**

③ **1周后进行咬合调整。**

4 需要掌握安装后的调整要点

在义齿安装后的调整中，第2天及以后复诊时，调整步骤与安装当天相同，没有变化。对于基托外形和黏膜面的调整，在安装当天应适度进行，不必过度调整，暂时保留，待第2天复诊时再进行检查。

实际上，义齿即使只使用一天，也可见义齿下沉，在黏膜薄骨隆起或基托边缘过长等部位可见黏膜发白或溃疡。只要检查和调整那些就可以了。而且，无论哪个医生，需要调整的部位大多都是固定的。因此，如果知道这些就能缩短诊疗时间。

4-1 需要调整的区域排行榜——上颌义齿的调整要点

- 系带
- 上颌结节
- 腭隆突

（1）系带

上颌系带比下颌系带发育明显，如果不能很好地避让，可能会导致溃疡或义齿脱落。

但是，过分担心系带在取模时肌肉承担的压力过大，或在调整时过度磨除，都会使义齿边缘的厚度变薄和长度变短，严重影响边缘的密封性。

上颌的系带有上唇系带（Labial Frenum）和颊系带（Buccal Frenum），在口腔功能活动中的动作模式各不相同。因此，如果能够理解这些动作并避开义齿边缘，调整其实并不会太困难。

①上唇系带（Labial Frenum）

上唇系带是存在于唇侧前庭部的黏膜褶皱，由于不含有肌肉纤维，所以其自身不能收缩和放松（图4-44）。

上唇系带随着上唇的运动只是上下方向移动，几乎没有左右方向的移动。因此，只需确保上唇系带在义齿边缘处有足够的长度和宽度以适应其运动即可[15]。

调整方法的技巧是首先牵拉上唇，在上唇系带被明显拉直的状态下将义齿戴入口内，检查义齿是否碰撞到上唇系带。

在此，最重要的点是顺序。不要戴入义齿后再拉，而是“先拉直系带再戴入义齿”（图4-45）。

然后，直至调整到系带碰撞不到义齿，义齿基托边缘用金刚砂车针纵向削除（图4-46）。

②颊系带（Buccal Frenum）

颊系带的运动与口轮匝肌和颊肌等交错的口角动作一致，是在前后方向上移动的。特别是在咀嚼时，由于颊肌的收缩，口角向后移动，颊系带被强烈地向后牵拉（图4-47）。

另外，在嘴唇前突的动作中，由于口轮匝肌的收缩，颊系带被向前拉。临床中当医生用手指牵拉颊系带时，向后牵拉颊系带显示更清晰，但向前牵拉时颊系带往往不清晰。

故调整义齿时首先向后用力拉动颊系带，调整义齿的边缘，然后检查向前方移动时的动作。调整后的基托边缘呈向远中外展的三角形[16]（图4-48）。

但是，系带是上下削除，不能削除颊侧的抛光面使边缘的厚度变薄。系带并不是一直被拉着的。因此，如果只减少系带部的边缘厚度，息止颌位时从此处开始的边缘封闭就会受损，义齿的固位力下降。

如上所述，在系带部调整时，如果注意牵引方向和义齿的戴入顺序的话，还是比较容易的。

如果决定此处在戴入后再调整的话，即使取模时不仔细地再现系带部也没有问题（**原则14-a**）。

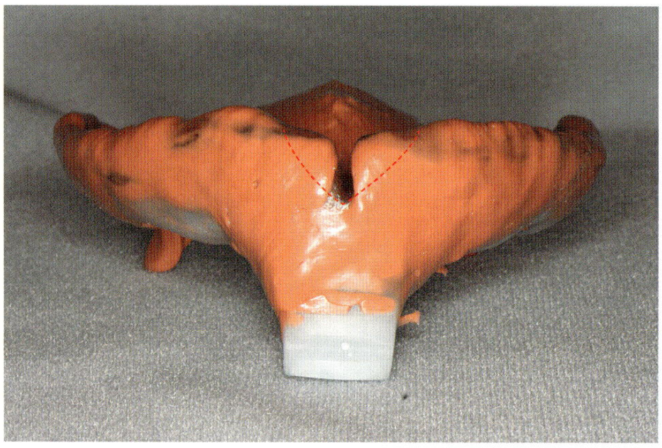

图4-44 上唇系带只能上下移动，几乎不能左右移动。若如虚线所示进行大范围磨除的话，会影响边缘封闭。

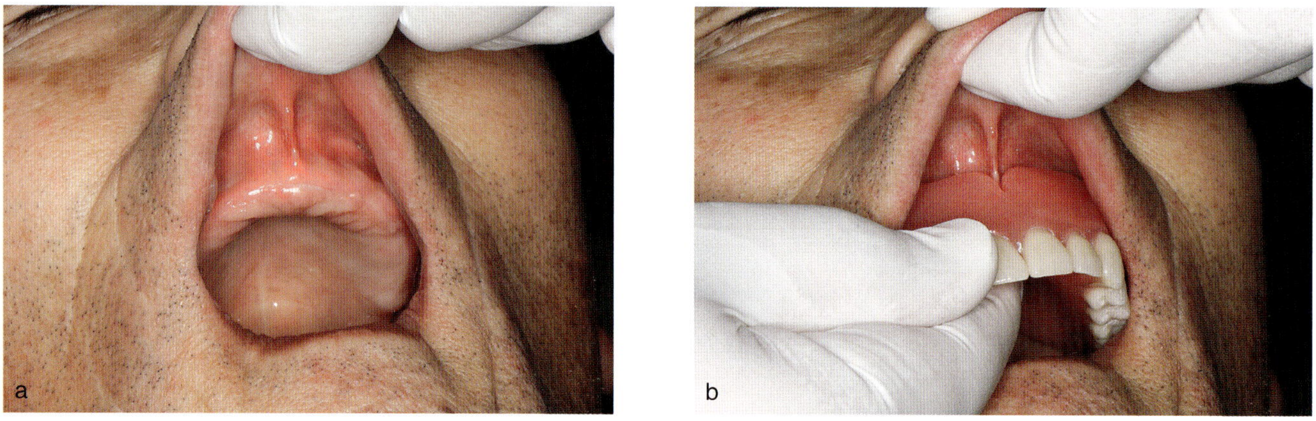

图4-45a，b 牵拉上唇，在上唇系带被明显向上拉起的状态下，将义齿戴入口内，检查上唇系带是否有触碰基托。顺序很重要，不能弄反了。

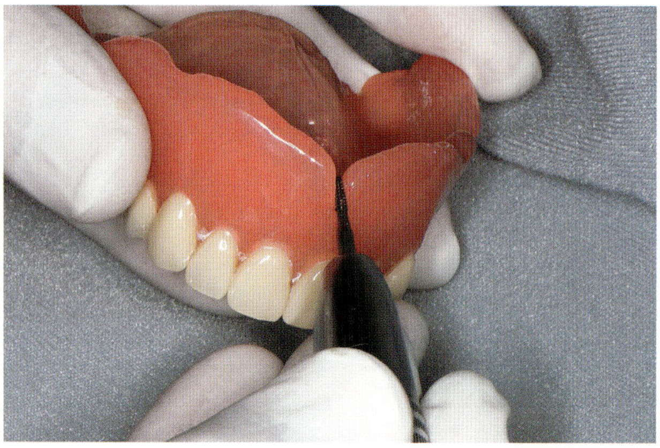

图4-46 用金刚砂车针纵向削除。

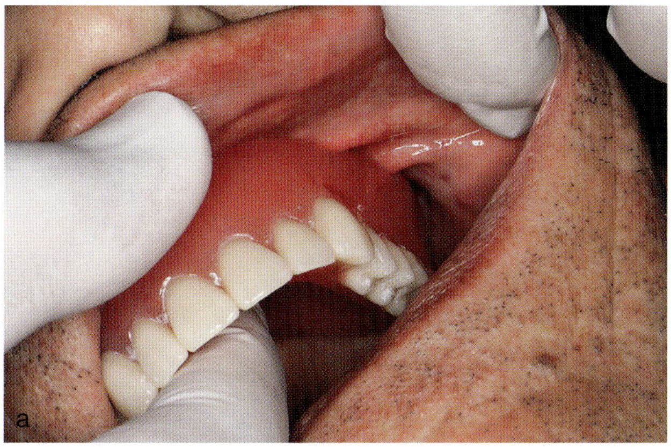

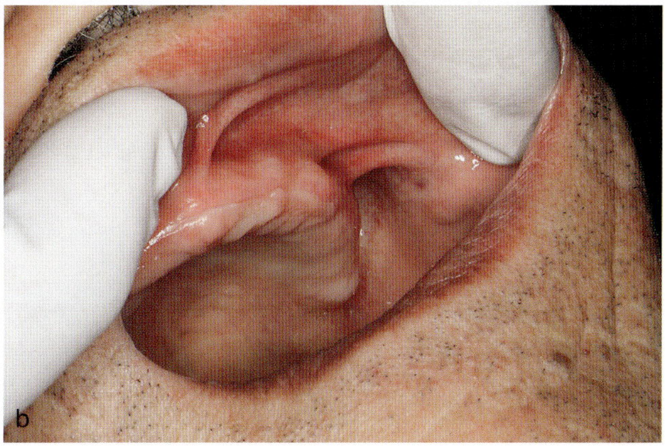

图4-47a，b　颊系带的调整。a：咀嚼时颊系带被向后用力牵拉。b：首先向后用力牵拉颊系带，调整义齿边缘，然后检查义齿向前移动时的动作。

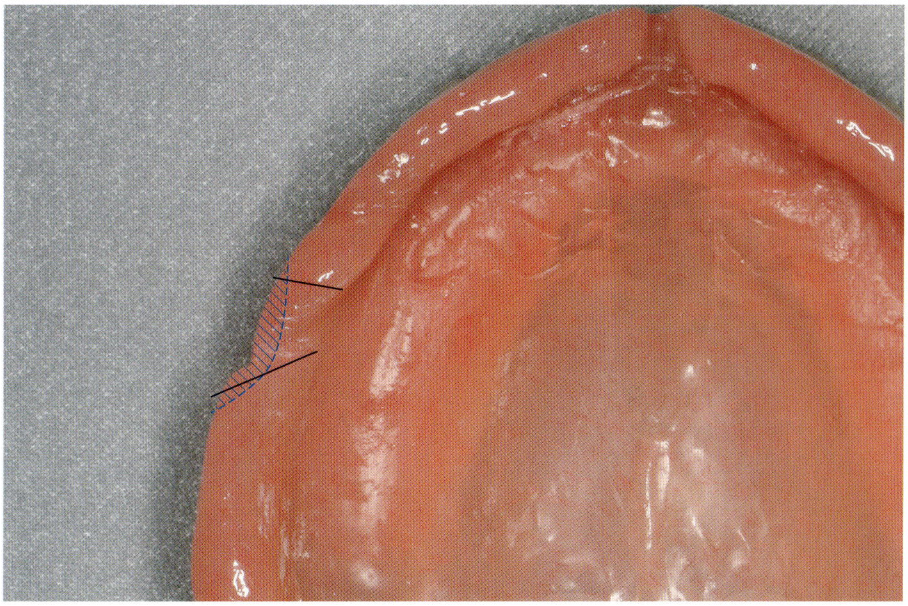

图4-48　颊系带区域的基托边缘呈向远中外展的三角形。只是系带是上下削除，不能削除颊侧的研磨面使边缘的厚度变薄。

原则14-a

上颌义齿需要调整的部位

系带（牵拉或清晰的系带部）。
印模采集至何处呢?
调整时是否需要依赖系带状态?

（2）上颌结节（Maxillary Tuberosity）

上颌结节在上颌牙槽嵴的后端，被坚硬的骨头覆盖，是容易产生倒凹的部位。

而且由于考虑到树脂的聚合变形，义齿基托会向内收缩，因此上颌结节的外侧是要调整的部位之一。

在实际操作中，在义齿基托的内表面涂布pip®，在垂直方向上用力按压人工牙的咬合面，然后旋转晃动义齿，如此黏膜与义齿基托的接触情况就容易判断（图4–49）。

另外，这个区域也是前面提到的颊空间。放置少量硅胶类适合度检查材料进行下颌侧方运动和开口运动，检查是否有肌突起和内侧翼突肌从外侧产生的压痕（图4–50）（原则14–b）。

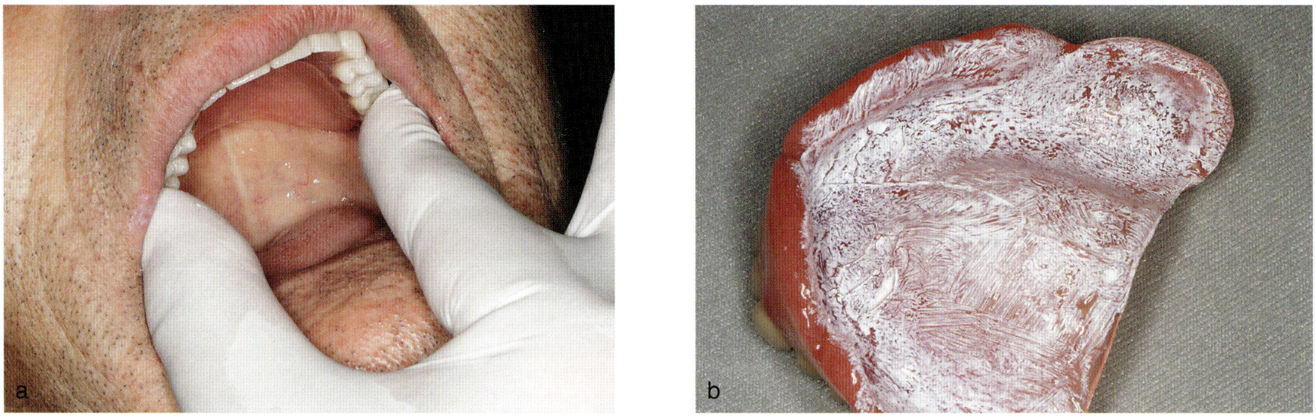

图4–49a，b　上颌结节部的调整。a：在垂直方向上用力按压人工牙的咬合面，然后旋转晃动义齿。b：通过pip®可以轻松确定碰触点。

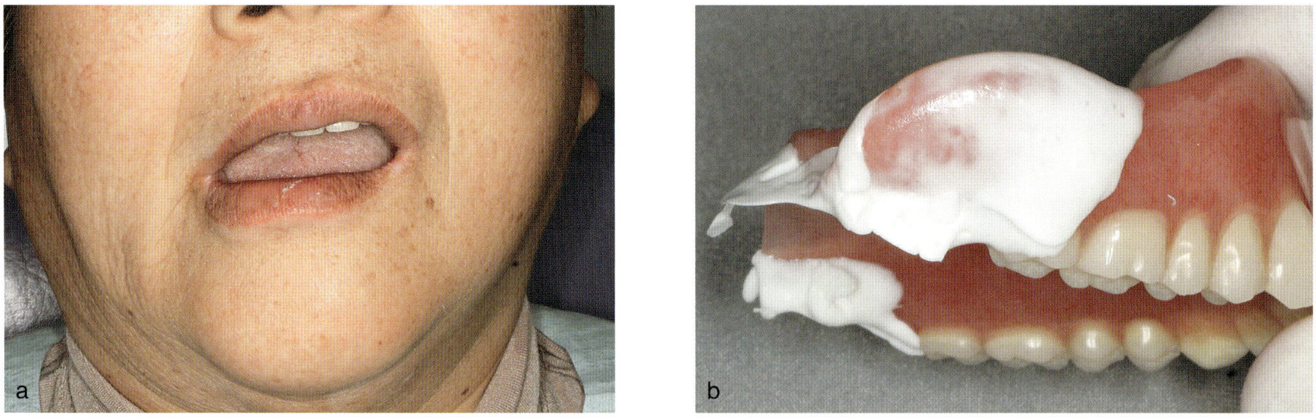

图4–50a，b　用硅胶检查。a：指示患者做下颌的侧方运动和张口运动。b：检查肌突起和内侧翼突肌从外侧产生的压痕。

原则14–b

上颌义齿需要调整的部位

上颌结节的外侧部分
（只要摇一摇，就一目了然，结节部）。

（3）腭隆突（Palatal Tuberosity）

位于中线的腭隆突在形态和大小上存在明显的个体差异。由于此处的骨头较硬、黏膜较薄，是需要调整的部位（**图4-51**）。

如果患者在佩戴义齿后主诉疼痛或溃疡，自然应该调整削除不适区，即使没有感觉到疼痛，但是有些问题依然存在。第一，这是一个支点，义齿很容易断裂。

第二，义齿止于腭隆突不再下沉（**图4-52**）。在某些病例中，有人认为如果没有腭隆突，义齿就会充分下沉，固位力会进一步提高。

因此，在制作义齿时从开始就在模型上贴上铅箔等材料，做好缓冲就可以避免这些问题（**图4-53**）。

但是，也有医生认为，义齿的折裂并不是一定会发生的，大的腭隆突除外，制作缓冲空间的话，义齿的固位力就会下降，所以不太好。

上腭部的缓冲对固位力下降到底有多大的影响呢?考虑到树脂基托义齿的聚合变形、适合精度的话，正中部的间隙等的影响被认为是极其微小的。

另外，金属基托义齿，即使真的有碰触点也很难削除。而且，缓冲并不会延长椅旁时间。

只是在模型上用铅笔标出缓冲部位并记载在技工指示书上。如果想要制造出不会失败的义齿，就应该按照惯例进行缓冲（**原则14-c**）。

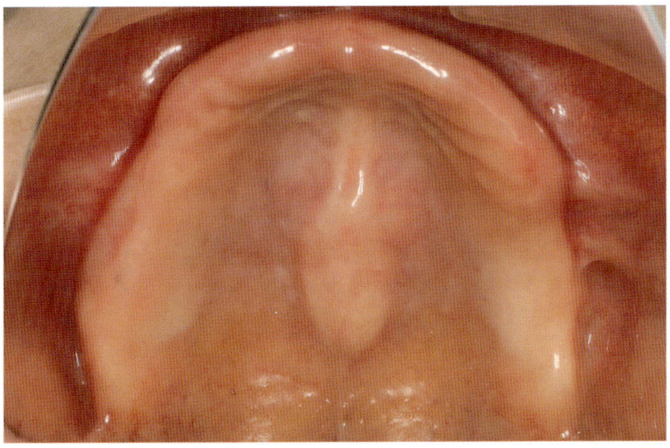

图4-51 腭隆突部骨头较硬、黏膜较薄。

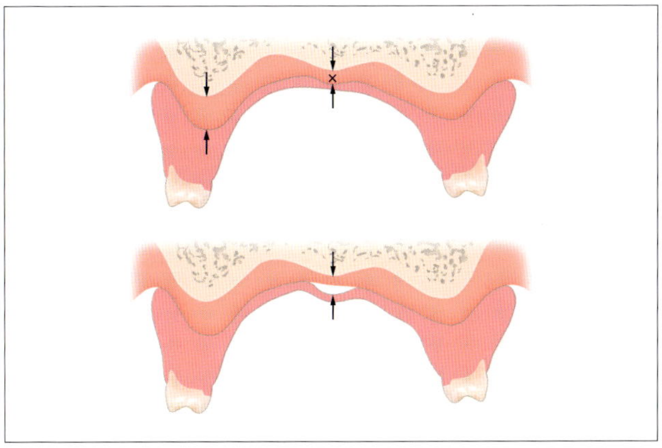

图4-52 腭隆突作为支点容易导致义齿折断（改编自早川图[17]）。

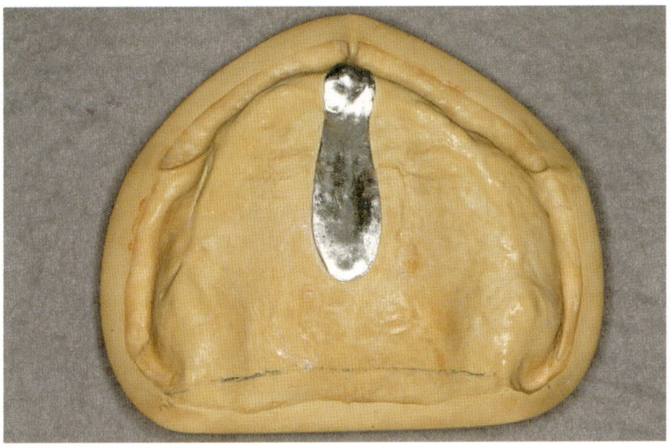

图4-53 如果想要制造出不会失败的义齿，就应该按照惯例进行缓冲。

原则14-c

上颌义齿需要调整的部位

腭隆突

（通常需要缓冲，腭隆突）。

4-2 需要调整部位排行榜——下颌义齿的调整要点

- 下颌隆突
- 颏孔
- 咬肌影响区域

（1）下颌隆突（Torus Mandibularis）

下颌前磨牙舌侧可见椭圆形的骨隆起，称为下颌隆突（图4-54）。它被认为是一种外生骨，是在强大的咬合力作用下产生的。

义齿必须完全覆盖下颌隆突。这个下颌隆突在有牙颌患者中很常见，在制作局部义齿时，可能会因大连接体的设置而感到棘手。

不过，在无牙颌中很少能发生这种情况，但在很多情况下，CT图像上可以看到明显的下颌隆突[18]（图4-55）。下颌隆突出现的部位骨头硬、黏膜薄。

因此，在下颌前磨牙区舌侧如果观察到pip®或硅胶类适合度检查材料的明显接触点，可判断为下颌隆突对应区域，建议对此处组织面实施充分缓冲处理（原则15-a）。

（2）颏孔（Mental Foramen）

牙槽嵴吸收严重的患者有时可能会主诉戴上义齿后嘴唇麻木。这种情况应首先怀疑颏孔部是否被压。

颏孔处有颏神经和颏动脉通过（图4-56）。如图4-57所示是牙槽嵴吸收严重的病例，随着覆盖在下颌管上部的骨吸收加剧，颏孔会在牙槽嵴上开口。义齿基托盖在上面，由于压力传导会导致嘴唇麻木。

用手指在口内仔细触诊，寻找疼痛和麻木部位。下颌前磨牙颊侧附近就是相关区域。对应组织面需大范围缓冲（原则15-b）。

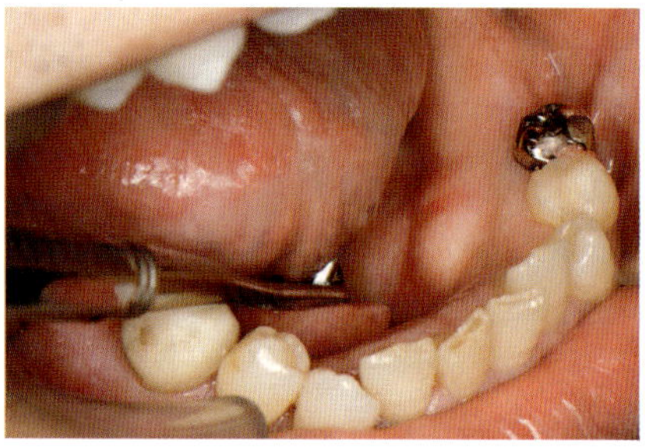

图4-54 在有牙颌的前磨牙舌侧可见下颌隆突的病例多。

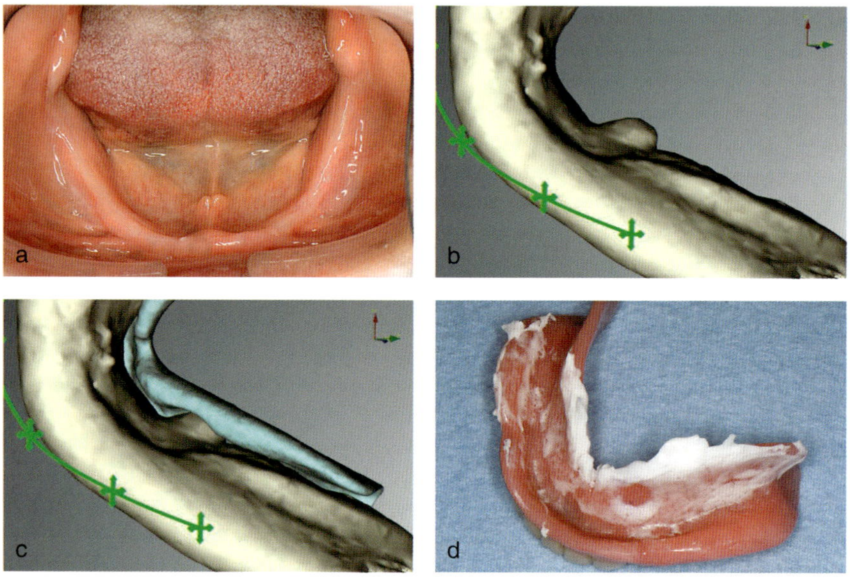

图4-55a～d 无牙颌的下颌隆突不明显的情况多见。a：口内照片。b：无牙颌患者的CT图像。c：义齿戴入时的CT图像。d：适合性检查。

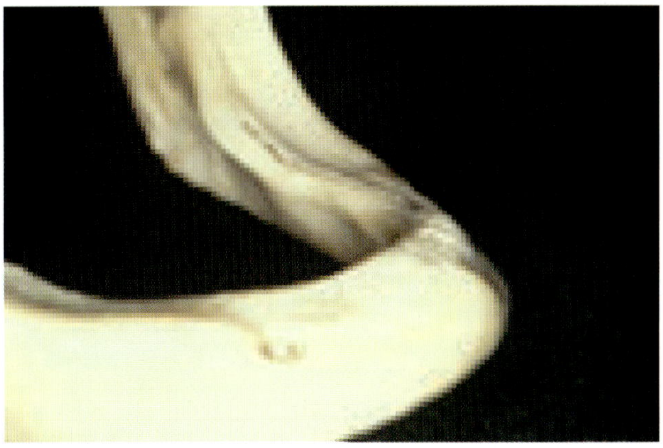

图4–56　下颌骨吸收持续发展导致颏孔在牙槽嵴顶开口。

图4–57a～c　戴入义齿后主诉口唇麻木的病例。

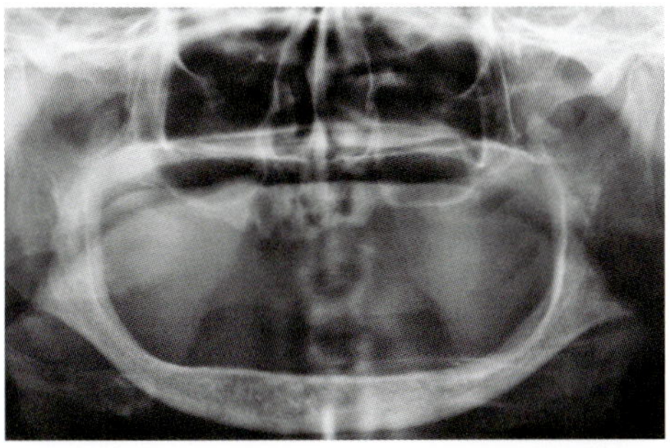

a：全口曲面断层片。

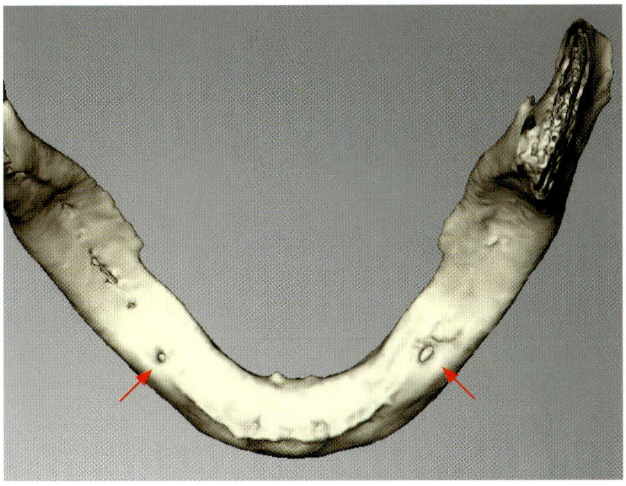

b：CT图像。由于明显吸收，颏孔在前磨牙区颊侧附近开口。

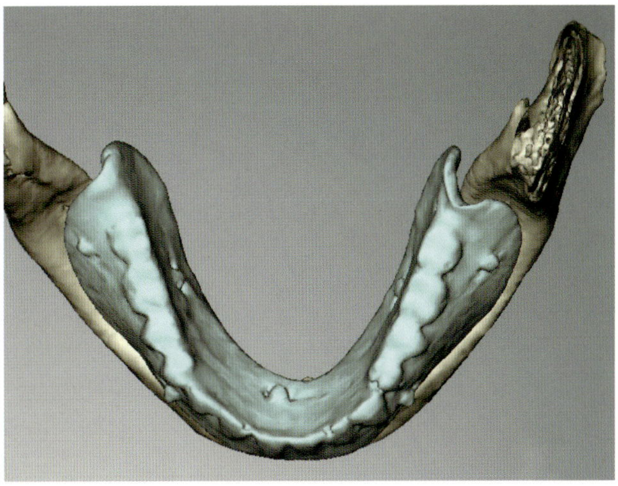

c：可见义齿覆盖在颏孔开口部。

原则15–a

下颌义齿要调整的部位

下颌隆突（有接触点要调整下颌隆突）。

原则15–b

下颌义齿要调整的部位

颏孔（有麻木感要调整颏孔）。

（3）咬肌影响区域

如前所述，由于咬肌收缩的影响，义齿的远中颊侧边缘隅角部位有个缺口被称为咬肌切迹（Masseter Groove）。放入少量硅胶并指示患者做咀嚼样运动，或者用手指挤压颊侧区域来检查是否有接触高点（图4–58）。

下颌翼缘的外形因人而异，甚至左右侧也不一样，但向磨牙后垫的后方覆盖越多，受咬肌的影响就越大。形成45° 左右的切痕就不会有大的问题（原则15–c）。

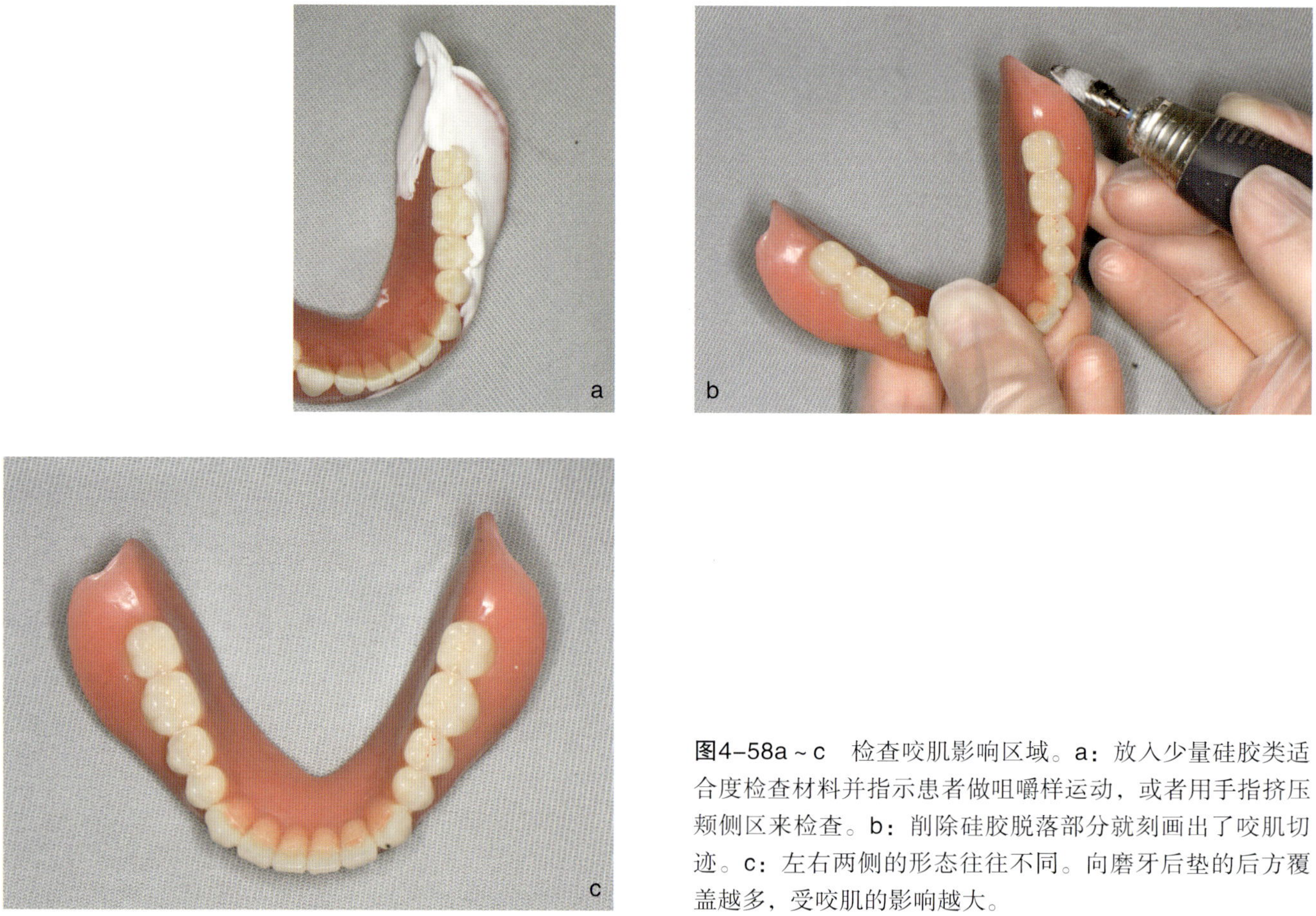

图4–58a～c　检查咬肌影响区域。a：放入少量硅胶类适合度检查材料并指示患者做咀嚼样运动，或者用手指挤压颊侧区来检查。b：削除硅胶脱落部分就刻画出了咬肌切迹。c：左右两侧的形态往往不同。向磨牙后垫的后方覆盖越多，受咬肌的影响越大。

原则15–c

下颌义齿要调整的部位

咬肌影响区域（想要获得清晰的咬肌切迹）。

原则15–d

下颌义齿要调整的部位

下颌舌骨嵴（斜向走行，肌线部）。

（4）下颌舌骨嵴（Mylohyoid Ridge Region）

下颌舌骨嵴区域是一个坚硬、尖锐的骨缘，很难在模型上提前做缓冲，需要在戴入后进行调整的部位。

因为下颌舌骨嵴区域沿着下颌骨斜行，如果可以通过pip®等方法确认，则应该用金刚砂车针做大的缓冲部位。

一般情况下，根据pip®检查的结果，削除到什么程度比较难判断。然而，对于像下颌舌骨嵴区域这样明确需要调整的部位，如果印模中的糊剂出现缺失，可以果断将其去除，这最终可能会缩短诊疗时间。

如果该区域过长或吞咽困难等患者主诉不适时，可以确认下颌舌骨嵴的位置，也可以将后缘缩短到超过其数毫米的位置（图3-83，图4-59）（原则15-d）。

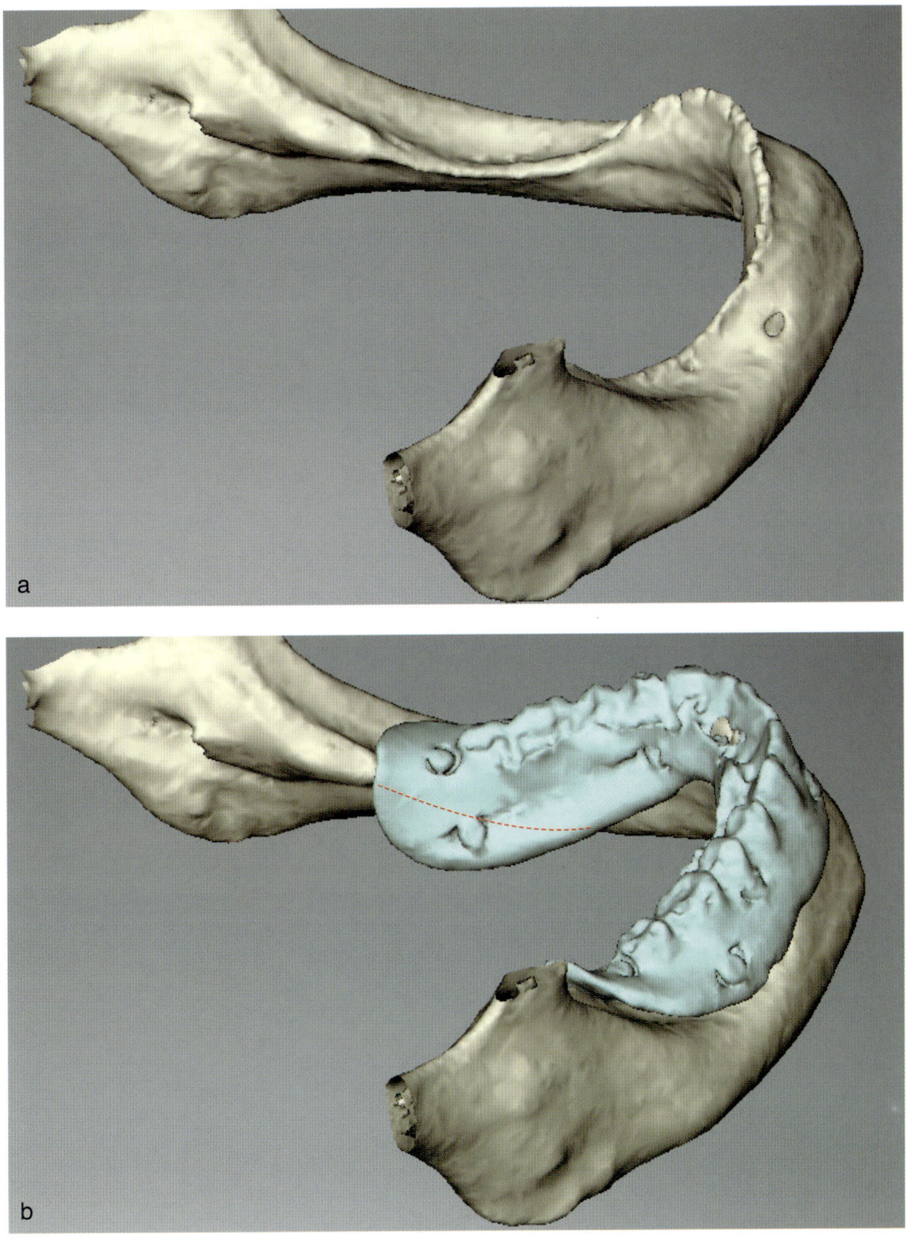

图4-59a，b　下颌舌骨嵴和下颌义齿基托边缘的关系。

（5）其他需要调整的区域

上一章记载，在取模过程中肌肉压力形成时应该避免舌的大幅运动。这是因为舌的周围被牵拉得太短的原因（图4-60）。

不过，在义齿调整过程中不必担心整个区域会被拉短。在舌系带等部位，只有进行大幅度的运动，才能暴露出问题部位。还要记住“在闭口位取模，在开口位调整”这句话（原则16）。

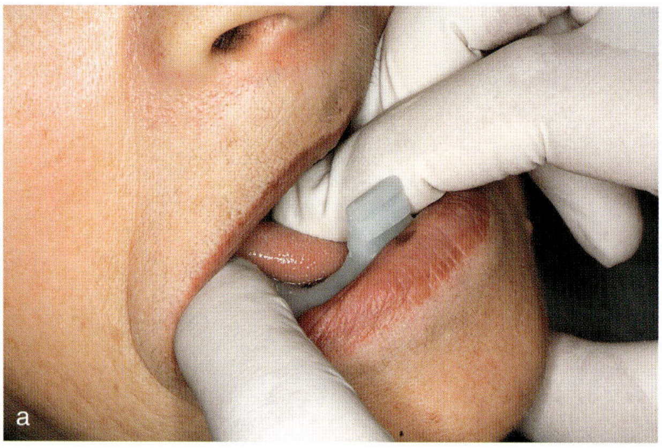

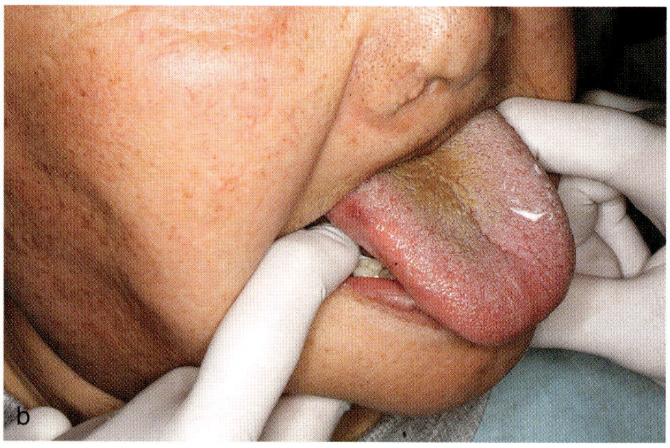

图4-60a，b 舌活动范围的不同。a：肌肉压力形成时（取模时）将舌体活动控制在最小限。使舌微微向前但不要伸出口外，用手指轻轻按压。b：义齿调整时，伸舌或左右摆动舌体等，使其做出大幅度的动作。

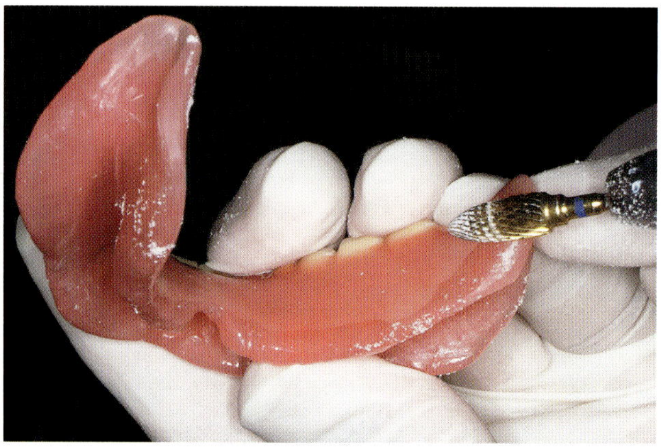

图4-61 由于舌侧后方容易形成倒凹，所以基托边缘增厚的情况较多。使舌能很好地贴在舌侧基托翼上。

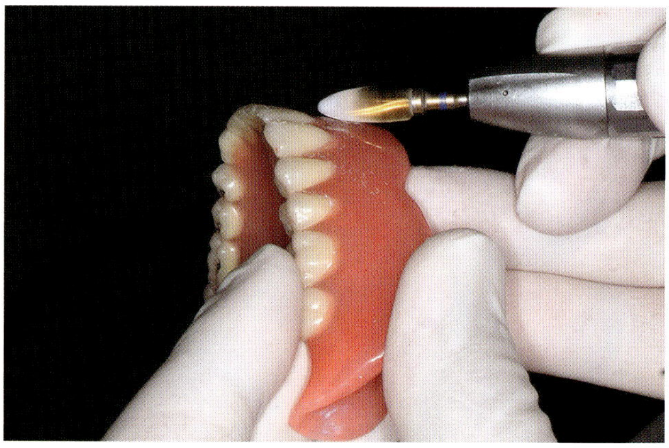

图4-62 下颌义齿唇侧翼修整成微凹。

原则16

运动指示

取模时→闭口位，避免大运动。
调整时→开口位，尽量大动作。

此外，从后下颌舌骨嵴区域到下颌舌骨嵴区域容易形成倒凹，为了阻止倒凹形成，新义齿基托边缘增厚的情况很多。使舌能很好地贴在舌侧基托翼上（图4-61）。

下颌义齿唇侧翼的形态往往会被忽略。如果过度膨隆，应将其修整成微凹（图4-62）。

4-3 咬合的调整要点

当患者主诉疼痛时，首先一定要仔细检查原因，并做出诊断（图4-63）。

首先要考虑与取模相关的、源于义齿组织面的疼痛。这些疼痛是因为义齿基托边缘过长或义齿基托下黏膜的不适造成的，可以通过前文提到的pip®或硅胶类适合度检查材料很容易确定。在排除这一点之后，才考虑是否由咬合引起的疼痛。这类疼痛源于咬合关系不协调，在咬合过程中由于义齿移动而产生。

实际上，由咬合引起的疼痛比你想象的要多得多，而义齿的成败更取决于能否判断出这一点。如果疼痛是由咬合问题造成的，无论怎样削除对应口腔黏膜伤口的义齿基托边缘或组织面面都不能完全改善疼痛。

如果取得的下颌位没有大的失误，一定要确定早接触点并去除。发现早接触部位的方式如前所述，用左手指尖触摸人工牙颊侧面的同时轻叩，但是也有初学者不能通过触摸感知。这时，可以试着用左手将上颌义齿向左或向右略微扭转，使其咬住（图4-64）。

“疼痛”→探究原因

（1）由义齿组织面引起的疼痛
义齿基托边缘过长或义齿基托下黏膜不适引起的疼痛

（2）由咬合引起的疼痛
由于咬合关系不协调，在咬合过程中由于义齿移动而引起的疼痛

图4-63　疼痛原因的分类。

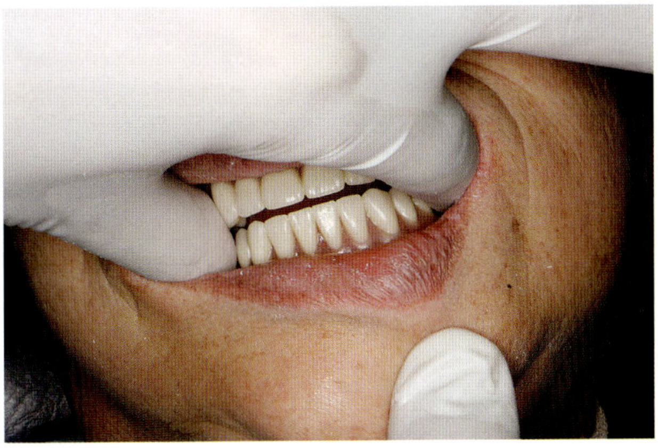

图4-64　不能触摸感知早接触部位时可以试着用左手将上颌义齿向左或向右略微扭转，使其咬住。

一般早接触多发生在上颌颊尖的内斜面上。上颌义齿偏斜会加剧义齿的移动，从而更容易找到早接触的部位。通过逐渐恢复左手的扭转，最终可以判断早期接触部位。

同时使用pip®或硅胶类适合度检查材料进行咬合诊断也是具有实践性的方法。如果用手压和咬合时pip®刷纹的脱落不同，就可以知道咬合是不均匀的。

即使咬合纸留下了印记，如果黏膜被按压部位的咬合过紧，也需要进行调整。这是因为全口义齿的咬合面和黏膜面应该是一个统一的整体。

当新制作的义齿安装后，由于基托的固位和稳定都非常好，很容易恢复到有牙颌时的正确颌位。有时可能会惊讶地发现，在试戴时没有注意到有什么问题，在安装新义齿时，下颌却明显地向后退了。这种情况，经验丰富的医生应该也遇到过不少（**图4-65**）。

遇到这种情况时，只能通过获取新的咬合记录，重新回到殆架上进行再次评估和调整（**图4-66、图4-67**）（**原则17**）。

原则17

“疼”的时候，首先要诊断印模还是咬合

①用手指触摸口内；
②垂直按压义齿；
③晃动义齿观察；
④试着咬一下；
⑤试着诱导下颌。

图4-65a，b 下颌错位的病例。

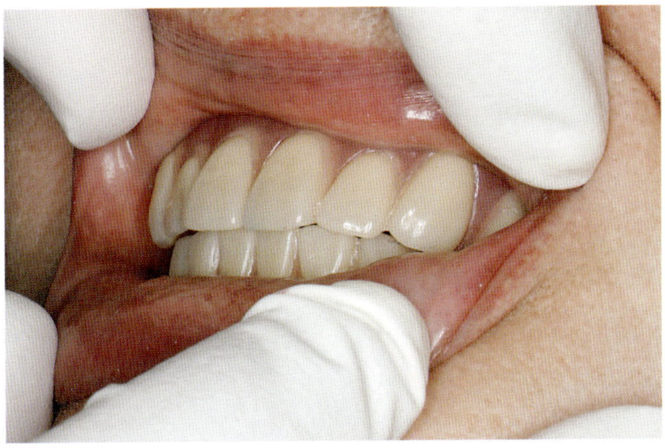

a：乍一看像是在咬。

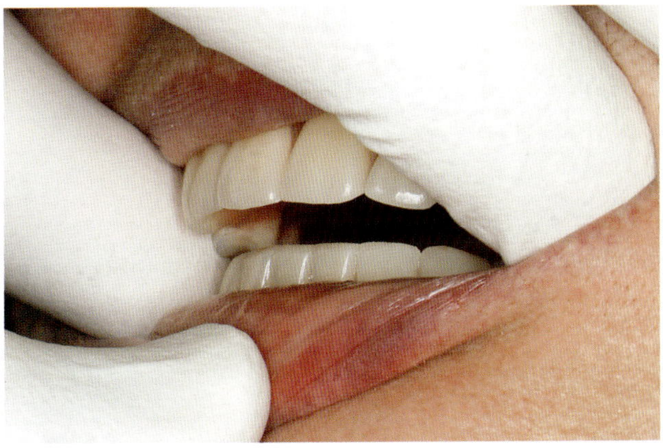

b：诱导下颌大幅度后退。

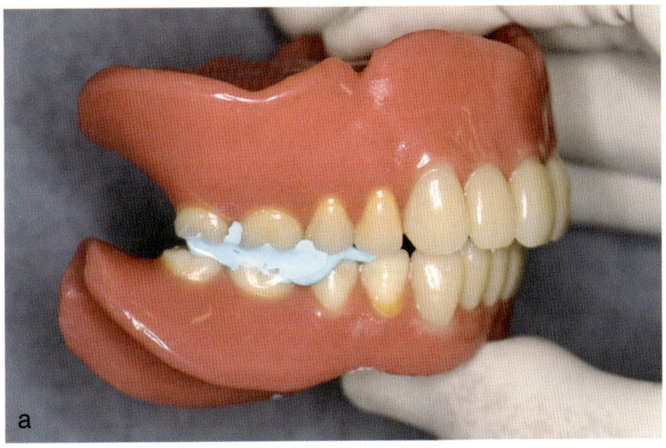

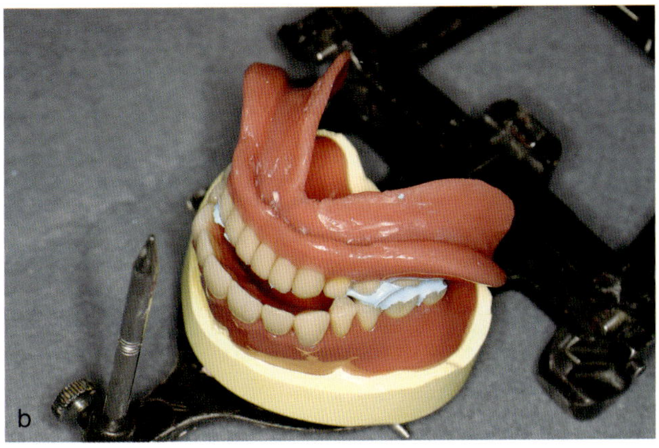

图4-66a，b 获取咬合记录，重新上殆架。

咬合引起疼痛的原因

1. 下颌错位
2. 人工牙咬合接触状态错误

图4-67 咬合因素导致疼痛的分类。

4-4 从病例中重新考虑哪里出错了

（1）被告知疼痛时的思考

如图4-68所示的**临床病例4-1**是在义齿制作完成后反复多次调整的义齿，但疼痛始终得不到缓解而转诊到我机构的患者。这是一名有磨牙症的男性患者。

一般来说，多次调整无效时一定是有原因的。首先考虑的是咬合问题。

如果咬合垂直距离过高，可能会导致咬合力过大。另外，如果水平颌位不正确，咬的时候就会侧摆，从而产生疼痛。但是，本病例的检查结果没有发现咬合错误。

接下来需要考虑导致疼痛的原因可能是咬合力分布不当，或者咬合力大于牙槽嵴的承受能力。

观察使用中的义齿，看起来颊侧宽度不足，后牙部人工牙排列空间小。如果作为咬合力一级支撑区域的颊棚没有被确保的话，当然不能负担咬合力。这是基本中的基本。

另外，舌侧基托边缘似乎比颊侧深得多。许多医生可能会误以为“只要舌侧延伸得够长，就能提高固位和稳定。但事实上，舌侧是否是咬合力的支持区域本身就值得商榷”。

正如第3章所详述的，由于舌侧基托边缘超过骨性支撑设定在软组织上，因此舌侧基托边缘无论如何延伸都无法提高其支撑能力。该患者由于咬合力过强，而义齿又无法提供足够的支持，导致疼痛的问题长期得不到改善。

虽然谁都知道颊棚的重要性，但常常会不自觉地只关注舌侧，而忽略了其他重要方面。这是一个常见的错误。

因此，在制作新义齿时要确保颊棚，同时减少舌侧的长度（图4-69a，b）。此外，决定选择颊舌径尺寸较小的人工牙，以减少咬合力。

（2）下颌单颌义齿

最后，我们再来讨论一个病例。这是一个下颌单颌义齿的**临床病例4-2**（图4-70）。

上颌左右磨牙缺失，并安装了局部义齿。下颌为无牙颌，它的牙槽嵴吸收明显。

义齿戴入后几经调整，下颌牙槽嵴黏膜疼痛完全没有缓解，患者被介绍到我们大学附属医院。之前的主治医生曾让患者每周来医院2次，多次进行黏膜调整治疗。

一般来说，单颌义齿的问题包括：①咬合平面紊乱；②排列不灵活；③咬合不平衡；④承载能力失衡。本病例中，我们认为“④承载能力负担失衡”是导致疼痛的原因。

确实，上颌义齿具有强大的支撑力，而下颌总义齿位于吸收明显的下颌牙槽嵴上，承载能力不平衡。

因此，必须通过提高下颌义齿的承载能力来解决这种不平衡。但是，观察使用中的义齿可见舌侧过长（图4-70）。

回顾本书第3章中的检查关键点。颊侧和舌侧的深度应大致相同，而本病例中舌侧基托异常深。当患者表示“疼痛”时，许多医生会不自觉地对本就缺乏自信的舌侧感到不安，往往会过于激进地处理。

再重复思考一次：“舌侧是咬合力的支撑区域吗？”如果没有下颌骨的支撑，无论你如何延伸舌侧边缘，它都不可能成为咬合力的支撑区域。舌侧的过度延伸会使其变得相当狭窄，无法抵御侧向力，反而会增加疼痛。

为了提高承受咬合力的能力，应该重新考虑颊棚的处理。基托边缘应充分地扩大到颊棚，舌侧配合颊侧变浅（图4-71a～d）。从新旧义齿舌侧的深度来看，很难相信它们来自同一个人的口腔。

临床病例4-1　多次调整也未消除疼痛的病例

痛

① 下颌错位
② 不能支撑咬合力
③ 咬合力的恰当分配

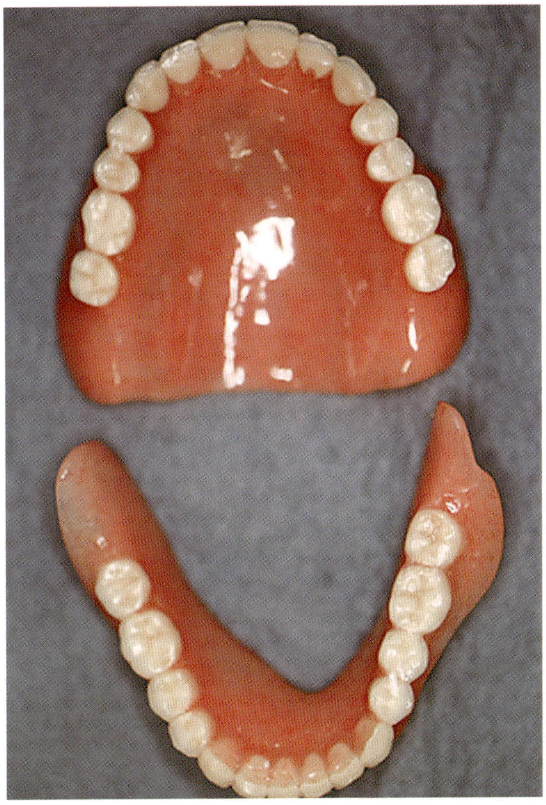

舌侧是咬合力的支撑区域吗

图4-68a　旧义齿的咬合面观。

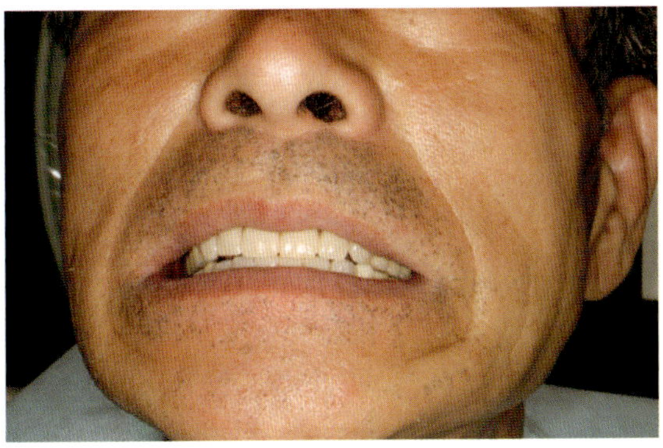

图4-68b　有磨牙症的男性患者。

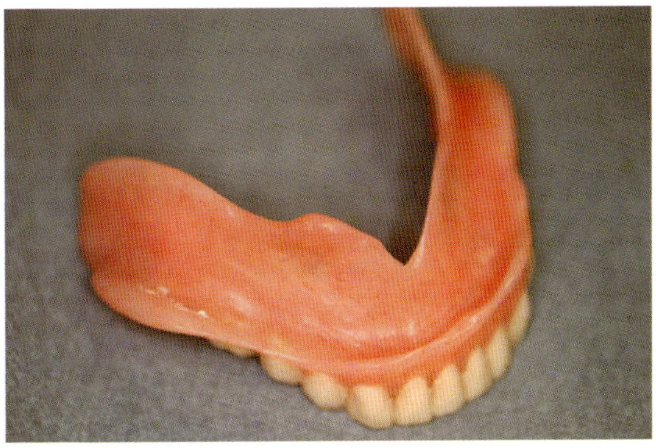

图4-68c　颊侧的宽度不足，后牙部人工牙的排列空间小。舌侧基托边缘似乎比颊侧深得多。

问题的解决

图4-69a，b 重新制作的义齿。

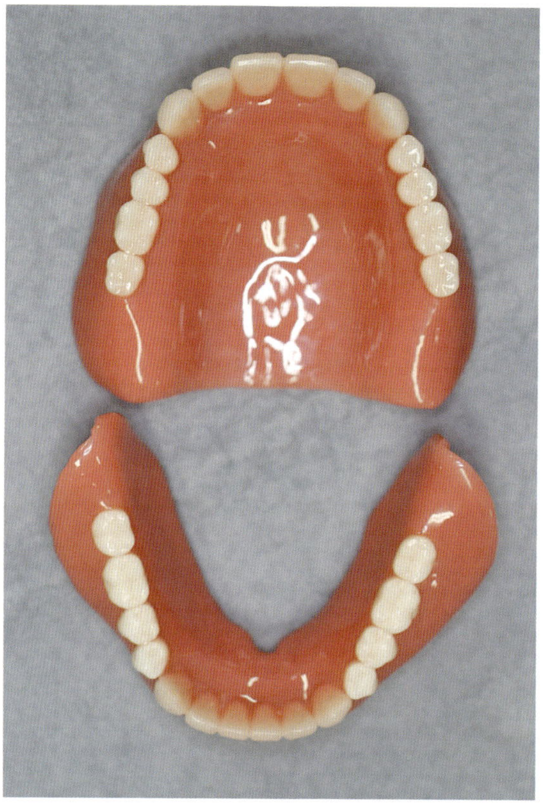

a：确保颊棚，同时减少舌侧的长度。选择颊舌径尺寸较小的人工牙，以减少咬合力。

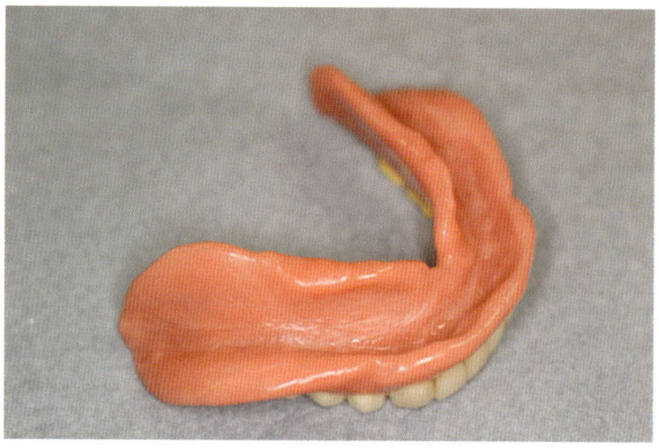

b：可见颊舌侧深度几乎相同。

临床病例4-2　误解了组织调整的下颌单颌义齿的病例

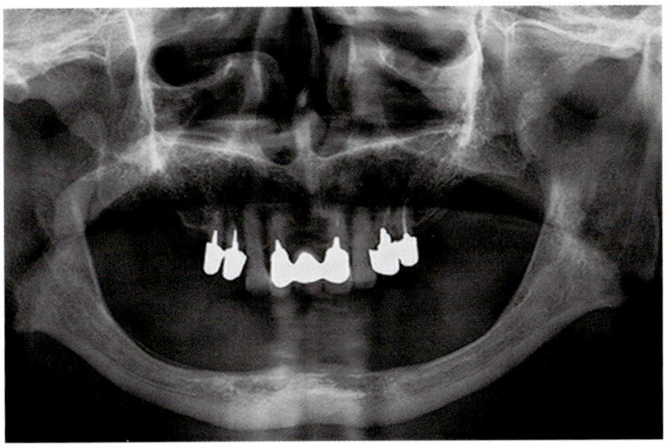

图4-70a　全口曲面断层片。

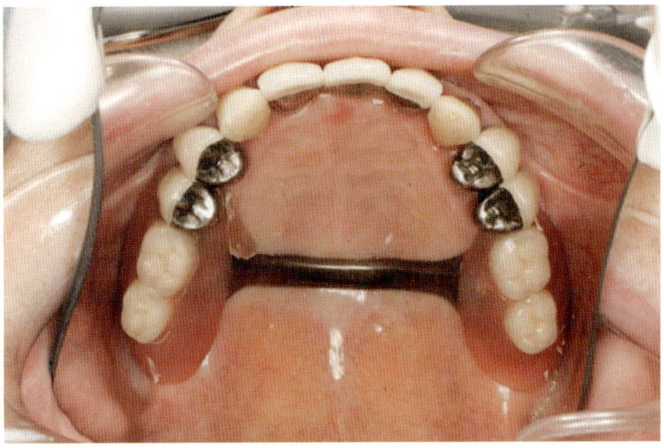

图4-70b　上颌左右磨牙缺失，并安装了局部义齿。

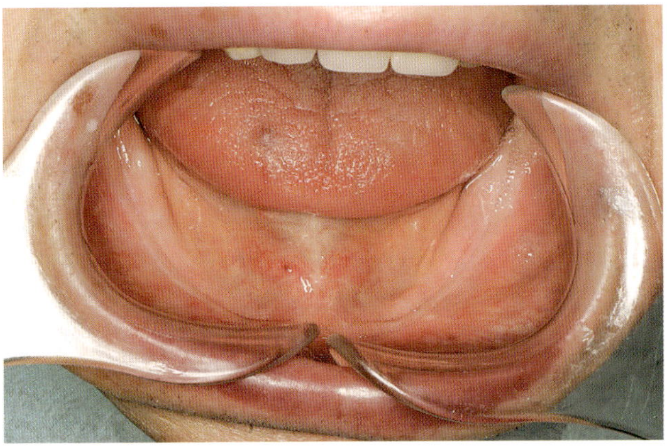

图4-70c　下颌牙槽嵴吸收明显。

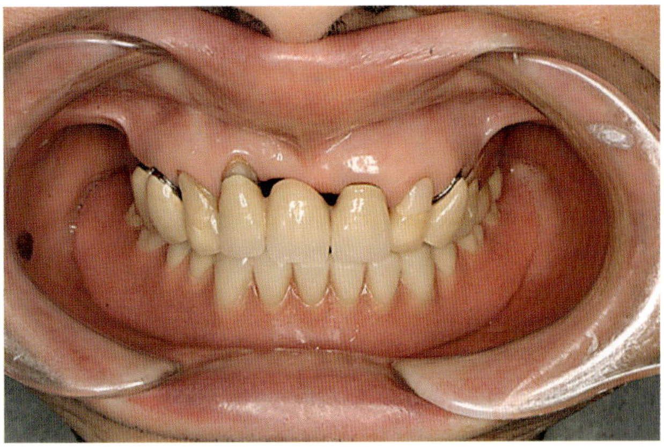

图4-70d　上下颌义齿戴入时。

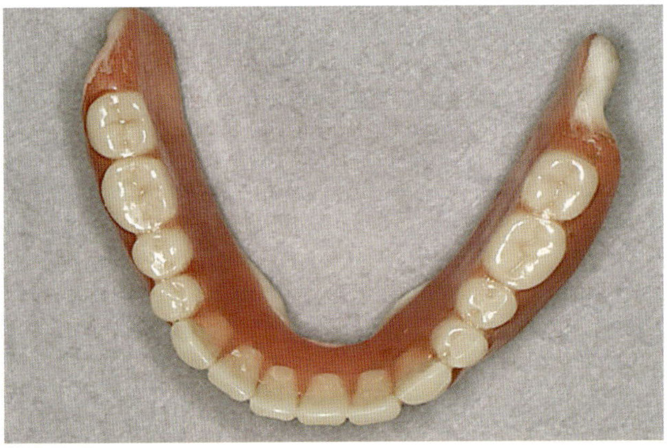

图4-70e　旧义齿的咬合面观。

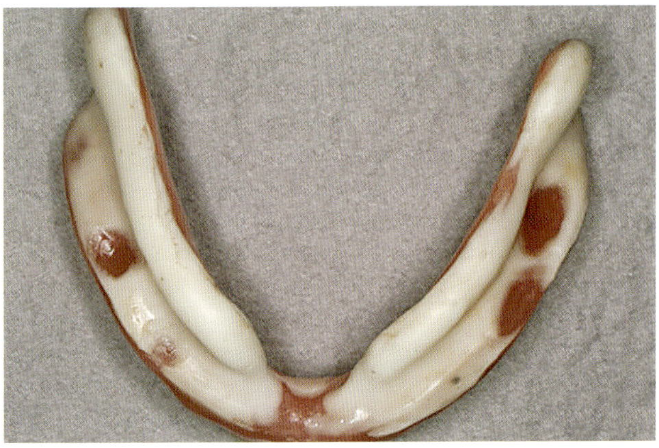

图4-70f　残留大量组织调整剂的黏膜面观。

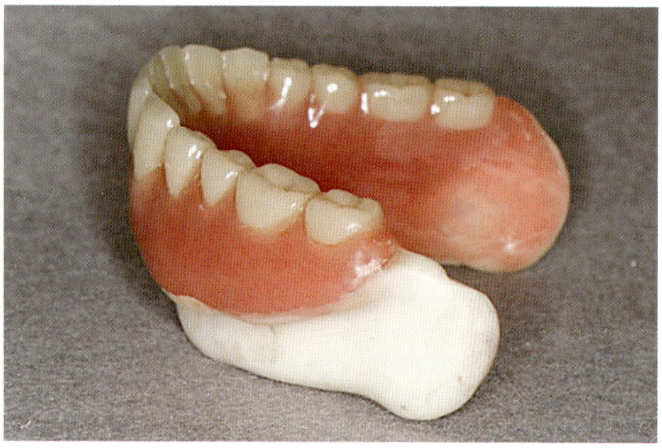

图4-70g　从旧义齿左侧面的观察。

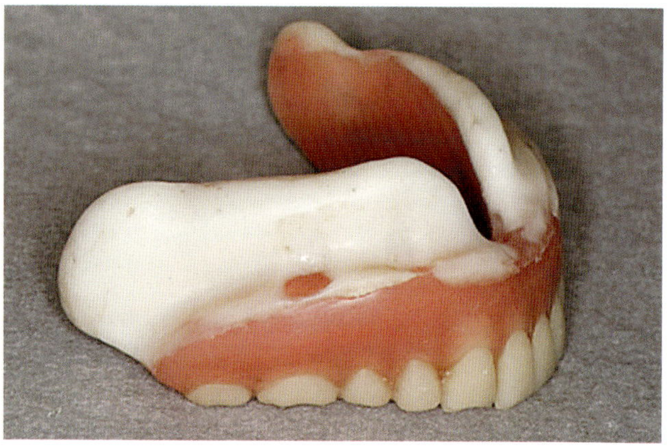

图4-70h　舌侧明显深。

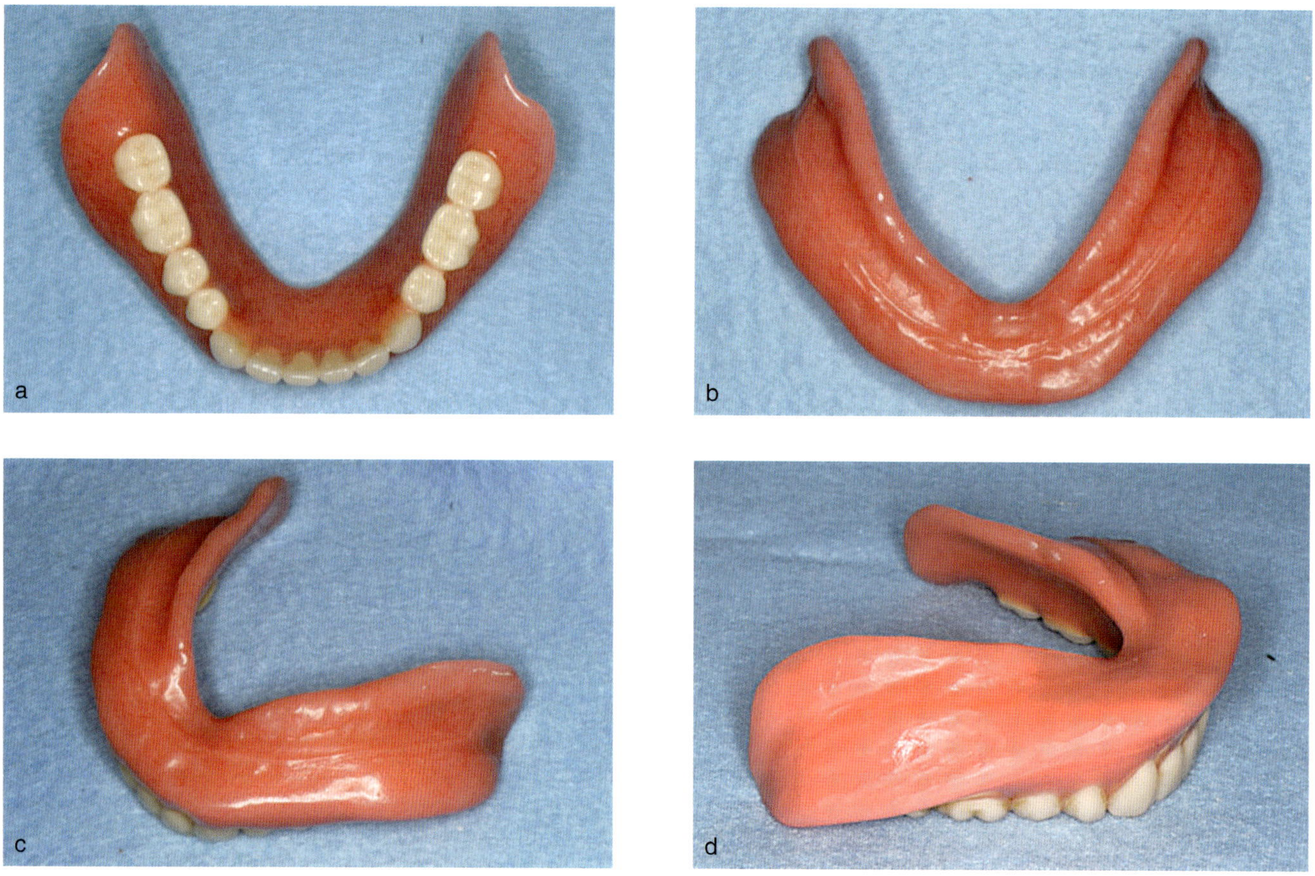

图4-71a～d　新义齿。基托边缘应充分地扩大到颊棚，舌侧配合颊侧变浅。

通过本书，我相信许多医生能够理解到，那些因为看不见而最让人担忧的舌侧问题，其实并没有那么精密和严谨。

希望诸位医生能够认识到，在舌侧前方相对于后方、颊侧相对于舌侧，都有多个关键点需要确认检查。如果各位在观察义齿时，发现其与常见的义齿有所不同，那么请务必相信自己的直觉。

这就是“与平时不同，一定有什么地方不一样”的情况。通过思考哪里不一样，以及为什么会不一样，全口义齿修复的临床经验能够以惊人的速度增长。

虽然本书接近尾声，但我从前辈们那里得知，他们认为本书的标题显得古怪而幼稚，对此我受到了一些批评。我希望那些读到这里的读者能够评判本书的内容是否符合题目所承诺的。

希望本书能为肩负口腔修复学未来的人们提供参考。

参考文献

[1] 小林賢一，鈴木哲也．総義歯臨床のおさえどころ—義歯の装着と調整—．日本歯科医師会雑誌　1991；44：662-671.

[2] 小林賢一．総義歯臨床の押さえどころ．東京：医歯薬出版，2001.

[3] Levin B．総義歯の臨床—Question & Answer—　東京：書林，1978.

[4] 鈴木哲也，小林琢也．蠟義歯試適時の咬合のずれ．村田比呂司，土屋賢司．クラウンブリッジ・インプラント・デンチャー　補綴臨床のトラブルシューティング．東京：医歯薬出版，2011；118-119.

[5] 小林賢一．全部床義歯の咀嚼時における咬合接触の動態一特に，非咀嚼側について一．補綴誌　1983；27：150-167.

[6] 鈴木哲也．誌上ディベイト　フルバランスドオクルージョンかリンガライズ・オクルージョンか．咀嚼時の咬合接触からみた全部床義歯の咬合．補綴誌　2004；48：664-672.

[7] 古屋純一、鈴木哲也．チェアサイドでの実践的咬合調整法．村岡秀明ほか．総義歯の謎を解き明かす．京都:永末書店，2010；94-130.

[8] 菅原佳広、小出　馨ほか．リンガライズド・オクルージョンにおける滑走間隙量が咀嚼機能に及ぼす影響．補綴誌　2002；46：357-366.

[9] 日本義歯ケア学会監修．　義歯のケア—歯科衛生のための副読本—．東京: デンタルダイヤモンド，2011.

[10] 社団法人日本補綴歯科学会．有床義歯補綴診療のガイドライン（2009改訂版）．日補綴会誌　2009；1：1-79.

[11] Tautin FS. Should dentures be worn continuously?. J Prosthet Dent 1978；39：372-374.

[12] Kalk W, de Baat C. Some factors connected with alveolar bone resorption. J Dent 1989；17：162-165.

[13] Fenlon MR,Sherriff M,Walter JD. Factors associated with the presence of denture related stomatitis in complete denture wearers: A preliminary investigation. Eur J Prosthodont Restor Dent 1998；6：145-147.

[14] Zissis A, Yannikakis S, Harrison A. Comparison of denture stomatitis prevalence in 2 population groups. Int J Prosthodont 2006；19：621-625.

[15] Levin B．コンプリートデンチャーの印象（長尾正憲監訳）．東京：クインテッセンス出版，1985.

[16] 長尾正憲，小林賢一，鈴木哲也．無歯顎の印象．東京：口腔保健協会，1993.

[17] 早川　巖．コンプリートデンチャーの理論と臨床—総義歯をイメージする—．東京：クインテッセンス出版，1995.

[18] 鈴木哲也，古屋純一．シンプルに決める下顎総義歯の印象採得．前編　理論編．QDT Art & Practice 2011；36：499-509.

著者简介

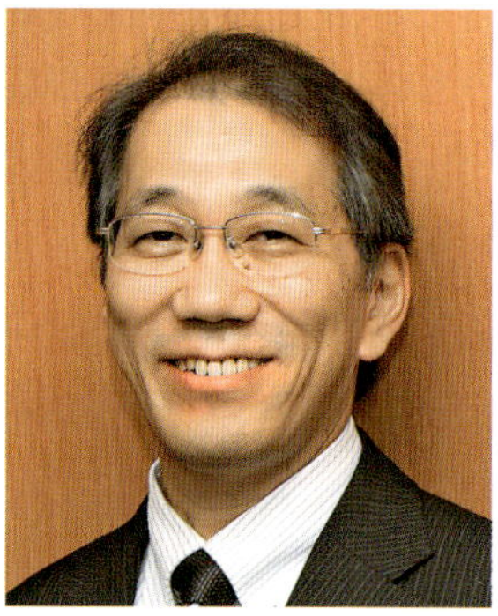

鈴木哲也（すずき・てつや）

1954年　静岡市生
1980年　東京医科歯科大学歯学部　卒業
1985年　東京医科歯科大学大学院　修了
1985年　東京医科歯科大学歯学部 歯科補綴学第三講座　助手
1997年　米国オハイオ州立大学 visiting associate professor
2001年　東京医科歯科大学 大学院医歯学総合研究科 摂食機能評価学分野　助教授
2005年　岩手医科大学 歯学部 歯科補綴学第一講座　教授
2011年　東京医科歯科大学 歯学部 口腔保健学科 口腔保健再建工学講座 教授
2015年　東京医科歯科大学 大学院医歯学総合研究科 口腔機能再建工学分野 教授
2020年　東京医科歯科大学（現　東京科学大学）　名誉教授